Fach-
buch
Klett-Cotta

Der Autor:

Stanislav Grof wurde 1931 in Prag geboren, studierte dort Medizin und Medizinphilosophie und begann seine Forschungen mit psychedelischen Substanzen (unter anderem LSD) zunächst an der dortigen Universität. Im Jahre1967 erhielt er ein Forschungsstipendium an der Johns-Hopkins-Universität in Baltimore und blieb in den USA. Ab 1973 arbeitete er am Maryland Psychiatric Research Center, danach am Esalen Institute in Big Sur, Kalifornien, wo er die Technik des holotropen Atmens entwickelte. Später lehrte er als Professor am California Institute of Integral Studies Mill Valley, Kalifornien. Stanislav Grof ist Gründungsmitglied der ITA (International Transpersonal Association) und Autor zahlreicher Fachpublikationen. Im Jahre 2007 erhielt er für sein Lebenswerk den Preis Vision 97 der Dagmar-und-Vaclav-Havel-Stiftung.

Stanislav Grof

Topographie des Unbewußten

LSD im Dienst der tiefenpsychologischen Forschung

Aus dem Amerikanischen
von G. H. Müller

Klett-Cotta

Klett-Cotta
www.klett-cotta.de
Die Originalausgabe erschien unter dem Titel »Realms of the Human Unconscious« im Verlag The Viking Press, New York 1975

Printed in Germany
Umschlag: Klett-Cotta Design
Gedruckt und gebunden von Esser printSolutions GmbH, Bretten
ISBN 978-3-608-98163-6

14. Auflage, 2024

Bibliografische Information der Deutschen Nationalbibliothek
Die Deutsche Nationalbibliothek verzeichnet diese Publikation in der Deutschen Nationalbibliografie; detaillierte bibliografische Daten sind im Internet über <http://dnb.d-nb.de> abrufbar.

Für meine Frau Joan und meine Eltern

Inhalt

Vorwort

Der vorliegende Band ist der erste aus einer geplanten Buchreihe, in der ich meine Beobachtungen und Erfahrungen aus siebzehn Jahren Forschungsarbeit mit LSD und anderen psychedelischen Drogen systematisch und umfassend darstellen will. Die Erkundung der Möglichkeiten dieser Drogen für didaktische Zwecke, für ein vertieftes Verständnis von Kunst und Religion, für die Persönlichkeitsdiagnose und die Therapie psychischer Störungen und schließlich für eine Veränderung unserer Erfahrung vom Sterben war in all diesen Jahren mein berufliches Hauptanliegen, dem ich den überwiegenden Teil der Zeit widmete, die ich in der psychiatrischen Forschung verbrachte.

Im Jahre 1965 wurde ich eingeladen, an einer internationalen Konferenz über Psychotherapie mit LSD in Amityville, Long Island, teilzunehmen, und ich hielt dort einen Vortrag über die Erfahrungen, die ich in annähernd einem Jahrzehnt der LSD-Forschung in Prag gesammelt hatte. Während einer Vortragsreise in den Vereinigten Staaten, die ich nach dieser Konferenz unternahm, erhielt ich eine Einladung, als Stipendiat des Foundations' Fund for Research in Psychiatry in New Haven, Connecticut, auf ein Jahr in den Westen zu kommen. Nach meiner Rückkehr nach Prag bekam ich einen Brief von Dr. Joel Elkes, dem Leiter der Abteilung für Psychiatrie und Verhaltenswissenschaften an der Johns Hopkins Universität in Baltimore, der mich einlud, nach Baltimore zu kommen und meine LSD-Arbeit als klinischer Mitarbeiter und Forschungsdozent an der Henry Phipps Clinic und in der Forschungsgruppe des Spring Grove State Hospital fortzusetzen.

Als sich diese ungewöhnliche Chance ergab, steckte ich bis über die Ohren in meiner Forschungsarbeit in Prag. Ich hatte detaillierte Aufzeichnungen aus vielen Hunderten von LSD-Sitzungen gesammelt und war gerade dabei, die Daten zu analysieren und zu versuchen, ein theoretisches System zur Erfassung der eindrucksvollen Beobachtungen, die ich bei meiner Arbeit gemacht hatte, zu erarbeiten. Ich hatte damals bereits den ersten Entwurf eines theoretischen Modells fertiggestellt, mit dem sich, wie mir schien, die meisten Erkenntnisse, die ich bei meinen LSD-Forschungen gewonnen hatte, erfassen und erklären ließen; dieses Modell erlaubte die Aufstellung mehrerer Teilhypothesen, die dann einer strengeren Überprüfung unterzogen werden konnten. Außerdem faszinierten mich die Möglichkeiten, welche die LSD-Therapie zu bieten schien, um die seelischen Leiden von Krebspatienten zu lindern, denen der Tod unmittelbar bevorstand. Auf der Grundlage einer Reihe vorläufiger Beobachtungen bereitete ich ein besonderes Projekt vor, um dieses neue Gebiet systematischer zu erforschen.

Das großzügige Angebot von Dr. Elkes war so verlockend, daß ich es nicht abschlagen konnte; ich beschloß, diese Möglichkeit wahrzunehmen und bei den tschechischen Behörden einen einjährigen Urlaub und die Genehmigung für eine Reise in die Vereinigten Staaten zu beantragen. Nach vielen administrativen Schwierigkeiten wurde diese Genehmigung schließlich erteilt. Als ich im März 1967 auf dem Kennedy Airport ankam, bestand mehr als die Hälfte meiner vierzig Pfund Gepäck aus den Aufzeichnungen meiner LSD-Forschungen, die ich im Psychiatrischen Forschungsinstitut in Prag durchgeführt hatte. Es war damals meine Absicht, die Analyse meiner Daten abzuschließen und eine kontrollierte klinische Untersuchung über die Wirksamkeit der Methode der LSD-Psychotherapie, wie ich sie in vielen Jahren therapeutischer Experimentierarbeit entwickelt hatte, durchzuführen. Insgeheim hoffte ich, darüber hinaus zumindest eine der mehr theoretischen Studien durchführen und einige Aspekte meines neuen Begriffssystems testen zu können.

Nach meiner Ankunft in den Vereinigten Staaten wurde bald deutlich, daß meine Pläne, milde ausgedrückt, höchst unrealistisch waren. Ich war verblüfft darüber, wie sich in Amerika die Situation in bezug auf psychedelische Drogen seit meinem ersten Besuch im Jahre 1965 verändert hatte. In der Tschechoslowakei wurde zum Zeitpunkt meiner Abreise LSD von dem führenden pharmazeutischen Unternehmen, das der Regierung untersteht, legal hergestellt. LSD war im offiziellen medizinischen Arzneimittelverzeichnis als therapeutischer Wirkstoff mit spezifischen Indikationen und Gegenindikationen aufgeführt, zusammen mit so allgemein anerkannten Präparaten wie Penicillin, Insulin und Digitalis. LSD war für qualifizierte Fachleute als experimenteller und therapeutischer Werkstoff frei zugänglich, wobei die Verteilung speziellen Regelungen unterworfen war. Die für jeden LSD-Therapeuten geforderte Ausbildung entsprach im großen und ganzen dem psychoanalytischen Modell; der Anwärter mußte mindestens fünf Lehrsitzungen mit LSD absolviert und zumindest dreißig LSD-Sitzungen mit ausgewählten Patienten unter Aufsicht eines erfahrenen LSD-Therapeuten durchgeführt haben. Die breite Öffentlichkeit wußte so gut wie nichts über psychedelische Drogen, da die Berichte über Forschungen mit solchen Substanzen fast ausschließlich in wissenschaftlichen Fachzeitschriften veröffentlicht wurden. Zum Zeitpunkt meiner Abreise gab es keinen Schwarzmarkthandel mit Psychedelika und keinerlei außermedizinische Anwendung dieser Drogen. Jeder, der sich für Selbstversuche interessierte, konnte eine LSD-Sitzung bekommen, unter der Voraussetzung, daß sie von einem anerkannten Fachmann und in einer medizinischen Institution durchgeführt wurde.

Die Situation, die ich in den Vereinigten Staaten antraf, stand dazu in schroffem Gegensatz. Die Psychedelika waren zu einer Frage des allgemeinen Interesses geworden. Schwarzmarkt-LSD war offenbar in allen Teilen des Landes und für alle Altersgruppen zugänglich. Selbstversuche mit Psychedelika waren an den Universitäten sehr verbreitet, und viele große Städte hatten ihre Hippie-Viertel mit ausgeprägten Drogen-Subkulturen. Die Katastrophen aus der psychedelischen Szene machten Schlagzeilen in den Zeitungen; fast jeden Tag konnte man Sensationsberichte über psychotische Zusammenbrüche, Selbstverstümmelungen, Selbstmorde und Morde lesen, die dem Gebrauch von LSD zugeschrieben wurden. Zur gleichen Zeit gingen von der psychedelischen Bewegung tiefreichende Einflüsse auf die zeitgenössische Kultur aus: auf Musik, Malerei, Dichtung, Design, Innenarchitektur, Mode, Film, Theater und Fernsehen.

Die gesetzgeberischen Maßnahmen, die das Ziel hatten, die gefährlichen Selbstversuche zu unterbinden, erwiesen sich als ziemlich wirkungslos zur Eindämmung des nichtmedizinischen Gebrauchs von LSD, hatten andrerseits aber direkte und indirekte negative Folgen für die wissenschaftliche Forschung. Nur einige wenige Forschungsprojekte konnten unter diesen komplizierten Bedingungen weitergeführt werden. Die Folge war, daß die LSD-Forschung auf ein Minimum reduziert wurde und paradoxerweise gerade zu einer Zeit, als sie besonders notwendig gewesen wären, nur sehr wenige wissenschaftliche Informationen produziert wurden. LSD und andere Psychedelika waren zu einem ernsten nationalen Problem geworden; es war schwer vorstellbar, wie man wirksame Maßnahmen ergreifen konnte, ohne das Wesen dieses Problems wirklich zu verstehen.

Die von den Massenmedien und anderen Instanzen aller Art verbreiteten Informationen über bewußtseinsverändernde Drogen waren zum größten Teil oberflächlich, unkorrekt und einseitig. Diese Situation läßt sich zum Teil auf Unwissen und emotionale Vorurteile zurückführen und auch auf den Wunsch, von den Laienexperimenten abzuschrecken, die trotz aller repressiven rechtlichen Maßnahmen üppig weitergediehen. Diese verzerrten Informationen stießen, da sie unausgewogen, übertrieben und häufig offensichtlich falsch waren, auf das Mißtrauen der jungen Menschen, sie wurden von vielen nicht ernst genommen oder abgelehnt,

oder aber man schloß vor den realen Gefahren, die mit den psychedelischen Drogen verknüpft sind, einfach die Augen.
Unter diesen Umständen verloren die Experten, die mit der geistigen Gesundheitspflege befaßt waren, immer mehr an Ansehen, vor allem bei den Angehörigen der jüngeren Generation und der Gegenkultur. Von vielen Psychiatern und Psychologen verlangte man, mit Notfällen fertig zu werden, die mit dem Gebrauch psychedelischer Drogen zusammenhingen; man erwartete von ihnen, daß sie in Krisensituationen kompetent eingreifen und Unfälle in der psychedelischen Szene behandeln würden. Sie hatten jedoch keine ausreichende Ausbildung und Erfahrung auf diesem Gebiet und auch nicht die Möglichkeit, ihr theoretisches Verständnis der Psychedelika zu erweitern, weil kaum wissenschaftliche Forschungsergebnisse vorlagen.
Die Lage, die ich im Jahre 1967 vorfand, änderte sich in den folgenden Jahren nicht wesentlich. Allein in den Vereinigten Staaten experimentierten Hunderttausende von Laien mit LSD und anderen psychedelischen Drogen; viele von ihnen nahmen häufig und dazu noch mehrere verschiedene Drogen. Diese Selbstversuche waren von vielen außergewöhnlichen Erfahrungen begleitet und führten oft zu tiefgreifenden Veränderungen der Persönlichkeitsstruktur, der Wertmaßstäbe und der Weltauffassung der Betroffenen. Die Erscheinungen, die man bei psychedelischen Sitzungen beobachtet, sind Manifestationen tiefliegender Bereiche des Unbewußten, die von der zeitgenössischen Wissenschaft weder erkannt noch zugegeben werden. Die Anwendung der gegenwärtig vorhandenen theoretischen Begriffe und praktischen Methoden auf Probleme, die mit dem Gebrauch psychedelischer Drogen zusammenhingen, war deshalb ungeeignet, unzulänglich und ineffektiv.
Seit meiner Ankunft habe ich an vielen Orten in den Vereinigten Staaten, in Kanada und Europa Vorträge in Universitäten, psychiatrischen Krankenhäusern, Forschungsinstituten, Krebszentren, Colleges und Kirchengemeinden gehalten, wobei ich feststellen konnte, daß Zuhörerkreise der unterschiedlichsten Art durchweg ein tiefes, lebhaftes Interesse für die von mir vorgetragenen Daten an den Tag legten. Häufig traten Leute an mich heran, die detailliertere Informationen haben wollten und nach einschlägigen Büchern oder Nachdrucken von Vorträgen fragten, um mehr über die Probleme zu erfahren, die sich aus den LSD-Reihensitzungen ergaben. Bei einer beträchtlichen Zahl dieser Leute handelte es sich um Psychiater, Psychologen, Krankenschwestern im psychiatrischen Bereich und Sozialarbeiter, die Patienten mit Problemen betreuten, die mit dem Gebrauch psychedelischer Drogen zusammenhingen. Sie wollten mehr über LSD wissen, um die Welt dieser Patienten zu verstehen, besseren

Kontakt mit ihnen zu gewinnen und ihnen besser helfen zu können. Einem ebensolchen Verlangen nach ehrlicherer Information begegnete ich jedoch auch bei vielen verzweifelten Eltern, die das Bedürfnis hatten, die immer breiter werdende Kluft zwischen den Generationen zu überbrücken und mehr Einblick in die Probleme ihrer Kinder zu erlangen. Ferner gaben Lehrer und Erziehungsberater, die ihre Schüler und Anbefohlenen nicht verstanden und mit ihnen keinen rechten Kontakt herstellen konnten, ihrem Interesse für eine unvoreingenommene Aufklärung über LSD Ausdruck. Auch Geistliche zeigten ein echtes Bedürfnis, das Wesen der durch psychedelische Drogen ausgelösten religiösen und mystischen Erfahrungen zu ergründen. Sie hofften, ein solches Verständnis könnte ihnen, neben seiner philosophischen und geistlichen Bedeutung, auch helfen, ihren Gemeinden, die so häufig durch Drogenprobleme beunruhigt wurden, mit größerem Einfühlungsvermögen beizustehen. Gelegentlich traten auch Juristen an mich heran, die ernsthafte Zweifel an der Angemessenheit und Wirksamkeit der gegenwärtigen Drogengesetzgebung hatten und sich ein klareres Verständnis der damit verbundenen Probleme verschaffen wollten. Spezialisten der verschiedensten Richtungen fragten mich nach bestimmten Einzelheiten meiner Beobachtungen, weil sie der Meinung waren, diese Daten könnten wichtige Implikationen haben für so unterschiedliche Gebiete wie Persönlichkeitstheorie, Religionspsychologie, Psychotherapie, Genetik, Psychologie und Psychopathologie der Kunst, für die Anthropologie, das Studium der Mythologie, das Erziehungswesen, die psychosomatische Medizin und die Geburtshilfepraxis. Nicht zuletzt kamen die meisten Bitten um eine umfassendere und systematischere Information von Menschen, die selber LSD-Erfahrungen gemacht hatten und nach der Klärung der Probleme, die ihnen dabei begegnet waren, verlangten. Ein ungewöhnlich lebhaftes und ernsthaftes Interesse stellte ich bei den Angehörigen der jüngeren Generation, vor allem bei Studenten, fest.

Wie ich schon erwähnte, hatte ich bei meiner Ankunft in den Vereinigten Staaten ursprünglich geplant, die Analysen der Forschungsdaten über LSD, die ich in Prag gesammelt hatte, abzuschließen und kontrollierte Untersuchungen durchzuführen, die einige der von mir entwickelten neuen Konzepte testen sollten. Ich betrachtete die zehn Jahre LSD-Forschung in Prag als eine Vorstudie für meine Untersuchungen. Man könnte nun vielleicht der Auffassung sein, das sei eine übermäßig lange Zeitspanne für die Orientierung auf einem neuen Gebiet; doch sollte man berücksichtigen, daß es sich dabei um keine geringere Aufgabe handelte als die, die ersten Landkarten neuer, unbekannter, kartographisch noch nicht erfaßter Territorien des menschlichen Geistes zu zeichnen.

Mein Entschluß, bei diesem Stand der Forschung eine Reihe von Büchern zu schreiben, wurde durch mehrere Umstände ausgelöst. Ich erkannte schon bald, daß es schwierig sein würde, meine in Europa durchgeführten Untersuchungen besser kontrolliert ein zweites Mal durchzuführen, zu einem Zeitpunkt, da die Hysterie in bezug auf psychedelische Drogen rapide zunahm und durch die alarmierenden Berichte über mögliche genetische Schädigungen durch Einnahme von LSD noch weiter verstärkt wurde. Ein weiterer wichtiger Faktor war die zunehmende Zahl von Menschen, die an ernsten Komplikationen aufgrund von Selbstversuchen mit LSD litten. Der Schluß drängte sich auf, daß mehr klinische Informationen über LSD und ein besseres Verständnis seiner Wirkungen für ein wirksameres Anpacken solcher Probleme dringend erforderlich waren. Darüber hinaus zeigte das intensive Interesse von Experten, die mit der geistigen Gesundheitspflege befaßt waren, wie auch von seiten einer breiten Öffentlichkeit, daß ein dringendes Verlangen nach aufrichtiger und objektiver Information auf diesem Gebiet bestand. Außerdem wurden einige der außergewöhnlichen Erfahrungen, die typischerweise bei psychedelischen Sitzungen vorkommen, immer häufiger im Kontext der neuen psychotherapeutischen Methoden und experimentellen Laboratoriumsversuche — wie Bioenergetik, Marathonsitzungen, Encounter-Gruppen, Gestalttherapie, »Biofeedback«, sensorische Isolierung und sensorische Überlastung — beobachtet und beschrieben. Es schien, daß die mit Hilfe eines katalysatorisch hochwirksamen Mittels wie LSD ermittelten Landkarten des Bewußtseins sich für die Systematisierung und Integrierung der aus diesen eng miteinander verbundenen Bereichen gewonnenen Daten als nützlich erweisen könnten. Schließlich geht mein Entschluß, diese Buchreihe zu veröffentlichen, auf meine Überzeugung zurück, daß das Material aus seriellen LSD-Sitzungen selbst in seiner gegenwärtigen Form von entscheidend wichtiger theoretischer Bedeutung ist und eine ernsthafte Herausforderung für die gegenwärtigen Konzepte der Wissenschaft darstellt. Ich bin der Meinung, daß diese Daten Forschern aus den verschiedensten wissenschaftlichen Disziplinen zur Erwägung und Überprüfung zugänglich gemacht werden sollten. Ich habe deshalb versucht, das Material unter starker Hervorhebung klinischer Beobachtungen und illustrativer Fallgeschichten darzustellen. In dieser Form kann es, wie ich hoffe, einen Anreiz und eine Grundlage für weitere Überlegungen selbst für jene Leser liefern, die das theoretische System nicht akzeptieren, das ich für die begriffliche Erfassung der beobachteten Erscheinungen vorgeschlagen habe.

Nach reiflicher Überlegung habe ich mich entschlossen, die Ergebnisse meiner LSD-Forschungen in fünf Einzelbänden vorzulegen. Im vorliegenden Buch, dem ersten Teil der geplanten Reihe, habe ich die grundlegenden Informationen über LSD zusammengefaßt, kurz die verschiedenen Stufen meiner eigenen psychedelischen Forschungsarbeit skizziert und mich in erster Linie auf die »Kartographie des inneren Raumes« konzentriert, das heißt, auf die phänomenologische Beschreibung der verschiedenen Ebenen und Typen von Erfahrungen, die bei psychedelischen Sitzungen in Erscheinung treten. Der zweite Band dieser Reihe, der den Titel *The Human Encounter with Death* (Die Begegnung des Menschen mit dem Tod) tragen soll und den ich gemeinsam mit meiner Frau, Dr. Joan Halifax-Grof, schreiben werde, wird die Anwendung psychedelischer Therapie bei Krebskranken im Endstadium schildern und das Problem des Sterbens und des Todes aus historischer, kulturvergleichender, klinischer, philosophischer und spiritueller Perspektive erörtern. Der dritte Band wird sich auf die praktischen Aspekte der LSD-Therapie konzentrieren: die Vorbereitung des Patienten, die Methodik der Durchführung von Sitzungen, Indikationen und Gegenindikationen, die therapeutischen Resultate und das Problem von Nebenwirkungen und Komplikationen. Der vierte Band wird einige der heuristischen Aspekte der LSD-Forschung behandeln und ihre Implikationen für die Persönlichkeitstheorie, die Ätiologie psychischer Störungen, die Praxis der Psychotherapie und das Verständnis der menschlichen Kultur. Der letzte Band der Reihe wird sich auf die philosophischen und spirituellen Dimensionen der LSD-Erfahrung konzentrieren, unter besonderer Betonung der ontologischen und kosmologischen Fragen. Er wird im einzelnen das erstaunlich konsequente metaphysische System beschreiben, das aus den Experimenten mit psychedelischen Drogen hervorzutreten scheint.

Dank

Ich möchte diese Gelegenheit wahrnehmen, wenigstens einigen der vielen Lehrer und Freunde meine tiefe Dankbarkeit auszusprechen, denen ich für ihre unschätzbare Hilfe oder Anleitung in den verschiedenen Phasen der Forschungsarbeiten, die zur Veröffentlichung dieses Buches geführt haben, verpflichtet bin. Ich lernte LSD zum erstenmal im Jahre 1955 kennen, und zwar in der Abteilung von Dr. Georg Roubíček, früher außerordentlicher Professor im Fachbereich Psychiatrie der medizinischen Fakultät der Karls-Universität in Prag. Dr. Roubíček war es, der dieses Präparat in der tschechischen Psychiatrie einführte. Während der beiden letzten Jahre meines Medizinstudiums, als ich als Volontär im psychiatrischen Universitätskrankenhaus arbeitete, hatte ich Gelegenheit, einige der LSD-Versuchspersonen bei Dr. Roubíčeks bahnbrechenden Experimenten zu beobachten und zu befragen. In seiner Abteilung und unter seiner Betreuung hatte ich im Jahre 1956 meine erste eigene LSD-Sitzung; diese Erfahrung verstärkte mein bereits vorhandenes Interesse für psychedelische Drogen in solchem Maße, daß daraus meine Lebensarbeit geworden ist.
Während der ersten Jahre meiner Forschungsarbeit erhielt ich unschätzbare Hilfe von Dr. Miloš Vojtěchovský; er leitete damals die interdisziplinäre Forschungsgruppe, in der ich meine LSD-Untersuchungen begann, wobei mein Hauptaugenmerk der Beziehung zwischen den Wirkungen verschiedener psychedelischer Drogen und der Symptomatologie der Schizophrenie galt. Nach mehreren Jahren anregender und fruchtbarer Zusammenarbeit mit seiner Forschungsgruppe verlagerte sich mein Interesse von der Methode der »experimentellen Psychose« (Modell-Psychose) auf diagnostische und therapeutische Experimente mit Psychedelika. Obwohl unsere berufliche Zusammenarbeit nur relativ kurz gewesen war, dauerte unsere persönliche Freundschaft weiter, auch als unsere Wege im intellektuellen Bereich auseinandergingen. Mit Dankbarkeit erinnere ich mich an die grundlegende Schulung im wissenschaftlichen Denken und wissenschaftlicher Methodologie, die ich in dieser Zeit erhielt.

In diesem Zusammenhang bin ich Dr. Lubomír Hanzlíček besonders verpflichtet, dem Direktor des Psychiatrischen Forschungsinstituts in Prag, wo ich den größten Teil der Forschungen durchführte, auf denen dieses Buch beruht. Die LSD-Untersuchung hätte nicht durchgeführt und abgeschlossen werden können ohne seine ungewöhnliche Aufgeschlossenheit, sein Verständnis und seine Unterstützung während der Jahre meiner unkonventionellen Vorstöße in dieses neue wissenschaftliche Grenzgebiet. Danken möchte ich in diesem Zusammenhang auch meinen beiden früheren Kollegen am gleichen Institut, Dr. Julia Sobotkiewicz und Dr. Zdeněk Dytrych, die beide an dem von mir geleiteten Forschungsprojekt in Prag teilhatten. Bei unseren täglichen Diskussionen teilten diese beiden Kollegen mir freundlicherweise ihre Erfahrungen aus den LSD-Sitzungen ihrer Patienten mit und stellten mir bereitwillig ihre Aufzeichnungen für meine Untersuchungen zur Verfügung. Obwohl die in diesem Buch dargestellten theoretischen Konzepte teilweise auf ihrem klinischen Material beruhen, wurden diese Konzeptionen doch unabhängig von den Konzepten und Methoden dieser beiden Kollegen entwickelt; für die in diesem Band vorgetragenen Ideen trage ich allein die Verantwortung. Worte der Dankbarkeit schulde ich ferner Dr. Thomas Dostál, dessen Verständnis, Ermutigung und freundschaftliche Hilfe in jener Zeit von wesentlicher Bedeutung waren, als ich in relativer Isolierung von den meisten meiner Berufskollegen noch unerforschte Gebiete des menschlichen Geistes untersuchte.

Außer den genannten Personen möchte ich die Krankenschwestern meiner Abteilung im Psychiatrischen Forschungsinstitut in Prag nicht unerwähnt lassen, die sich während der Jahre meiner LSD-Forschungen als außerordentlich kooperationsbereit und hilfreich erwiesen haben. Sie bewiesen ungewöhnliches Interesse und Vertrauen, indem sie sich zu Ausbildungszwecken freiwillig eigenen LSD-Sitzungen unterzogen, um die Drogenerlebnisse unserer Patienten und ihre therapeutischen Auswirkungen verstehen zu lernen. In der täglichen Klinikarbeit ertrugen sie geduldig die oft dramatischen Umstände des neuen experimentellen Behandlungsprogramms und erfüllten mit unermüdlicher Hingabe alle die zusätzlichen Aufgaben, die ihnen durch das LSD-Programm erwuchsen.

Ein entscheidender Faktor bei der Inangriffnahme und Vollendung dieses Buches war meine zweijährige Stipendiatenzeit in den Vereinigten Staaten (1967—1969), die mir die nötige Zeit und die geeignete geistige Verfassung verschaffte, um die erste Fassung des Manuskriptes zu schreiben, in dem ich die Ergebnisse meiner LSD-Forschungen zusammenfaßte. Besonderen Dank schulde ich dem Foundations' Fund for Research in Psychiatry in New Haven, Connecticut, dessen großzügige finanzielle Förderung meinen Aufenthalt in den Vereinigten Staaten ermöglichte. Ferner möchte ich zum Ausdruck bringen, wie sehr ich mich Professor Dr. Joel Elkes verpflichtet fühle, dem Leiter des Departments für Psychiatrie und Verhaltenswissenschaften an der Johns Hopkins University

School of Medicine in Baltimore, Maryland. Dr. Elkes lud mich ein, als klinischer Mitarbeiter und Forschungsdozent an das Johns Hopkins Hospital zu kommen, und gewährte mir während meines Aufenthaltes dort unschätzbare Hilfe und Anleitung.

Der Ausdruck meines ganz besonderen Dankes gilt Dr. Albert A. Kurland, Direktor des Psychiatrischen Forschungszentrums von Maryland und Assistant Commissioner für Forschungsfragen des Maryland State Department of Mental Hygiene. Unter seiner »Schirmherrschaft« konnte ich von meiner Ankunft bis heute meine Forschungsarbeit fortsetzen. Ich möchte in diesem Zusammenhang auch die Mitglieder des Psychiatrischen Forschungszentrums von Maryland und ihre Familien erwähnen. Die freundschaftliche Atmosphäre gegenseitigen Respektes und Verständnisses, die sie schufen — nicht nur im Forschungszentrum selbst, sondern auch während vieler gemeinsam verbrachter Abende und Wochenenden —, war mir eine große Hilfe bei der Anpassung an mein neues Leben in den Vereinigten Staaten. Ganz besonders weiß ich die Freundschaft von Robert Leihy und seiner Frau Karen zu schätzen, deren Haus mir für viele Jahre zur zweiten Heimat wurde.

Dieses Buch hätte wahrscheinlich nicht geschrieben und veröffentlicht werden können ohne die Ermutigung und Unterstützung vieler meiner amerikanischen Freunde, die mich immer wieder in dem Glauben bestärkten, daß die Informationen, die ich zu bieten hatte, wichtig seien. Mein spezieller Dank gebührt hier Huston Smith, Joseph Campbell, Walter Clark, Margaret Mead, Allan Watts, Laura Huxley, Anthony Sutich, Gaby und Sonja Margulies sowie ganz besonders Abraham Maslow.

Dem Esalen Institute in Big Sur, Hot Springs, California, und dem sich immer stärker ausbreitenden Netz angeschlossener Krebszentren in den Vereinigten Staaten und in Kanada bin ich zutiefst dankbar, daß sie mir Gelegenheit gaben, Vorträge, Seminare und Kurse zu halten, in denen ich die ersten Formulierungen meiner Ideen im Kontakt mit verständnisvollen, aufgeschlossenen Zuhörerkreisen überprüfen konnte. Das Esalen Institute hat darüber hinaus für meine Frau und mich in großzügiger Weise außergewöhnlich günstige Voraussetzungen für die Arbeit an dieser seit langem geplanten Buchreihe geschaffen.

Im Laufe der Jahre begegnet man bestimmten Menschen, die nicht nur zu engen Freunden werden, sondern auch als Katalysatoren wichtiger Veränderungen im eigenen Leben wirken. In dieser Hinsicht schulde ich Robert Schwartz und Lenore Schwartz großen Dank für die Rolle, die sie in meinem persönlichen wie in meinem beruflichen Leben spielten. Durch ihre Großzügigkeit war es meiner Frau und mir möglich, uns für eine

gewisse Zeit von administrativen Pflichten und Forschungsarbeiten zu befreien und uns ganz auf die schriftstellerische Tätigkeit zu konzentrieren. Ich möchte in diesem Zusammenhang ferner Michael Murphy, Richard Price, Julian Silverman, Andrew Gagarin und Richard Grossman erwähnen, alles enge Freunde von uns, die zusammen mit Robert und Lenore Schwartz ideale Bedingungen für unsere Arbeit schufen.
Mein Bruder Dr. Paul Grof hat durch eine ungewöhnliche Kombination verschiedener Rollen an diesem Buch mitgewirkt. Durch seine Erfahrungen in der psychiatrischen Forschung verfügte er über die erforderliche Sachkenntnis, und die Besonderheit unserer lebenslangen Beziehung machte es ihm möglich, zugleich mein entschlossenster Anhänger und mein freimütigster und unerbittlichster Kritiker zu sein.
Es ist schwer, ausreichende Worte zu finden, um der Dankbarkeit für all das Ausdruck zu geben, was meine Frau, Dr. Joan Halifax-Grof, zu diesem Buch beigetragen hat. Während unserer gemeinsamen Vorträge, Seminare und Arbeitsgemeinschaften und in vielen privaten Diskussionen hat sie mir geholfen, die Ergebnisse der LSD-Forschungen in eine umfassende, kulturübergreifende Perspektive zu stellen, neue Konzepte herauszukristallisieren und die geeigneten Formulierungen für meine Gedanken zu finden. Als Ko-Therapeutin in dem Forschungsprojekt, bei dem LSD-unterstützte Psychotherapie bei Patienten im Endstadium eines Krebsleidens angewandt wurde, hat sie durch ihr anthropologisches Wissen und ihre persönliche Sensitivität die Forschung und Behandlung um viele neue, wichtige Dimensionen bereichert. In unserem Heim schuf sie eine Atmosphäre, die eine gegenseitige geistige Befruchtung und eine produktive schriftstellerische Arbeit begünstigte. Ihr Engagement, ihre Energie und ihr emotionaler Einsatz halfen mir sehr in Zeiten kreativer Erschöpfung und Unfruchtbarkeit. Ihre Ermutigung und Hilfe waren unerläßlich für die Vollendung dieses Textes.
Jene Menschen, die die wichtigste Rolle bei der Entwicklung der in diesem Buch dargestellten Konzepte gespielt und das größte persönliche Opfer gebracht haben, müssen ungenannt bleiben: die Hunderte von Patienten und LSD-Versuchspersonen, die Teil der Forschungen waren. Diese Menschen brachten genügend Vertrauen und Mut auf, um wiederholt Reisen in das Unbekannte zu unternehmen, und teilten mir ihre Erfahrungen aus dem faszinierendsten aller Grenzlande mit. Ihnen allen bin ich zutiefst dankbar für ihre Teilnahme an dieser Untersuchung und ihre einzigartigen individuellen Beiträge, die dieses Buch möglich gemacht haben.

Big Sur, California
Dezember 1973

1
Allgemeine Einführung

Die LSD-Kontroverse

Mehr als ein Vierteljahrhundert ist vergangen, seit der Schweizer Chemiker Albert Hofmann durch Zufall die hochwirksamen psychoaktiven Eigenschaften des Diäthylamid der d-Lysergsäure — besser bekannt als LSD-25 — entdeckte (17)*. Schon kurz danach wurde diese Substanz zum Gegenstand einer beträchtlichen Kontroverse, die im Laufe der Jahre außergewöhnliche Dimensionen annahm. Es erscheint zweckmäßig, unsere Ausführungen über LSD mit einer kurzen Darstellung seiner stürmischen Geschichte zu beginnen.

Die Entdeckung der Eigenschaften von LSD wurde in wissenschaftlichen Kreisen zu einer Sensation und hatte eine stimulierende Wirkung auf Forscher aus vielen verschiedenen Disziplinen. Viele der frühen Abhandlungen betonten die Ähnlichkeiten zwischen der durch LSD herbeigeführten »experimentellen Psychose« oder »Modell-Psychose« und den natürlich vorkommenden Psychosen, insbesondere der Schizophrenie. Die Möglichkeit, schizophrene Symptome bei normalen freiwilligen Versuchspersonen unter Laboratoriumsbedingungen nachzuahmen und vor, während und nach dieser vorübergehenden »experimentellen Psychose« komplizierte Laboratoriumstests und Untersuchungen durchzuführen, schien einen erfolgversprechenden Schlüssel zum Verständnis der rätselhaftesten Krankheit in der Psychiatrie anzubieten. Als eine Droge, die eine kurze, reversible Reise in die Welt des Schizophrenen ermöglicht, wurde LSD als ein konkurrenzloses Instrument zur Ausbildung von Psychiatern, Psychologen, Medizinstudenten und psychiatrischem Pflegepersonal empfohlen. Es wurde in diesem Zusammenhang wiederholt berichtet, daß eine einzige LSD-Erfahrung eine erhebliche Steigerung der Fähigkeit bewirken könne, psychotische Patienten zu verstehen, ihnen mit größerem Einfühlungsvermögen gegenüberzutreten und sie wirkungsvoller zu behandeln.

Die LSD-Kontroverse setzte ein, als die Konzeption des LSD-Zustandes als einer »experimentellen Psychose« von vielen phänomenologisch und psychoanalytisch orientierten Psychiatern ernsthaft angegriffen und schließlich von den meisten klinischen Forschern verworfen wurde. Es

* Die Ziffern beziehen sich auf die Bibliographie im Anhang.

wurde offenkundig, daß es trotz gewisser oberflächlicher Ähnlichkeiten auch sehr grundlegende Unterschiede zwischen den beiden Zuständen gab. Die Hoffnung, daß Forschungen und Experimente mit LSD zu einer einfachen Reagenzglas-Lösung des Geheimnisses der Schizophrenie führen würden, verblaßte allmählich und wurde schließlich aufgegeben.
Der »psychomimetische« (eine Psychose simulierende) Akzent in der LSD-Forschung wurde bald von einer zunehmenden Zahl enthusiastischer Aufsätze überschattet, die darauf hinwiesen, LSD besitze möglicherweise ein ungeahntes therapeutisches Potential. Nach der Meinung vieler klinischer Forscher schien eine LSD-unterstützte Psychotherapie eine erhebliche Abkürzung der Behandlungsdauer zu erlauben. Außerdem wurden therapeutische Erfolge bei verschiedenen Kategorien psychiatrischer Patienten mitgeteilt, deren Prognose als ungünstig betrachtet worden war oder die auf konventionelle Behandlungsmethoden nicht ansprachen; dazu gehörten chronische Alkoholiker, Drogensüchtige, kriminelle Psychopathen, sexuell Abartige und schwere Charakterneurotiker. Diese Behauptungen blieben nicht unangefochten. Viele Kliniker, die wußten, wie schwer es ist, tief verwurzelte psychopathologische Symptome oder gar die Charakterstruktur zu verändern, glaubten nicht an die innerhalb von einigen Tagen oder Wochen erreichten dramatischen Resultate. Kritiker dieser Berichte wiesen auf das Fehlen kontrollierter Untersuchungen hin, die einen Beweis für die Nützlichkeit der LSD-Psychotherapie liefern würden; ganz ähnliche Einwände wurden jedoch damals auch gegen die Psychoanalyse und andere Formen anerkannter und praktizierter Psychotherapie ohne Drogenanwendung erhoben. Die meisten Einwände waren in der Hauptsache methodologischer Natur, und keiner der Skeptiker stellte die Ungefährlichkeit dieser Methode ernsthaft in Frage. Sidney Cohen legte diesbezüglich in einem 1960 veröffentlichten Aufsatz dar, daß die mit der verantwortungsvollen und professionellen Anwendung von LSD bei normalen freiwilligen Versuchspersonen verbundenen Risiken minimal sind (2). Geringfügig höher war das Risiko, wenn LSD bei psychiatrischen Patienten angewandt wurde, aber im allgemeinen schien doch die LSD-Psychotherapie weitaus sicherer zu sein als viele andere Verfahren, die in der psychiatrischen Therapie immer noch weit verbreitet sind, wie z. B. Elektroschock-Therapie, Insulinkoma-Behandlung und Psychochirurgie. Alles in allem schien in den frühen sechziger Jahren das LSD in der Psychiatrie einen festen Platz zu haben, als ein wertvolles Werkzeug der Grundlagenforschung, der psychiatrischen Ausbildung und therapeutischer Experimente.
Darüber hinaus gab es zumindest zwei weitere Bereiche, in denen die An-

wendung von LSD erregende neue Perspektiven und interessante Möglichkeiten eröffnete. Viele LSD-Testpersonen berichteten in ihren Sitzungen über ungewöhnliche ästhetische Erfahrungen und Einblicke in das Wesen des schöpferischen Prozesses; sie entwickelten häufig ein neues Verständnis für Kunst, insbesondere für moderne Kunstbewegungen. Maler, Bildhauer und Musiker waren in der Lage, unter dem Einfluß von LSD hochinteressante und unkonventionelle Kunstwerke hervorzubringen, die sich erheblich von ihren gewöhnlichen Ausdrucksformen unterschieden. Es wurde offensichtlich, daß die Experimente mit LSD zu wichtigen Erkenntnissen über die Psychologie und die Psychopathologie der Kunst führten.

Ein weiteres Gebiet, auf dem die Anwendung von LSD recht umwälzende Folgen zu haben schien, war die Religionspsychologie. Man hatte beobachtet, daß manche LSD-Sitzungen die Gestalt tiefer religiöser und mystischer Erfahrungen hatten, die denen ganz ähnlich waren, wie sie in den heiligen Schriften der großen Weltreligionen geschildert werden und von denen Heilige, Propheten und religiöse Lehrer aller Zeiten berichten. Die Möglichkeit, solche Erlebnisse vermittels einer chemischen Substanz auslösen zu können, setzte eine interessante und höchst kontroverse Diskussion über die Frage einer »chemischen Mystik« (auch »instant mysticism« genannt, eine »Mystik auf Knopfdruck« sozusagen) und die Validität und spirituelle Echtheit dieser Phänomene in Gang. Die von Verhaltenswissenschaftlern, Philosophen und Theologen geführte Debatte schwankte zwischen drei extremen Standpunkten. Viele Experimentatoren waren der Überzeugung, die Beobachtungen aus psychedelischen Sitzungen machten es möglich, religiöse Phänomene aus dem Bereich des Geheiligten herauszulösen, sie im Laboratorium willkürlich hervorzurufen, zu untersuchen und schließlich mit wissenschaftlichen Kategorien zu erklären. Letztlich werde dann nichts Geheimnisvolles und Heiliges an der Religion mehr übrigbleiben, und man werde sie mit den Begriffen der Gehirnphysiologie und der Biochemie erklären können. Einige Theologen neigten dazu, LSD und andere psychedelische Substanzen als etwas Heiliges und die Sitzungen als Sakramente zu betrachten, weil sie den einzelnen in Berührung mit transzendentalen Wirklichkeiten zu bringen vermöchten. Die entgegengesetzte Tendenz leugnete, daß die LSD-Erfahrungen echte religiöse Erscheinungen und mit jenen vergleichbar seien, die als »Gnade Gottes« oder als Folge von Selbstzucht, Selbstverleugnung, frommer Versenkung oder asketischer Übungen eintreten; in diesem Denkrahmen nahm die scheinbare Leichtigkeit, mit der diese Erlebnisse durch ein chemisches Mittel zustande gebracht werden konnten, ihnen jeglichen spirituellen Wert.

Mitte der sechziger Jahre, als LSD auf dem schwarzen Markt in weitem Umfang zugänglich wurde und Massen von jungen Menschen die »Straßendroge« als Werkzeug für unkontrollierte Laienexperimente benützten, wurde die LSD-Kontroverse um neue Dimensionen erweitert. Die nun entstehende Situation unterschied sich erheblich von der zwar recht leidenschaftlichen, aber im Grunde doch wissenschaftlichen und akademischen Atmosphäre der Auseinandersetzungen der vorangegangenen Jahre. Nüchterne und rationale Argumente verschwanden fast völlig von der Szene, die Bühne wurde von der emotional aufgeladenen, feindseligen Begegnung zwischen zwei unversöhnlichen Gruppen beherrscht. Auf der einen Seite verkündeten LSD-Proselyten das Zeitalter einer neuen Religion mit einem Messias in Gestalt eines chemischen Mittels. Für sie war LSD ein Allheilmittel für eine todkranke Menschheit, die einzige vernünftige Alternative zum Massenselbstmord in einer Atomkatastrophe. Es wurde empfohlen, jedermann ohne Ausnahme sollte so häufig wie möglich und unter allen Umständen LSD nehmen; die Risiken wurden geleugnet oder unterschätzt, und soweit man sie zugab, hielt man es im Hinblick auf das Endziel für der Mühe wert, sie einzugehen. Auf der andern Seite wurde eine an Massenhysterie grenzende Atmosphäre in der Öffentlichkeit geschaffen, die von dieser neuen Bewegung erschreckt war und auf das heftigste gegen sie Partei ergriff. Fast jeden Tag brachten sensationslüsterne Journalisten neue Berichte über schreckliche und katastrophale Folgen unkontrollierter Selbstexperimente: über Menschen, die der Abendsonne entgegen aus dem Fenster eines Hochhauses hinaus ins Leere traten, die umkamen, weil sie Autos mit ihrem Körper aufhalten wollten, die erblindeten, weil sie stundenlang in die Sonne starrten, sich Verletzungen zufügten, indem sie sich mit dem Küchenmesser Fettlappen aus dem Körper schnitten, die ihre Geliebten oder Schwiegermütter ermordeten oder in den geschlossenen Abteilungen psychiatrischer Anstalten im Zustand permanenter Psychose endeten. Die Berichte ließen LSD als eine Teufelsdroge erscheinen und bildeten die Grundlage für eine hexenjagdähnliche Reaktion von seiten von Eltern, Lehrern, Geistlichen, Polizeibehörden und Mitgliedern der Parlamente. Bedauerlicherweise machten sich auch viele Beamte und Fachleute auf dem Gebiet der Psychohygiene in gewissem Umfang diese irrationale Einstellung zu eigen; obwohl ihnen in der psychiatrischen und psychologischen Literatur zahlreiche Berichte über wissenschaftliche Experimente mit LSD aus zwei Jahrzehnten zur Verfügung standen, waren ihre Vorstellungen von dieser Droge doch weitgehend durch Zeitungsüberschriften bestimmt.

Die Verbindung der Drogenszene mit der »Hippie«-Bewegung und der

Revolte in der Gegenkultur erweiterte die schon vorhandenen Probleme noch um eine wichtige soziopolitische Dimension. Noch weiter verschärft wurde die Auseinandersetzung durch widersprüchliche Berichte über den möglichen Zusammenhang zwischen LSD und Chromosomenschädigungen, genetischen Schädigungen, Leukämie und Krebs. Die Auffassungen über LSD erstreckten sich also über ein breites Spektrum, von der Vorstellung, die Droge sei ein geistiges, seelisches und soziales Allheilmittel für die Menschheit, oder sie sei ein hochwirksames therapeutisches Hilfsmittel für Menschen, die an ernsten psychischen oder psychosomatischen Störungen leiden, bis zu der Meinung, LSD sei etwas Teuflisches, etwas, das organische Gehirnschäden hervorrufe und die Gesundheit künftiger Generationen gefährde. Um das kontroverse Bild von LSD zu vervollständigen, muß noch erwähnt werden, daß die Droge von einigen Leuten ernsthaft als wirksames Hilfsmittel bei den Methoden der Gehirnwäsche und als hochwirksames Mittel der chemischen Kriegführung in Betracht gezogen wurde.

Die Atmosphäre der Hysterie und der Mangel an ernsthaften Forschungen erschwerten es außerordentlich, die wissenschaftliche Bedeutung vieler in diese Kontroverse einbezogenen Phänomene zu erkennen. Laien, die Selbstexperimente mit LSD vornehmen, treten häufig in Erlebnisbereiche ein, die den praktizierenden Psychiater und Psychologen völlig verwirren und vor unlösbare Rätsel stellen, wenn er in einer durch diese Droge herbeigeführten Notfallsituation zu Hilfe gerufen wird. Auf der einen Seite passen die LSD-Erlebnisse in keines der vorhandenen theoretischen Systeme; auf der andern Seite erkennen viele Kliniker mit Einfühlungsvermögen, daß es unzutreffend und unangemessen ist, LSD-Erfahrungen einfach als psychotisch zu etikettieren. Dazuhin treten als Folge solcher Selbstexperimente bei zahlreichen Menschen dramatische Persönlichkeitsveränderungen auf, welche die gesamte Wertordnung, die religiösen und weltanschaulichen Überzeugungen und den allgemeinen Lebensstil erfassen. Mangels eines theoretischen Systems zur Erklärung der hierbei wirksamen Mechanismen blieben solche Verwandlungen Medizinern und Psychologen ganz unverständlich. Selbst manche negativen Ereignisse, die als Folge der Einnahme von LSD vorkommen können, wie z. B. psychotische Zusammenbrüche oder Selbstmordversuche, können sehr wichtige Daten über die Dynamik dieser Phänomene liefern, wenn man anfängt, sie wissenschaftlich und nicht emotional zu betrachten.

Wenn wir das Wesen und die Reichweite der LSD-Kontroverse betrachten, scheint es offensichtlich, daß sie etwas viel Grundsätzlicheres reflektiert als die pharmakologischen Wirkungen eines einzelnen chemischen Wirkstoffes. Obwohl es bei allen diesen Diskussionen scheinbar nur um LSD geht, beziehen sie doch ihre emotionale Brisanz aus anderen Problemen, die solchen Auseinandersetzungen inhärent sind. Mehrere Jahrzehnte Forschungsarbeit über LSD haben umfangreiches Material über das Wesen des für diese Situation verantwortlichen gemeinsamen Nenners zutage gefördert. Wie wir in den folgenden Kapiteln darlegen werden, führt eine sorgfältige Analyse der LSD-Daten zu der zwingenden Annahme, daß diese Substanz ein unspezifischer Verstärker psychischer Prozesse ist, der aus der Tiefe des Unbewußten Elemente der verschiedensten Art an die Oberfläche bringt. Was wir bei den LSD-Erfahrungen und in mannigfaltigen, damit zusammenhängenden Situationen beobachten, ist offenbar eine Materialisation und Steigerung der Konflikte, die der menschlichen Natur und Kultur wesensmäßig eigen sind. Tritt man unter diesem Gesichtspunkt an die LSD-Phänomene heran, dann stellen sie tatsächlich äußerst interessantes Material für ein tieferes Verständnis der Psyche, der Natur des Menschen und der menschlichen Gesellschaft dar.

LSD und seine Wirkungen beim Menschen

LSD ist in den letzten Jahren in der allgemeinen Öffentlichkeit zunehmend bekannter geworden. Informationen über die Droge erreichten ein breites Publikum durch die Tagespresse, Artikel in Zeitschriften aller Art, durch Propagandabroschüren gegen die Drogensucht, durch Radio, Fernsehen und Film und durch das Hörensagen. Die allermeisten Erwachsenen und jungen Leute haben darüber gehört und gelesen. Diese Informationen waren jedoch, vorsichtig ausgedrückt, größtenteils nicht sehr systematisch; viele von ihnen gingen auf Vorurteile zurück und waren durch kommerzielle und politische Interessen verzerrt. Aus diesem Grund will ich einen kurzen synoptischen Überblick über die grundlegenden Daten der LSD-Forschung geben, um für die weiteren Erörterungen eine allgemeine deskriptive Grundlage zu schaffen. Eine solche Einführung dürfte für ein besseres Verständnis einiger der spezifischeren, dynamischen Aspekte der LSD-Erfahrung nützlich sein; dies stellt das hauptsächliche Ziel unserer Untersuchung dar.
LSD-25 oder Diäthylamid der d-Lysergsäure ist eine halbsynthetische chemische Zusammensetzung; ihre natürliche Komponente ist Lysergsäure, welche die Grundlage aller wichtigeren Mutterkorn-Alkaloide bildet; die Diäthylamid-Gruppe wird im Laboratorium hinzugefügt. Nach Stoll, Hofmann und Troxler (18) hat es die folgende chemische Formel:

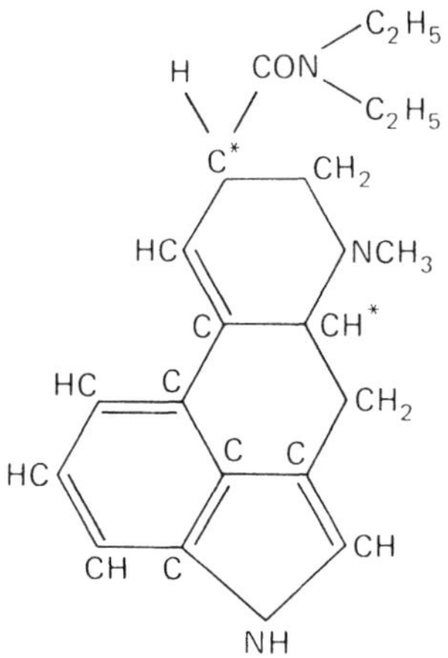

LSD als solches ist in keiner bekannten organischen Substanz festgestellt worden, obwohl die natürliche Produktion von LSD in den Gehirnen von mit Toxoplasmose infizierten Tieren vermutet wurde (19). Die Synthese verschiedener anderer Amide der Lysergsäure wurde in Kulturen des Pilzes Claviceps paspali demonstriert (1). Ähnliche Amide wurden in Samenkörnern einer Winde (Rivea corymbosa) festgestellt, die in Mexiko durch Jahrhunderte zu rituellen Zwecken in Form von Ololiuqui genannten Salben und Tränken verwendet wurden (3).

Es ist interessant, sich ins Gedächtnis zu rufen, daß LSD zum erstenmal im Jahre 1938 in den Laboratorien der Sandoz-Werke in der Schweiz synthetisiert wurde; man nahm an, die Droge könne möglicherweise in der Geburtshilfe und Gynäkologie und bei der Behandlung der Migräne von Nutzen sein. Die Substanz wurde routinemäßig an Tieren getestet und für uninteressant befunden, so daß man die Untersuchungen nicht weiterverfolgte. Die halluzinogenen Eigenschaften des LSD wurden ungefähr fünf Jahre später, im April 1943, von Albert Hofmann entdeckt (17). Bei der Durchsicht der Ergebnisse früherer Forschungsarbeiten mit dieser Substanz gelangte Hofmann zu dem Schluß, die Daten deuteten darauf hin, daß sie eine interessante stimulierende Wirkung auf das Zentralnervensystem haben könne. Bei der Arbeit an der Synthetisierung einer neuen Probe LSD für weitere Untersuchungen berauschte er sich versehentlich bei der Purifizierung der Kondensationsprodukte und erlebte sehr dramatische psychische Veränderungen. Er war in der Lage, die hypothetische Verbindung zwischen seinem abnormen geistigen

Zustand und der Droge, mit der er arbeitete, herzustellen; später nahm er absichtlich 250 Mikrogramm LSD ein, um seine Vermutung einem einwandfreien wissenschaftlichen Test zu unterziehen. Seine Reaktion auf diese Dosis war seiner ersten Erfahrung sehr ähnlich, jedoch sehr viel intensiver und dramatischer. Ein winziges Quantum LSD veränderte die geistigen Funktionsweisen Hofmanns in drastischer Weise, und zwar für die Dauer von mehreren Stunden; er verbrachte diese Zeit in einer phantastischen Welt intensiver Gefühle, leuchtender Farben und wogender Formen. Hofmann schilderte seine ungewöhnliche Erfahrung dann Professor Stoll von der psychiatrischen Klinik in Zürich; dieser war so beeindruckt, daß er die erste wissenschaftliche Untersuchung von LSD an normalen freiwilligen Versuchspersonen und an psychisch kranken Patienten durchführte (17). Seine Beobachtungen der Wirkungen von LSD bei diesen beiden Kategorien von Testpersonen wurden 1947 veröffentlicht. Die Mitteilungen erregten ungeheuer großes Interesse und lösten weitere Forschungen in vielen Ländern der Welt aus. Nachfolgende Untersuchungen bestätigten Stolls Feststellungen, daß LSD die wirksamste psychoaktive Droge war, die jemals bekannt geworden war. In unglaublich kleinen Dosierungen, schon von 10 bis 20 Mikrogramm an (1 Mikrogramm oder Gamma = ein millionstel Gramm), konnte es sehr tiefgehende, unterschiedliche psychische Veränderungen hervorrufen, die mehrere Stunden anhielten. LSD war mithin ungefähr fünftausendmal wirksamer als das bereits bekannte Meskalin und einhundertfünfzigmal wirksamer als das später entdeckte Psilocybin.

Weitere Forschungen zeigten, daß LSD in allen üblichen Anwendungsformen verabreicht werden kann. Es kann oral eingenommen und intramuskulär, intravenös, intraperitoneal oder direkt in die Rückenmarksflüssigkeit des Wirbelsäulenkanals injiziert werden. Der Bereich, innerhalb dessen LSD ohne Gefährdung angewandt werden kann, scheint ungewöhnlich ausgedehnt zu sein. Tierversuche über akute und chronische toxische Wirkungen zeigten, daß LSD einen niedrigen Toxizitätsgrad und einen breiten Sicherheitsbereich hat; die bei klinischen Experimenten ohne erkennbare biologische Nebenwirkungen verabreichten Dosen bewegten sich zwischen 10 und 2000 Mikrogramm.

Das Einsetzen der LSD-Reaktion folgt nach einer Latenzperiode, deren Dauer in Extremfällen zwischen zehn Minuten und drei Stunden schwanken kann, und zwar abhängig von der betreffenden Person, der Verabreichungsform, der Dosis, des Grades des psychischen Widerstandes und anderer Variablen. Eine solche Latenzperiode gibt es nicht, wenn LSD direkt in die Rückenmarksflüssigkeit injiziert wird. In diesem Fall tritt eine fast sofortige Wirkung ein. Eine unkomplizierte LSD-Sitzung kann zwischen vier und zwölf Stunden dauern; die wichtigsten Faktoren, die ihre Dauer bestimmen, sind die Persönlichkeit der Versuchsperson, die Natur und Dynamik des unbewußten Materials, das während der Sitzung aktiviert wird, und die verabreichte Dosis. Verlängerte Reaktionen, die bei der Arbeit mit LSD gelegentlich vorkommen, können Tage oder Wochen anhalten. Die Intensität der LSD-Erfahrung kann dadurch gemildert werden, daß man die Augen öffnet und sich umherbewegt, und sie kann verstärkt werden, indem der Betreffende in zurückgelehnter Haltung sitzen bleibt, einen Augenschirm aufsetzt und stereophone Musik hört. Die LSD-Phänomene erstrecken sich über einen außerordentlich weiten Bereich und auf fast alle geistigen und physischen Funktionen. Wir wollen sie an dieser Stelle nur kurz skizzieren.

Physische Symptome stellen einen typischen, normalen Aspekt der LSD-Reaktion dar; die meisten von ihnen lassen sich als Stimulierung der vegetativen (autonomen), der motorischen und der sensorischen Nerven erklären. Vegetative Manifestationen können sympathetischer oder parasympathetischer Art oder auch beider Art zugleich sein. Die sympathetischen Wirkungen schließen ein: Beschleunigung der Pulsfrequenz, Ansteigen des Blutdrucks, Erweiterung der Pupillen, Verschwimmen der Seheindrücke und Schwierigkeiten bei der Schärfeneinstellung des Auges, Absonderung von dickem Speichel, heftiges Schwitzen, Zusammenziehen der peripheren Arterien, mit der Folge, daß Hände und Füße kalt werden und sich bläulich färben, Sichsträuben der Körperhaare. An parasympathetischen Wirkungen treten auf: Verlangsamung der Pulsfrequenz, Absinken des Blutdrucks, übermäßige Speichelbildung, Tränenfluß, Diarrhöe, Übelkeit und Erbrechen. Häufig sind ferner Symptome mehr allgemeiner Natur, wie Unbehagen, Fiebergefühl, Erschöpfung und abwechselnd Frieren und Hitzewallungen. Die häufigsten motorischen Erscheinungen sind: verstärkte Muskelspannung, mannigfaltige Formen von Zittern, Zuckungen und Krämpfen, komplizierte Verrenkungsbewegungen. Obwohl die eben genannten Erscheinungen häufiger sind, kommt es bei manchen Versuchspersonen auch zu einer umfassenden und völligen Lockerung sämtlicher Körpermuskeln. Neben den vegetativen und motorischen Erscheinungen wurde eine Reihe unterschiedlicher Veränderungen der neurologischen Reflexe bei LSD-Testpersonen beschrieben. Symptome, die mit der Aktivierung der Empfindungsnerven zusammenhängen, sind Kopfschmerz, Schmerzen in verschiedenen anderen Teilen des Körpers, Schweregefühle in den Gliedmaßen, eine Vielzahl absonderlicher Empfindungen und sexuelle Gefühle.

Veränderungen der Wahrnehmung bilden die häufigste und konstante Form der LSD-Reaktion. Obwohl sie in allen Sinnesbereichen auftreten können, scheinen die visuellen Phänomene eindeutig zu überwiegen. Sie erstrecken sich von elementaren Visionen aufflammender Lichter, geometrischer Figuren und scheinbarer Verwandlungen der Umwelt bis zu komplexen Bildern mit ganzen Gruppen von Personen, verschiedenen Tieren und einer spezifischen Szenerie. Weniger häufig sind perzeptuelle Veränderungen im akustischen Bereich. Typische Erscheinungen sind hier: Überempfindlichkeit gegen Laute, die Schwierigkeit, zwischen verschiedenen akustischen Reizen zu unterscheiden, akustische Täuschungen und Pseudohalluzinationen. Veränderungen im Bereich des Riechens und Schmeckens sind bei manchen normalen Versuchspersonen wie auch bei psychiatrischen Patienten ziemlich häufig; sie können die beherrschende Erscheinung bei Sitzungen von Menschen mit angeborener Blindheit sein, die in der Regel keine optischen Erscheinungen nach der Einnahme von LSD erleben. Typischerweise sind Geruchs- und Geschmacksempfindung während des Höhepunkts der Sitzung ausgeschaltet, hingegen außerordentlich gesteigert in der Endphase der Sitzungen mit einem guten Abschluß. Geruchs- und Geschmackstäuschungen oder Pseudohalluzinationen sind besonders häufig während einer tiefen Regression in die frühe Kindheit. Bei den perzeptuellen Verzerrungen im Bereich des Tastsinns kommt es sowohl zu einer abgeschwächten wie auch gelegentlich zu einer verstärkten Empfindlichkeit verschiedener Körperteile; ungewöhnliche Empfindungen aller Art sind gleichfalls ziemlich häufig bei LSD-Sitzungen. Besonders interessant sind komplexe und oft absonderliche Veränderungen der Körpervorstellung.

Verzerrungen in der Wahrnehmung von Zeit und Raum sind einer der auffallendsten und konstantesten Aspekte von LSD-Sitzungen. Die Wahrnehmung der Zeit verändert sich fast immer; am häufigsten kommt es vor, daß eine kurze Zeitspanne als viel länger dauernd erlebt wird, manchmal aber auch das Gegenteil. Im Extremfall können Minuten als Jahrhunderte oder Jahrtausende erlebt werden, umgekehrt wird manchmal eine lange Zeitspanne in einer Sitzung als nur ein paar Sekunden dauernd wahrgenommen. Gelegentlich ist die Zeit nicht nur quantitativ verändert, sondern auch als Dimension. Sie kann völlig zum Stillstand kommen, so daß der Abfolgecharakter von Ereignissen verschwindet; Vergangenheit, Gegenwart und Zukunft werden als parallel ablaufend erfahren. Eine spezielle Kategorie der Zeitveränderung ist die Erfahrung der Regression in verschiedene Perioden der persönlichen Lebensgeschichte.

Die Wahrnehmung des Raums ist gleichfalls in typischer Weise verändert; Entfernungen können größer erscheinen oder unterschätzt werden; Objekte werden als größer oder kleiner wahrgenommen, als sie tatsächlich sind, und der Raum kann als horizontal oder vertikal zusammengepreßt erscheinen. Die Versuchspersonen können das Gefühl des Verlusts der Perspektive haben oder Fluktuationen der Raumkonsistenz, wie die Verdünnung oder Kondensation des Raumes, erleben. Sie können ferner beliebig viele subjektive Räume und individuelle Mikrowelten erschaffen, die autonom und ohne Zusammenhang mit unserem Zeit-Raum-Kontinuum sind. Erfahrungen der Verschmelzung mit dem Raum, des Sichauflösens in ihm, kommen häufig vor; sie können Ekstasegefühle hervorrufen oder mit der Angst vor Tod und Vernichtung verbunden sein. Eine extreme Erfahrung der Veränderung von Zeit und Raum ist das Gewahrwerden von Unendlichkeit oder Ewigkeit.

Emotionale Veränderungen erscheinen als eine der ersten Manifestationen der LSD-Reaktion und treten sehr regelmäßig und konstant auf. Frühe Berichte über LSD betonten die Euphorie, die für Sitzungen mit mittlerer Dosierung bei normalen Versuchspersonen ganz typisch ist. Sie kann mehrere verschiedene Formen annehmen: heitere Ausgelassenheit mit unmotiviertem Lachen, überströmende Freude, tiefe Gefühle des Friedens, der Gelassenheit und Entspannung, orgiastische Ekstase, hedonistisches Vergnügen oder Gefühle der Wollust und Sinnlichkeit. Wenn die Versuchspersonen psychiatrische Patienten sind und höhere Dosen verabreicht werden, nimmt die Häufigkeit negativer Stimmungsqualitätten beträchtlich zu. Angst kann die Sitzungen beherrschen und in völliger Panik und äußerster Todesfurcht kulminieren. Depressionen können die Form ruhiger Trauer und tränenloser Melancholie haben oder aber erregter Verzweiflung mit recht dramatischen Erscheinungen. In manchen Sitzungen kann es zu ernsthaften Selbstmordvorstellungen oder sogar -neigungen kommen, die die sorgfältigste Überwachung der betreffenden Person unerläßlich machen. Quälende Minderwertigkeitsgefühle und Schuldgefühle sind häufig, besonders in therapeutischen Sitzungen mit gestörten Patienten. Affektive Labilität oder im Gegenteil affektive Apathie kommen häufig vor. In manchen Sitzungen bilden quälende Ambivalenz und Entschlußlosigkeit das typische Charakteristikum. Aggressive Gefühle sind zwar ziemlich häufig, doch wird die Aggression gewöhnlich nicht in unkontrollierbarer und destruktiver Weise ausagiert und bietet keine ernsten Probleme; es gibt natürlich Ausnahmen von dieser Regel.

Veränderungen des Denkens, des Intellekts und des Gedächtnisses sind recht deutlich erkennbar, wenn sie sich auch nicht immer in psychologischen Tests eindeutig demonstrieren lassen. Bei manchen Typen der LSD-Erfahrung sind die Denkprozesse beschleunigt, in anderen verlangsamt. Logisches und abstraktes Denken ist gewöhnlich möglich, fällt jedoch einzelnen schwerer als sonst; alogisches und frei assoziierendes bildliches Denken ähnlich wie in Träumen tritt in den Vordergrund. Das kann gelegentlich zu einer plötzlichen Vereinfachung und zur Lösung bestimmter Probleme führen, ähnlich der künstlerischen Inspiration oder der kreativen Erleuchtung eines Wissenschaftlers oder Erfinders. Solche grundlegenden intuitiven Einsichten können in manchen Fällen Informationen aus verschiedenen Bereichen in schöpferischer Weise integrieren. Ebenso häufig ist jedoch eine verzerrte Wahrnehmung der Geschehnisse und ihre wahnhafte Deutung in Gestalt von Verfolgungsvorstellungen, Größenwahn oder Beziehungswahn*. In jedem Fall sollte man während einer LSD-Sitzung dem praktischen Urteilsvermögen nicht trauen, und wer unter der Einwirkung der Droge steht, darf keine ernsten, unwiderruflichen Entscheidungen treffen.

Untersuchungen der intellektuellen Funktionen und des Gedächtnisses während der Sitzungen mit Hilfe der üblichen psychologischen Tests ergaben in der Regel eine leichte Minderung des Leistungsvermögens. Die Deutung dieser Ergebnisse ist jedoch schwierig; es ist nicht klar, ob das Resultat auf eine Regression der intellektuellen Funktionen auf eine frühere Entwicklungsphase zurückzuführen ist, auf eine toxische Beeinträchtigung des Gehirns oder auf Mangel an Interesse und Motivation der Versuchsperson bzw. darauf, daß die Betroffenen ganz von ihren faszinierenden inneren Erlebnissen in Anspruch genommen werden.

In der Regel erinnern sich die Versuchspersonen mehr oder weniger klar an alles, was während der Sitzung klar wahrgenommen und erlebt wurde. Amnesie kommt ziemlich selten vor, außer wenn hohe Dosierungen verabreicht wurden oder wenn es sich um emotional extrem belastendes Material handelt. Gelegentlich kann das LSD-Erlebnis so überwältigend sein, daß die Versuchsperson nicht einmal während der Sitzung selbst in der Lage ist, die verschiedenen Facetten des Erlebnisses deutlich zu unterscheiden. In diesen Fällen bleiben weniger bestimmte Einzelheiten als vielmehr die allgemeine Atmosphäre in Erinnerung.

Die psychomotorischen Veränderungen sind gewöhnlich recht eindrücklich, weisen jedoch nicht alle in die gleiche Richtung. Manche Versuchspersonen zeigen eine eindeutige Handlungshemmung, einen Mangel an Spontaneität und Initiative. Bei anderen tritt eine deutliche psychomotorische Erregung zutage, gelegentlich mit einem Element unangemessenen Verhaltens, wie z. B. unmotiviertes Lachen, diffuse Aggression, theatralisches Verhalten oder Ausagieren der verschiedensten Impulse.

---

* Ein Mensch, der an *Beziehungswahn* leidet, hat die Tendenz, zufällige Ereignisse und neutrale Bemerkungen so zu deuten, als hätten sie eine tiefere Bedeutung und einen direkten Bezug auf ihn selbst.

Die Veränderungen des Bewußtseins sind ganz besonderer Natur. Gewöhnlich sind keinerlei Anzeichen einer quantitativen Beeinträchtigung, wie Schläfrigkeit, Benommenheit oder ein tiefer Dämmerzustand, zu erkennen. Typischerweise kommt es auch nicht zu jener Verwirrung und Desorientierung in bezug auf die persönliche Identität oder auf Ort und Zeit der Sitzung, denen man nach der Verabreichung üblicher delirogener Stoffe wie Atropin, Skopolamin oder Benaktyzin begegnet. Das Bewußtsein zeigt nach der Einnahme von LSD eine charakteristische qualitative Veränderung ähnlich wie in Träumen. Es kann seine gewöhnlichen Grenzen überschreiten und Phänomene aus dem tiefen Unbewußten mit aufnehmen, die unter normalen Umständen nicht zugänglich sind. Dieser Vorgang wird häufig als Bewußtseinserweiterung bezeichnet.
Die Sexualität kann auf unterschiedliche Weise beeinflußt werden. Manchmal ist sie so gehemmt, daß nichts fremder zu sein scheint als eben das Sexuelle. Die Sexualität kann jedoch auch so gesteigert sein, daß lange Zeitabschnitte in den Sitzungen von intensiven sexuellen Gefühlen und Bildern beherrscht werden. Sexuelle Erfahrungen in LSD-Sitzungen haben gelegentlich einen sehr ungewöhnlichen Charakter; sie können sadistische oder perverse Elemente enthalten oder die Gestalt satanischer, ozeanischer oder tantrischer Sexualität annehmen. In der Schlußperiode von Sitzungen mit gutem Ausgang ist die Orgasmusfähigkeit gewöhnlich in hohem Maße gesteigert, und zwar bei männlichen wie bei weiblichen Teilnehmern. Sexueller Verkehr am Tag der Sitzung kann zum stärksten Erlebnis dieser Art im Leben des Betroffenen werden.
Das Kunsterlebnis ist oft ein wichtiger Aspekt der LSD-Sitzung. Die einzigartige Wahrnehmung von Farben und Formen wie auch der überwältigende Eindruck von Musik vermitteln häufig ein neues Verständnis von Kunst und künstlerischen Bewegungen. Diese Fähigkeit, ungewöhnliche Aspekte der Kunst zu erleben, kann nach einer einzigen Sitzung auf unbestimmte Dauer bestehenbleiben. Gelegentlich wurde auch eine auffallende Steigerung der Kreativität in und nach einer LSD-Sitzung beobachtet; das ist jedoch keine allgemeine Regel.
Religiöse und mystische Erfahrungen stellen die interessanteste und provokativste Kategorie von LSD-Phänomenen dar. Ihre Häufigkeit scheint in direkter Relation zu der Dosierung und der Anzahl der vorausgegangenen Sitzungen zu stehen. Sie können ferner gefördert werden durch die spezielle Vorbereitung, durch »set and setting« (die inneren und äußeren Umstände)* der psychedelischen Behandlung. Das Erlebnis von

* Der Ausdruck »set and setting« ist ein Terminus technicus, der einen Komplex nicht-pharmakologischer Faktoren bezeichnet, die für die LSD-Reaktion

Tod und Wiedergeburt, der Vereinigung mit dem All oder mit Gott, Begegnungen mit dämonischen Erscheinungen oder das Wiedererleben »früherer Inkarnationen«, wie sie bei LSD-Sitzungen beobachtet werden, erscheinen phänomenologisch ununterscheidbar von ähnlichen Schilderungen in den heiligen Schriften der großen Weltreligionen und in den geheimen mystischen Texten alter Kulturen.

Seit dem Beginn der Experimente mit LSD bis heute steht man vor dem verwirrenden Problem, wie es zu erklären ist, daß eine einzige Droge ein so ungeheuer breites Spektrum verschiedener Erfahrungen hervorruft, die in vielfältigen Kombinationen und anscheinend auf dem gleichen Kontinuum auftreten. Es war offensichtlich, daß eine langfristige, systematische Untersuchung des LSD-Verfahrens an einer großen Zahl von Personen erforderlich sein würde, um eine Typologie der Erfahrungsmuster und der Abfolge der Erfahrungen zu entwickeln, diese zueinander und zu der Persönlichkeit der Versuchsperson in Beziehung zu setzen und die Prinzipien zu entdecken, die dieser scheinbar chaotischen Situation zugrunde liegen. Bei den in diesem Buch beschriebenen Forschungen ließen wir uns von dem Bemühen leiten, eine ausreichende Menge experimenteller Daten zu gewinnen, diese sorgfältig zu analysieren und für die beobachteten klinischen Realitäten neue Begriffssysteme zu entwickeln.

Die empirische Grundlage für einen neuen theoretischen Rahmen

Die in diesem Buch vorgetragenen Konzeptionen basieren auf meinen eigenen klinischen Forschungen über LSD, die sich über einen Zeitraum von siebzehn Jahren erstreckten. Während dieser Zeit habe ich diese Droge bei unterschiedlichen Kategorien von Versuchspersonen und mit unterschiedlicher Dosierung angewandt; auch die inneren und äußeren Umstände der Sitzungen variierten in erheblichem Umfang. Meine Auffassungen über LSD und meine Vorstellungen darüber, wie es therapeutisch angewandt werden könnte, machten während dieser Jahre klinischer Experimentiertätigkeit fundamentale Veränderungen durch. Ich will die wichtigsten Stufen dieser Entwicklung kurz beschreiben.

Wie ich bei der Erörterung der LSD-Kontroverse schon sagte, waren die

---

von Bedeutung sind. »Set« schließt die psychologischen Erwartungen der Versuchsperson ein, die Vorstellungen des Versuchsteilnehmers wie des Versuchsleiters über die Art der LSD-Erfahrung, das angestrebte Ziel des psychedelischen Vorgehens und die Vorbereitung und Programmierung der Sitzung. »Setting« bezeichnet die tatsächliche Umgebung, die physische wie die interpersonale, die konkreten Umstände, unter denen die Droge verabreicht wird.

Anfangsjahre der LSD-Forschung durch die Methode der sogenannten »Modell-Psychose« (der »experimentellen Psychose«) charakterisiert. Die zufällige Entdeckung des LSD und die ersten Forschungsarbeiten über seine Wirkungen zeigten, daß unglaublich winzige Mengen dieser Substanz dramatische und tiefgehende Veränderungen in der psychischen Funktionsweise eines Menschen hervorrufen konnten. Viele Forscher waren damals der Meinung, LSD könne die Symptome der Schizophrenie nachahmen, und glaubten, die Untersuchung von LSD werde einen Schlüssel zum Verständnis dieser Krankheit als einer letzten Endes biochemischen Entgleisung liefern. Es war denkbar, daß der menschliche Körper als Folge eines Stoffwechselirrtums winzigste Mengen von LSD oder einer ähnlichen psychoaktiven Substanz erzeugte; war das der Fall, dann konnte die Schizophrenie tatsächlich die Manifestation eines abnormen Funktionierens des Gehirns als Folge einer allgemeinen Selbstvergiftung des Organismus sein.

Diese verlockende Vorstellung beeinflußte die Forschungsarbeiten über halluzinogene Drogen in der Tschechoslowakei stark. Im Jahre 1956 schloß ich mich einer Arbeitsgruppe von Forschern an, die eine mehrdimensionale vergleichende Untersuchung verschiedener Psychedelika durchführte. Diese Gruppe setzte sich aus Psychiatern, Psychologen, Internisten und Biochemikern zusammen; das Experiment wurde in einer Reihe koordinierter Forschungsinstitute in Prag-Krč unter der Leitung von Dr. Miloš Vojtěchovský durchgeführt. Der Grundgedanke war, normalen Freiwilligen verschiedene psychoaktive Drogen zu verabreichen und in regelmäßigen Abständen eine Reihe von Standarduntersuchungen und Laboratoriumstests durchzuführen, um die Wirkungen der verschiedenen Substanzen festzustellen. Die Tests waren so ausgewählt, daß sie die Veränderungen in einer Vielzahl klinischer, physiologischer, psychologischer und biochemischer Parameter widerspiegelten. Das Ziel dieses Teils des Forschungsvorhabens war es, die Ähnlichkeiten und Unterschiede zwischen den Wirkungen diverser psychedelischer Drogen herauszufinden, wie LSD, Meskalin, Psilocybin, Dimethyl- und Diäthyltryptamin und die Adrenalinderivate Adrenochrom und Adrenolutin. In einem andern Teil des Projekts wurden die gleichen Laboratoriumstests bei einer Gruppe ausgewählter schizophrener Patienten angewandt, mit der Absicht, die Übereinstimmungen und Unterschiede zwischen dem klinischen Bild von »Modell-Psychosen« und der Symptomatologie der Schizophrenie festzustellen.

Im Laufe dieser Untersuchung wurde schon bald deutlich, daß mit Ausnahme von Adrenochrom und Adrenolutin die von uns getesteten psychedelischen Drogen bei einem Vergleich weit mehr grundsätzliche Ähnlichkeiten als Unterschiede aufwiesen. Trotzdem gelang es uns nicht, signifikante Parallelen zwischen der Phänomenologie der durch diese Drogen herbeigeführten Zustände und der Symptomatologie der Schizophrenie zu demonstrieren. Als wir zu diesen Schlußfolgerungen kamen, gab es bereits mehrere andere Arbeitsgruppen in Europa und in den Vereinigten Staaten, die schwerwiegende Einwände gegen die Konzepte erhoben, die LSD-Vergiftung und Schizophrenie gleichsetzten.

Nachdem ich in Theorie und Praxis den Ansatz der »Modell-Psychose« aufgegeben hatte, fand ich es zunehmend schwieriger, die Auffassung jener Kritiker zu teilen, die den durch LSD hervorgerufenen Zustand einfach als eine unspezifische Reaktion des Gehirns auf eine schädigende chemische Substanz, als eine »toxische Psychose«, ansahen. Ich entdeckte damals immer stärker auffallende Unterschiede in der Reaktion verschiedener Personen auf LSD, Unterschiede, die ihre grundlegenden Persönlichkeitsmerkmale widerspiegelten. Diese Beobachtungen waren für mich ein wichtiger Meilenstein, der den Beginn des nächsten Stadiums meiner Forschungsarbeit markierte.

Der verblüffendste und rätselhafteste Aspekt der LSD-Sitzungen, die ich in den ersten Jahren meiner experimentellen Arbeit beobachtete, war die außerordentliche Verschiedenheit der individuellen Reaktionen; bei Anwendung der gleichen Dosis der gleichen Droge unter relativ konstanten Bedingungen ergab sich ein ungewöhnlich breites Spektrum individueller Reaktionen bei verschiedenen Versuchspersonen. Die damals verfügbare Literatur über LSD schien davon auszugehen, daß es ein mehr oder weniger gleichförmiges, gemeinsames Muster der Reaktion auf LSD gebe. Der klassischen Beschreibung zufolge gab es eine Latenzperiode von ungefähr dreißig bis fünfzig Minuten; darauf folgte die sogenannte »autonome« oder »vegetative« Phase, mit verschiedenen, zumeist unangenehmen physischen Erscheinungen, und schließlich die »psychotische Phase«. Dramatische Veränderungen im optischen Bereich, wie intensivere Farbwahrnehmung, abstrakte Bilder, Täuschungen und Pseudohalluzinationen wurden als spezifisches Charakteristikum des LSD-Zustandes betrachtet. Nach meinen eigenen Erfahrungen ließ sich dieses klassische Muster nur bei einigen unserer Testpersonen beobachten. In manchen Fällen traf die Vorstellung von der Aufeinanderfolge einer »vegetativen« und einer »psychotischen« Phase überhaupt nicht zu; vegetative Symptome konnten völlig fehlen, den ganzen Verlauf der Sitzung beherrschen oder auch zu jedem beliebigen Zeitpunkt der LSD-Erfahrung auftreten und wieder verschwinden. Bei manchen Personen kam es überhaupt zu keinerlei optischen Veränderungen, und die LSD-Sitzung verlief in einer Form, die sich von den eigentlich erwarteten »Orgien des Schauens« völlig unterschied. Es gab Personen, die die gesamte LSD-Sitzung nur als eine Periode äußersten physischen Unbehagens oder sogar somatischer Krankheit erlebten. Für mehrere Versuchspersonen bestanden die Sitzungen aus einer Abfolge ungeheuer starker erotischer Erregung und sexueller Spannung im Wechsel mit orgiastischer Erleichterung; andere Wahrnehmungsveränderungen traten bei ihnen nicht auf. Über die Natur der LSD-Reaktion befragt, äußerten diese Personen die Überzeugung, die Droge sei das mächtigste Aphrodisiakum auf der Welt. Bei anderen Testpersonen wiederum war die Reaktion so, daß sie die Hypothese der »Modell-Psychose« zu rechtfertigen schien; sie erlebten Episoden überwältigender Angst oder homosexueller Panik, Größenwahn oder Beziehungswahn und zeigten eine starke Tendenz, das Experiment in paranoiden Begriffen zu deuten. Nicht selten nahm die gesamte LSD-Sitzung oder ein Teil davon die Gestalt einer tiefenpsychologischen Selbsterforschung an; die Versuchspersonen regredierten auf verschiedene Perioden ihres Lebens, erlebten traumatische Ereignisse aus der Kindheit wieder und gewannen interessante Einsichten in ihre fundamentalen psychodynamischen Prozesse. Es gab mehrere Versuchspersonen, die unter den gleichen Umständen ein anscheinend tiefes mystisches oder religiöses Erlebnis hatten, das Elemente von Tod und Wiedergeburt, des Einsseins mit dem Kosmos oder der Kommunikation mit Gott enthielt. Außerdem wurde in den Fällen, in denen der gleichen Person die Droge wiederholt gegeben wurde, deutlich, daß es auch eine einzigartige intraindividuelle Variabilität gab, die nicht weniger auffallend war als die interindividuellen Unterschiede.

Mit der zunehmenden Zahl der Sitzungen, die ich beobachtete, erkannte ich immer deutlicher, daß viele der LSD-Phänomene offenbar eine interessante psychodynamische Bedeutung hatten und sich in psychologischen Begriffen erfassen ließen. Der nächste logische Schritt war der Versuch, herauszufinden, ob sich gewisse allgemeine Prinzipien oder zumindest Regelmäßigkeiten hinsichtlich des Inhalts, Wesens und Ablaufs der LSD-Sitzungen entdecken ließen. Zu diesem Zeitpunkt erschien die Annahme plausibel, daß man die Phänomenologie der LSD-Erfahrung mit der Persönlichkeitsstruktur der Versuchsperson in Zusammenhang bringen könne bzw., wenn es sich um einen psychiatrischen Patienten handelte, mit der klinischen Diagnose. Zwei weitere, in Betracht zu ziehende Variablen waren biographische Daten aus der früheren und der gegenwärtigen Lebenssituation. Ich hatte zwar eine allgemeine Vorstellung davon, wie man das Problem angehen könnte, war mir jedoch nicht klar, wie das ohne einen enormen Zeit- und Arbeitsaufwand zu bewerkstelligen wäre. Dann bot sich mir eine einzigartige Gelegenheit, die es mir ermöglichte,

dieses Problem zu erforschen, ohne ein spezielles, aufwendiges Forschungsprojekt zu entwerfen. Ich arbeitete damals im Psychiatrischen Forschungsinstitut in Prag in der Abteilung für die Erforschung psychogener Störungen. Unsere Aufgabe war, das Problem anpassungsbehindernder interpersonaler Muster in verschiedenen Lebensabschnitten neurotischer Patienten zu untersuchen. Das verlangte eine detaillierte Untersuchung der Lebensgeschichte jedes Patienten wie auch der Bedingungen seiner gegenwärtigen Lebenssituation. Wir verbrachten Hunderte von Stunden mit individuellen, exploratorischen und therapeutischen Interviews mit diesen Patienten ebenso wie mit ihren Eltern, Geschwistern, Ehepartnern, Kindern, Freunden, Vorgesetzten und Mitarbeitern. Parallellaufende Gruppensitzungen mit diesen Patienten bildeten eine zusätzliche Quelle wertvoller Daten über ihr zwischenmenschliches Verhalten und ihre Verhaltensmuster in der Interaktion. Als die Studie abgeschlossen war, hatten wir eine Gruppe von zweiundsiebzig Patienten mit mannigfaltigen psychogenen Störungen, zumeist fixierten chronischen Neurosen und psychosomatischen Krankheiten, über die wir eine beträchtliche Menge detallierter Informationen besaßen. Das war eine ideale Situation für eine exploratorische Erforschung des Problems psychodynamischer und situationsbedingter Determinanten der LSD-Reaktion. Die Patienten, die nach vorangegangener Aufklärung schriftlich ihr Einverständnis erklärt hatten, erhielten zwischen 100 und 200 Mikrogramm LSD in einem Schutz und Unterstützung gewährenden, jedoch unstrukturierten Umweltrahmen; der Therapeut war während der gesamten Dauer der Drogenwirkung (sechs bis acht Stunden) anwesend. An den auf die Sitzung folgenden Tagen diskutierten Patient und Therapeut das Erlebte in allen Einzelheiten. Für jeden Patienten wurden schreibmaschinengeschriebene Berichte aufgezeichnet; die Aufzeichnungen schlossen eine Zusammenfassung der vor der Sitzung erhaltenen Informationen ein, den detaillierten Bericht des Therapeuten und des Patienten über das LSD-Erlebnis selbst sowie eine Beschreibung aller wichtigen Veränderungen, die unmittelbar nach der Sitzung und im Anschluß an sie beobachtet wurden.
Die Analyse dieser Aufzeichnungen zeigte deutlich, daß die LSD-Reaktion in hohem Maße spezifisch ist in bezug auf die Persönlichkeit der Testperson. LSD bewirkt offenbar nicht eine unspezifische »toxische Psychose«, es ist vielmehr ein mächtiger Katalysator der psychischen Prozesse, die das unbewußte Material aus verschiedenen Tiefenschichten der Persönlichkeit aktivieren. Viele der in diesen Sitzungen auftretenden Erscheinungen konnten psychologisch und psychodynamisch erklärt werden; sie hatten eine Struktur, die der der Träume nicht unähnlich ist. Im

Laufe dieser detaillierten analytischen Untersuchung stellte sich schon bald heraus, daß LSD zu einem unvergleichlichen Werkzeug der tiefenpsychologischen Diagnostik werden könnte, sofern es gelänge, seine spezifischen Wirkungen und seine Symbolsprache besser zu verstehen.
Ich versuchte außerdem, ein Urteil darüber zu gewinnen, ob diese Sitzungen, die kein ausdrückliches therapeutisches Ziel und keine ausdrückliche therapeutische Struktur hatten, eine erkennbare Auswirkung auf die klinischen Symptome der Patienten hatten. Ich stellte fest, daß nur drei von zweiundsiebzig Patienten eine auffallende und dauerhafte Besserung ihres klinischen Zustandes nach dieser einmaligen Einnahme von LSD zeigten. Bei vielen anderen konnten unterschiedliche Grade der Besserung beobachtet werden. Diese günstigen Resultate waren jedoch nur vorübergehender Natur, nach einigen Tagen oder Wochen kehrten bei den Patienten ihre früheren Symptome und ihr früheres Verhalten wieder zurück. Umgekehrt zeigte sich bei mehreren Personen eine Verstärkung ihrer Psychopathologie und eine zeitweilige Verschlechterung des klinischen Zustandes. Bei den übrigen Patienten traten nur unbedeutende und vorübergehende Veränderungen ein, die sich auf den unmittelbar der Sitzung nachfolgenden Tag beschränkten; dazu gehörten Katergefühl, Erschöpfung, Schläfrigkeit und Zerstreutheit, aber auch Gefühle ungewöhnlicher Ruhe und Entspanntheit. Im großen und ganzen gab es bei dieser Gruppe keinen großen Unterschied zwischen dem klinischen Zustand vor der Sitzung und danach.
Bei mehreren Patienten, die in dieses Experiment einbezogen waren, wurden in der Folge weitere Sitzungen angesetzt. Manchmal geschah das auf Verlangen des Patienten, der an dieser Erfahrung Gefallen gefunden hatte oder dem sie wertvoll erschien; in anderen Fällen hatte der Therapeut etwas beobachtet, dem er weiter nachgehen wollte. Auf diese Weise erhielten aus dem einen oder anderen Grund einige wenige Personen im Verlauf mehrerer Monate fünf bis acht Sitzungen hintereinander. Die Analyse der Protokolle dieser Sitzungen brachte sehr interessante Fakten ans Licht, die einen entscheidend wichtigen Schritt auf dem Weg zu einem tieferen Verständnis der LSD-Reaktion darstellten und die Richtung der weiteren Forschungsarbeit bestimmten. Als ich das Material aus mehreren aufeinanderfolgenden LSD-Sitzungen der gleichen Person studierte, wurde mir deutlich, daß eine eindeutige Kontinuität zwischen diesen Sitzungen bestand. Der Erfahrungsinhalt war nicht unzusammenhängend und zufällig, sondern stellte offenbar eine fortschreitende Entfaltung immer tieferer Schichten des Unbewußten dar. Es war die Regel, daß identische oder ganz ähnliche Bündel von Visionen, Gefühlen und physischen Symptomen in mehreren aufeinanderfolgenden Sitzungen

auftraten. Die Patienten hatten häufig das Gefühl, daß sie immer wieder in einen spezifischen Erfahrungsbereich zurückkehrten und dabei jedesmal tiefer in ihn eindrangen. Nach mehreren Sitzungen konvergierten diese Erlebnisbündel zu einem komplexen Neuerleben traumatischer Erinnerungen. Waren diese Erinnerungen einmal wiedererlebt und integriert worden, dann traten die zuvor sich wiederholenden Phänomene in den folgenden Sitzungen nie wieder auf, sondern wurden durch andere ersetzt. Es wurde schon bald deutlich, daß diese Beobachtung wichtige Folgerungen für die Praxis und die Theorie einer dynamischen Psychotherapie haben könnte. Die Anwendung wiederholter LSD-Sitzungen bei einer begrenzten Zahl von Personen erschien plötzlich sehr viel erfolgversprechender als das Studium einzelner Sitzungen bei großen Gruppen.

Diese Beobachtungsreihe bildete die Grundlage, auf der ich, unabhängig von mehreren anderen europäischen Therapeuten, das Konzept einer therapeutischen Folge von LSD-Sitzungen entwickelte, das man gewöhnlich als »psycholytische Therapie« bezeichnet*. Auf der Grundlage der vorangegangenen vorläufigen Feststellungen begannen wir eine neue Reihe von Experimenten, wobei wir uns diesmal auf die systematische Untersuchung der therapeutischen Möglichkeiten aufeinanderfolgender LSD-Sitzungen im Rahmen einer psychoanalytisch orientierten Psychotherapie konzentrierten. Der Grundgedanke dieses Ansatzes war, daß aufeinanderfolgende Sitzungen es den Patienten allmählich ermöglichen könnten, verschiedenen Schichten ihres Unbewußten gegenüberzutreten und tiefsitzende Konflikte zu lösen, die ihren psychopathologischen Symptomen zugrunde lagen.

Für die Auswahl der potentiellen Kandidaten für diesen Versuch waren mehrere Prinzipien maßgeblich. Es erschien uns wichtig, daß in dem Sample alle diagnostischen Hauptkategorien vertreten waren, von depressiven Störungen, Psychoneurosen und psychosomatischen Erkrankungen bis hin zu Charakterstörungen und Borderline-Fällen und zu eindeutigen Psychosen manisch-depressiver und schizophrener Art. Der Grundgedanke dabei war, auf diese Weise nicht nur die spezifischen Unterschiede in der therapeutischen Reaktion bei Patienten mit verschiedenartigen Gemütsstörungen herauszufinden, sondern auch die Charakteri-

* Der Terminus »psycholytische Therapie« (psycholytic therapy) wurde von Ronald A. Sandison geprägt, einem englischen Therapeuten der Jungschen Richtung und einem Pionier der klinischen LSD-Forschung. Die Wurzel »lysis« deutet auf die Auflösung oder Ausschaltung von Spannungen und Konflikten in der menschlichen Psyche hin.

stika ihrer jeweiligen Reaktion auf LSD und die spezielle Art ihrer Sitzungen genau zu bestimmen. Zweitens verfügten alle für die Untersuchung ausgewählten Patienten über eine überdurchschnittliche Intelligenz; die Maßstäbe dafür waren ihr Bildungsniveau und ihre Leistungen bei psychologischen Tests. Dies war eine wichtige Voraussetzung, weil es ziemlich schwierig ist, LSD-Erlebnisse in Worte zu fassen; wenn wir Forschungsdaten von hoher Qualität erhalten wollten, war es deshalb notwendig, daß die Patienten Talent zur Selbsterforschung und gute intellektuelle Fähigkeiten hatten. Drittens gaben wir Fällen mit einer wenig günstigen Prognose den Vorzug. Die meisten Patienten hatten schwere und fixierte emotionelle Störungen, die schon seit vielen Jahren andauerten und sich einer Reihe von konventionellen Therapien gegenüber als ungewöhnlich resistent erwiesen hatten. Das schien uns die moralische Rechtfertigung dafür zu liefern, die Patienten einem solchen experimentellen Unternehmen auszusetzen, das die wiederholte Verabreichung einer neuen und noch ungenügend erforschten, hochwirksamen psychoaktiven Droge einschloß.

Vor Beginn der LSD-Therapie erhielt jeder Patient eine mehrwöchige psychotherapeutische Behandlung ohne Drogen. Während dieser Zeit explorierte der Therapeut mit dem Patienten dessen bisherige Lebensgeschichte und versuchte, ihm zu helfen, das Wesen seiner Probleme und den Zusammenhang zwischen seinen Symptomen und seiner Lebenssituation zu verstehen. Ein ebenso wichtiges Ziel dieser einleitenden Periode war es, eine gute therapeutische Beziehung herzustellen. Schon sehr früh im Verlauf dieses therapeutischen Experiments wurde klar, daß das Element des Vertrauens die wichtigste Einzelvariable einer erfolgreichen LSD-Therapie war. Wenn die Ziele der Vorbereitungsperiode erreicht waren, begannen wir mit den Patienten eine Serie von LSD-Sitzungen; zwischen den Sitzungen lagen Zeitabstände von ein bis zwei Wochen. Das übliche Vorgehen war, mit 100 Mikrogramm zu beginnen und die Dosis in jeder der folgenden Sitzungen zu steigern, bis eine optimale Dosierung gefunden war. Kriterien für die optimale Dosis waren eine hinreichende Tiefe der Selbsterforschung, die Überwindung starker psychologischer Abwehrmechanismen und das Zutagetreten von genügend unbewußtem Material bei gleichzeitiger Fähigkeit, einen guten therapeutischen Kontakt zu bewahren. War eine solche Dosis bei einem Patienten einmal bestimmt, wurde sie in den weiteren Sitzungen beibehalten, falls nicht besondere Umstände eine Steigerung oder Reduzierung erforderten. Die durchschnittliche Dosis bei meinen therapeutischen Experimenten betrug um 200 Mikrogramm. Sie war typischerweise niedrig bei hysterischen Patienten, die für die Wirkung von LSD sehr empfindlich sind, und sehr hoch bei Zwangsneurotikern, deren übersteigerte psychologische Widerstände das andere Extrem darstellen. Insgesamt hatte jeder Patient zwischen fünfzehn und hundert Sitzungen.

Bei jeder Sitzung verbrachte der Therapeut mehrere Stunden mit dem Patienten, gab ihm menschlichen Beistand sowie ärztliche Unterstützung und Anleitung und sorgte für alle notwendigen Sicherheitsmaßnahmen. Unser Vorgehen während der Anfangsphase dieser Experimente war den Methoden der psychoanalytisch orientierten Psychotherapie sehr ähnlich; das Verfahren in der LSD-Sitzung selbst entsprach den Methoden von Frieda Fromm-Reichmann für die Psychotherapie psychotischer Patienten*. Später, als wir mit dem LSD-Zustand zunehmend vertrauter wurden und seine spezifischen Merkmale besser kannten, erschienen immer stärkere Modifikationen der ursprünglichen Methoden angezeigt; die wichtigsten waren die Anwendung physischen Kontaktes, die Einführung mannigfaltiger experimenteller Techniken, das Hören von Stereoton-Musik und vor allem die volle Würdigung der therapeutischen Möglichkeiten der mystischen und religiösen Dimension der LSD-Erfahrung. Das Ergebnis war eine Behandlungsweise ganz eigener Art, die eine beträchtliche Abweichung von ihrem anfänglichen psychoanalytischen Modell darstellte.

Wenn die Hauptwirkungen der Droge abklangen, diskutierte der Therapeut mit dem Patienten die wichtigsten Ereignisse des Tages und half ihm, die Sitzung zu integrieren. Dann ließ er ihn in der Gesellschaft seiner Mitpatienten, die aufgrund ihrer eigenen Therapie mit dem LSD-Zustand vertraut waren. Die geschulten psychiatrischen Krankenschwestern, denen die Betreuung oblag, kannten das Wesen der LSD-Erfahrung, weil sie selber Lehrsitzungen absolviert hatten. Auf der Experimentierstation galt die strikte Regel, daß eine Person, die LSD eingenommen hatte, in den nächsten vierundzwanzig Stunden nicht ohne Überwachung gelassen werden durfte.

Zwischen den LSD-Sitzungen empfing der Therapeut die Patienten zu Gesprächen ohne Drogenanwendung; dabei wurde das Material aus der vorangegangenen Sitzung besprochen und analysiert und etwa aufgetretene Übertragungsprobleme wurden durchgearbeitet. Diese Gespräche hatten nicht nur therapeutische Funktion, sie boten auch wertvolle Forschungsdaten. Sowohl der Therapeut als auch der Patient führten detaillierte Aufzeichnungen über Erlebnisse in den LSD-Sitzungen sowie über Geschehnisse und relevante Entwicklungen in der Zeit zwischen den

---

* Frieda Fromm-Reichmann: *Principles of Intensive Psychotherapy*, Chicago 1950. Dt.: *Intensive Psychotherapie*, Stuttgart 1959.

Sitzungen. Das Ziel war, typische Muster und charakteristische Erfahrungsabfolgen zu erfassen und sie zu der Persönlichkeit des Patienten, klinischen Problemen und dem therapeutischen Fortschritt in Beziehung zu setzen. Das Hauptaugenmerk galt nicht nur den Variablen, die Inhalt und Ablauf der Sitzungen bestimmten, sondern auch den dynamischen Gesetzen, die den Veränderungen nach den Sitzungen zugrunde lagen, ob es sich nun um die häufig beobachteten auffallenden klinischen Besserungen handelte oder um die gleichfalls rätselhaften negativen Nachwirkungen, wie z. B. lang anhaltende Reaktionen, »Rückblenden« und andere Komplikationen. Nach Abschluß der psycholytischen Serie bei einem Patienten wurde das gesamte Material rückblickend analysiert; wir unternahmen den Versuch, zu erfassen, was während der gesamten Behandlung vorgegangen war, und dafür einen geeigneten begrifflichen Rahmen zu finden. Während meiner Arbeit am Psychiatrischen Forschungsinstitut wurden 52 psychiatrische Patienten mit LSD-Reihensitzungen behandelt. Obwohl dieses Forschungsprojekt primär meiner Verantwortung oblag, führten bei ungefähr einem Drittel dieser Patienten zwei andere Psychiater, Dr. Julia Sobotkiewicz und Dr. Zdeněk Dytrych, die Behandlung durch. Die Aufzeichnungen aus der psycholytischen Therapie waren die wichtigste Quelle der Daten, auf denen meine in diesem Buch dargelegten theoretischen Annahmen basieren.

Nach meiner Ankunft in den Vereinigten Staaten setzte ich von 1967 bis 1973 meine Forschungen im Spring Grove Hospital in Baltimore fort. Dort schloß ich mich einer Arbeitsgruppe von Psychiatern und Psychologen an, die kontrollierte Untersuchungen über LSD-Psychotherapie durchführten. Diese Arbeit war einige Jahre zuvor in der Forschungsabteilung des Spring Grove State Hospital begonnen worden und wurde später in das neu erbaute Maryland Psychiatric Research Center verlagert. Die therapeutische Anwendung von LSD bei diesen Untersuchungen unterschied sich beträchtlich von der oben geschilderten psycholytischen Behandlung. Anstelle einer allmählichen Entfaltung verschiedener Schichten des Unbewußten, wie sie bei meiner Arbeit in Europa beobachtet wurde, war hier das Ziel, das Eintreten einer tiefen religiösen und mystischen Erfahrung zu fördern, manchmal auf Kosten der Erforschung von Konfliktbereichen auf der psychodynamischen Ebene. Die klinischen Daten gaben Grund zu der Annahme, daß diese Erfahrungen ein einzigartiges therapeutisches Potential bei der Behandlung verschiedener seelischer Störungen besaßen. Die Veränderungen waren häufig so dramatisch, daß sie eine systematische Erforschung zu rechtfertigen schienen. Die bei dieser Methode angewandten Dosen waren ziemlich hoch, sie lagen zwischen 300 und 500 Mikrogramm. Die Patienten wurden aufgefordert, während des größten Teils der Sitzung zurückgelehnt sitzen zu bleiben, die Augen mit Augenblenden bedeckt zu halten und über Kopfhörer ausgewählte stereophonische Musik zu hören. Der Therapeut und eine speziell ausgebildete Krankenschwester oder eine Ko-Therapeutin* blieben während der gesamten Dauer der Drogenwirkung — manchmal zwölf bis sechzehn Stunden — bei dem Patienten. Die Gesamtzahl der Sitzungen war aufgrund des besonderen Rahmens der Untersuchungen und anderer Umstände beschränkt. Während der drogenfreien Vorbereitungsperiode, die gewöhnlich zwischen 15 und 25 Stunden in Anspruch nahm, erkundete der Therapeut die Lebensgeschichte des Patienten, half ihm, seine Symptome zu verstehen, und diskutierte mit ihm über seine weltanschauliche und religiöse Einstellung. Er informierte ihn in großen Zügen über die Wirkungen von LSD und erklärte ihm den Grundgedanken der Behandlung. Auch im Anschluß an jede LSD-Sitzung fanden mehrere drogenfreie Gespräche statt, in denen der schriftliche Bericht des Patienten über sein LSD-Erlebnis in allen Einzelheiten erörtert wurde. Der Hauptzweck dieser Gespräche war, dem Patienten zu helfen, das LSD-Erlebnis in sein Alltagsleben zu integrieren. Im Gegensatz zu der früher beschriebenen psycholytischen Behandlung wird diese Form LSD-unterstützter Psychotherapie in der Regel als »psychedelische Therapie« (psychedelic therapy) bezeichnet**. Bei unserer Arbeit in Spring Grove erforschten wir systematisch die Wirksamkeit dieser Behandlungsform an Alkoholikern, neurotischen Patienten, Heroinsüchtigen und an Krebspatienten im Endstadium ihrer Krankheit.

Meine eigene klinische Erfahrung mit LSD beruht auf mehr als 2500 LSD-Sitzungen, die ich selbst durchführte oder an denen ich mehr als fünf Stunden teilnahm. Darüber hinaus hatte ich Zugang zu Aufzeichnungen aus über 1300 Sitzungen, die von einigen meiner Kollegen in der Tschechoslowakei und in den Vereinigten Staaten geleitet wurden. Die Mehrzahl der Versuchspersonen in diesen Sitzungen waren Patienten mit Störungen verschiedenster Art, wie schweren Psychoneurosen, psychosomatischen Krankheiten, Borderline-Psychosen und verschiedenen Formen von Schizophrenie, sexuellen Abirrungen, Alkoholismus und Rauschgiftsucht. Eine weitere, ziemlich zahlreiche Kategorie von Testpersonen war die »normaler« Freiwilliger: Psychiater, Psychologen, Stu-

---

* Es ist sehr wichtig, daß bei solchen Sitzungen ein Therapeut und eine Therapeutin anwesend sind.

** Der Terminus »psychedelic« wurde von Humphrey Osmond eingeführt, einem der führenden Pioniere in der LSD-Forschung. Er bedeutet wörtlich »die Psyche enthüllend«.

denten und Krankenschwestern, die zu Ausbildungszwecken LSD-Sitzungen hatten; Maler, Bildhauer und Musiker, die sich künstlerische Inspiration erhofften; Philosophen und Wissenschaftler aus verschiedenen Disziplinen, die für die Einsichten, die sich aus den Sitzungen häufig ergaben, Interesse zeigten; ferner Geistliche und Theologen, die die mystischen und religiösen Dimensionen psychedelischer Erfahrungen erforschen wollten. Eine kleine Zahl von Sitzungen wurde mit Patienten durchgeführt, die an einer tödlichen Krankheit litten und den nahen Tod vor Augen hatten — vor allem mit Krebspatienten. Die Tatsache, daß ich während der siebzehn Jahre meiner Forschungsarbeit die Möglichkeit hatte, viele verschiedene Patienten unter verschiedenen inneren und äußeren Voraussetzungen mit LSD zu behandeln, hat mir die Komplexität der LSD-Erfahrung und aller wichtigen Variablen, die dabei eine Rolle spielen, deutlich gemacht. Diese Erkenntnis hat mir geholfen, meinen Gedanken über die Natur der LSD-Wirkung Gestalt zu geben und eine allgemeine Theorie der LSD-Psychotherapie und des menschlichen Unbewußten zu entwickeln.

Der heuristische Wert der LSD-Forschung

Bevor wir die theoretischen Implikationen der LSD-Forschung erörtern, ist es notwendig, den heuristischen Wert des LSD als Instrument für die Erforschung des menschlichen Unbewußten zu rechtfertigen und darzutun, daß es legitim ist, aus der Arbeit mit dieser Substanz allgemeinere Folgerungen zu ziehen. In vielen wissenschaftlichen Disziplinen bestand und besteht die Tendenz, die Erfahrungen in LSD-Sitzungen als Manifestationen einer toxischen Veränderung der Gehirnfunktion (toxische Psychose) abzutun, als Erscheinungen, die — wenn überhaupt — nur von geringer Relevanz für die Funktionsweise des menschlichen Geistes unter natürlicheren Bedingungen seien. Dies ist ein recht grundsätzlicher und schwerwiegender Einwand, der besondere Aufmerksamkeit und sorgfältige Erwägung verdient. Die entscheidende Frage, die in diesem Zusammenhang geklärt werden muß, ist die, ob es unveränderliche, konstante und normgemäße Wirkungen von LSD gibt, die rein pharmakologischer Natur sind, nicht mit der Persönlichkeitsstruktur des einzelnen zusammenhängen und ausnahmslos bei jeder Person eintreten, die eine ausreichende Dosis dieser Droge einnimmt.

Die Erscheinungen, die im Verlauf von LSD-Sitzungen auftreten, erstrecken sich über einen ungeheuer weiten Bereich; es gibt kaum eine perzeptuelle, emotionelle oder psychosomatische Manifestation, die nicht als Teil der LSD-Erfahrung beobachtet und beschrieben worden ist. Die extrem große Mannigfaltigkeit und interindividuelle Variabilität des LSD-Zustandes wird ergänzt durch seine innerindividuelle Variabilität. Wenn die gleiche Person wiederholt LSD nimmt, unterscheidet sich in der Regel jede der aufeinanderfolgenden Sitzungen in ihrem Inhalt, ihrem allgemeinen Charakter und ihrem Ablauf erheblich von den übrigen Sitzungen. Diese Variabilität ist sicherlich schon für sich genommen ein ernsthafter Einwand gegen den Gedanken, die LSD-Reaktion habe einfache chemische und physiologische Determinanten. In welcher Proportion verschiedene außerpharmakologische Faktoren an der LSD-Erfahrung beteiligt sind, ist eine ebenso interessante wie theoretisch bedeutsame Frage.

Die Suche nach den typischen, stets wiederkehrenden pharmakologischen Wirkungen des LSD war ein wichtiger Aspekt meiner analytischen Aufarbeitung der LSD-Daten. Das Ergebnis dieser Suche war recht überraschend; nach der Analyse von über 3800 Aufzeichnungen aus LSD-Sitzungen hatte ich nicht ein einziges Symptom gefunden, das eine absolut konstante Komponente aller Sitzungen gewesen wäre und deshalb als wirklich unveränderlich betrachtet werden konnte. Veränderungen der optischen Wahrnehmung werden gewöhnlich als eine typische Manifestation des LSD-Zustandes dargestellt und waren deshalb ein ernsthafter Anwärter auf den Status einer pharmakologischen Invariante. Zwar kamen diese Veränderungen in unseren Aufzeichnungen ziemlich häufig vor, aber es gab eine Anzahl von Sitzungen mit hoher Dosis, bei denen Veränderungen im optischen Bereich völlig fehlten, obwohl in einigen dieser Sitzungen die Dosierung sich auf 500 Mikrogramm belief. Von den LSD-Reaktionen ohne visuelle Erscheinungen hatten mehrere die Gestalt intensiver sexueller Erlebnisse; andere waren durch eine massive Somatisierung charakterisiert, die sich in verschiedenen Körperteilen manifestierte, durch Empfindungen allgemeinen Unbehagens und physischer Krankheit, oder durch Erfahrungen qualvoller Schmerzen. Spezielle Beispiele von Sitzungen ohne optische Wahrnehmungsveränderungen wurden in fortgeschrittenen Phasen psycholytischer Behandlungen und in einigen psychedelischen Sitzungen beobachtet. Bei diesen Sitzungen trat entweder ein brutaler und primitiver Erfahrungskomplex auf, der von verschiedenen Versuchspersonen als Wiedererleben ihrer eigenen Geburt beschrieben wurde, oder die Versuchspersonen erlebten transzendentale Erfahrungen mit der paradoxen Qualität, »inhaltlos und doch alles enthaltend« zu sein.

Physische Manifestationen des LSD-Zustandes verdienen in diesem Zusammenhang besondere Aufmerksamkeit, da sie in den frühen Berichten als einfache pharmakologische Wirkungen und als Ergebnis direkter chemischer Aktivierung der vegetativen Zentren im Gehirn angesehen wurden. Die sorgfältige Beobachtung einer großen Zahl von Sitzungen und die Analyse der Aufzeichnungen haben diese Erklärung nicht bestätigt. Das Spektrum der sogenannten »vegetativen Symptome« ist sehr breit und übertrifft das jeder bekannten Droge mit Ausnahme einiger anderer Psychedelika. Merkwürdigerweise schließen diese Symptome sowohl sympathetische als auch parasympathetische Erscheinungen ein und treten in Bündeln mit unterschiedlichen Kombinationen dieser beiden Erscheinungsgruppen auf. Die physischen Begleiterscheinungen der LSD-Reaktion variieren erheblich von Sitzung zu Sitzung. Sie sind praktisch unabhängig von der angewandten Dosierung, und es gibt keine beweisbare Beziehung zwischen Dosis und Wirkung. In vielen LSD-Sitzungen mit hohen Dosen fehlten physische Manifestationen völlig oder sie traten intermittierend und in enger Verbindung mit schwierigem und hartnäckig verteidigtem unbewußtem Material auf. Ein weiterer Aspekt dieser Symptome, der hier angeführt werden könnte, ist ihre ungewöhnliche Empfindlichkeit gegenüber einer Reihe psychologischer Faktoren; sie können oft durch äußere Einflüsse verschiedener Art und durch bestimmte psychotherapeutische Eingriffe modifiziert oder sogar zum Verschwinden gebracht werden. Eine der physischen Manifestationen der LSD-Reaktion verdient besonders hervorgehoben zu werden, nämlich die Erweiterung der Pupillen (Mydriasis). Sie ist so häufig, daß viele Experimentatoren und Therapeuten sie als verläßlichen Indikator dafür benützen, daß die Versuchsperson noch unter dem Einfluß der Droge steht. Lange Zeit ging ich auch in meinen eigenen Untersuchungen davon aus, daß die Pupillenerweiterung eine invariante Manifestation der LSD-Wirkung sein könne. Später war ich Zeuge mehrerer LSD-Sitzungen — darunter einige, die sehr dramatisch verliefen — bei denen die Pupillen der Versuchsperson zusammengezogen erschienen oder eine rapide Oszillation zwischen extremer Erweiterung und Verengung zu beobachten war. Eine ähnliche Situation wie bei den vegetativen Symptomen herrschte im Bereich anderer massiver physischer Manifestationen, wie Muskeltonus, Zittern, Zuckungen, anfallartige Körperbewegungen und Verrenkungen verschiedenster Art. Keines dieser Symptome war so typisch und voraussagbar, um als eine spezifische pharmakologische Wirkung von LSD gelten zu können. Das bedeutet nicht, daß LSD per se keine spezifischen physiologischen Wirkungen hätte; diese lassen sich in Tierexperimenten, bei denen ungleich höhere Dosierungen angewandt werden, eindeutig nachweisen. Meine Erfahrungen zeigen jedoch, daß innerhalb des Dosierungsbereichs, wie er gewöhnlich bei LSD-Experimenten mit Menschen oder in der psychotherapeutischen Praxis vorkommt, physische Erscheinungen nicht das Ergebnis einer direkten pharmakologischen Stimulierung des Zentralnervensystems sind. Sie scheinen eine chemische Aktivierung von psychodynamischen Matrizes im Unbewußten zu sein und haben eine ähnliche Struktur wie hysterische Konversionsphänomene, organneurotische Erscheinungen oder Symptome psychosomatischer Störungen.

Ebensowenig voraussagbar wie der Inhalt der LSD-Reaktion ist ihre Intensität; die individuellen Reaktionen auf die gleiche Dosierung variieren beträchtlich. Meine Erfahrung deutet darauf hin, daß der Grad der Empfindlichkeit oder der Resistenz gegenüber LSD von komplizierten psychologischen Faktoren abhängt und nicht von Variablen konstitutioneller, biologischer oder stoffwechselbedingter Natur. Personen, die im täglichen Leben das Bedürfnis haben, strikte Selbstbeherrschung zu bewahren, und die sich nur schwer entspannen und »gehenlassen« können, sind manchmal gegen verhältnismäßig hohe Dosen von LSD (300 bis 500 Mikrogramm) resistent und zeigen keine erkennbaren Veränderungen. Gelegentlich ist eine Testperson gegen eine beträchtlich hohe Dosis LSD resistent, wenn sie sich das aus irgendeinem Grund fest vorgenommen hat. Der Betreffende hat vielleicht beschlossen, den Therapeuten herauszufordern und mit ihm in einen Wettkampf zu treten, sich und anderen seine »Stärke« zu beweisen oder mehr auszuhalten als seine Mitpatienten; es kann noch zahlreiche andere Gründe für eine solche Haltung geben. Gewöhnlich lassen sich jedoch relevantere unbewußte Motive entdecken, die solchen oberflächlichen Rationalisierungen zugrunde liegen. Ein anderer Grund für einen hohen Resistenzgrad gegen die Wirkung der Droge kann sein, daß der Patient ungenügend unterrichtet, vorbereitet oder beruhigt worden ist, das Fehlen seiner vollen Zustimmung und Kooperation oder mangelndes Grundvertrauen gegenüber der therapeutischen Beziehung. Eine gelegentliche plötzliche Ernüchterung, die zu jedem Zeitpunkt der Sitzung und bei jeder Dosierung vorkommen kann, läßt sich als eine plötzliche Mobilisierung von Abwehrmechanismen gegen das Hervortreten unangenehmen traumatischen Materials erklären. Unter den psychiatrischen Patienten sind schwere Zwangsneurotiker besonders resistent gegen die Wirkung von LSD. Ich habe bei meinen Forschungen nicht selten beobachtet, daß solche Patienten noch gegen Dosen von mehr als 500 Mikrogramm LSD resistent sein können und nur geringfügige Anzeichen physischer oder psychischer Bedrängnis zeigen. In extremen Fällen können mehrere Dutzend Sitzungen mit hohen Dosen erforderlich sein, bevor die psychologischen Widerstände dieser Personen soweit reduziert sind, daß sie anfangen, Episoden der Regression in die Kindheit zu haben und des unbewußten Materials gewahr werden, das durchgear-

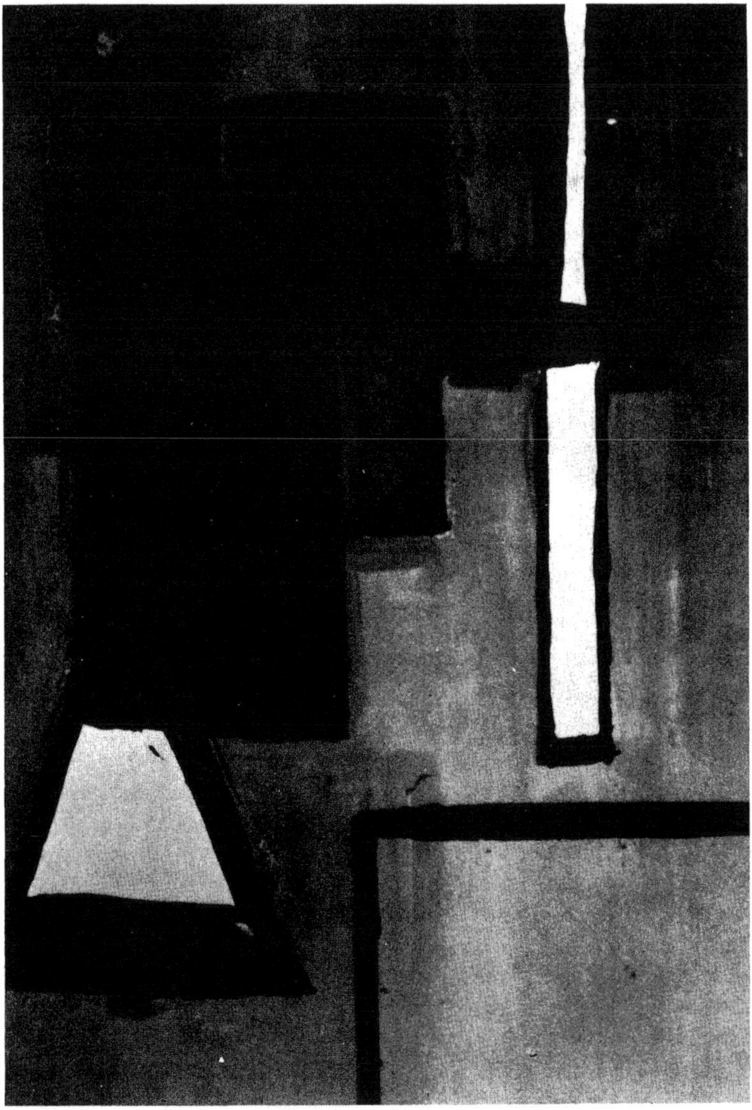

Dieses Bild reflektiert die plötzliche Mobilisierung psychologischer Abwehrmechanismen gegen das Auftauchen unbewußten Materials in einer LSD-Sitzung. Die Versuchsperson fühlt sich absolut nüchtern, und die Umwelt erscheint »realer« als gewöhnlich. Die Objekte in dem Raum sind scharf voneinander abgegrenzt und haben verstärkte Konturen.

beitet werden muß. Das folgende klinische Beispiel illustriert den extrem übersteigerten Widerstand zwangsneurotischer Patienten.

Erwin, ein zweiundzwanzigjähriger Student, wurde nach vierjähriger erfolgloser Behandlung wegen einer schweren Zwangsneurose an das LSD-Therapieprogramm überwiesen. Im Laufe der Jahre hatte er ein sehr kompliziertes System von Zwangsvorstellungen entwickelt, die ihn so ausschließlich in Anspruch nahmen, daß alle seine anderen Aktivitäten gelähmt waren. Er stand unter dem Zwang, sich eine geometrische Struktur mit zwei Koordinatenachsen vorzustellen und in dieses System alle Probleme und Pflichten, die ihm im täglichen Leben begegneten, einzuordnen. Manchmal verbrachte er viele Stunden mit dem verzweifelten Versuch, für einen bestimmten Aspekt seiner Existenz den richtigen Punkt zu finden, aber immer ohne Erfolg. Vor seiner Aufnahme hatte er das Gefühl, der Schwerpunkt seines imaginären Koordinatensystems verschiebe sich nach links; das beunruhigte ihn ganz außerordentlich und hatte Spannungsgefühle, Mißtrauen, Angst, Unsicherheit und Depressionen zur Folge. Außerdem litt Erwin an einer Reihe von psychosomatischen Symptomen, mit der Tendenz, sie in hypochondrischer Weise zu deuten. Seine Überweisung zur psycholytischen Therapie erfolgte nach mehreren Krankenhausaufenthalten und erfolgloser Behandlung mit Sedativen, Antidepressions-Medikamenten und Psychotherapie ohne Unterstützung durch Drogen. Erwin zeigte eine recht spektakuläre Resistenz gegen die Wirkung von LSD. Nach einer zweiwöchigen psychologischen Vorbereitung wurde mit regelmäßigen LSD-Sitzungen im Abstand von je einer Woche begonnen. Die anfängliche Dosis von 100 Mikrogramm wurde jede Woche um 50 bis 100 Mikrogramm erhöht, da er kaum eine Reaktion zeigte. Schließlich wurden ihm 1500 Mikrogramm intramuskulär injiziert, in der Hoffnung, damit seinen Widerstand überwinden zu können. Zwischen der zweiten und dritten Stunde der Sitzung, wo die Wirkung des LSD gewöhnlich ihren Höhepunkt erreicht, fühlte Erwin sich gelangweilt und ein wenig hungrig; nach seiner eigenen Schilderung wie auch nach den äußeren Anzeichen ereignete sich nichts Ungewöhnliches. Er erschien so ausgeglichen und so völlig selbstbeherrscht, daß ihm erlaubt wurde, sich in Begleitung des Therapeuten zu einer Teeküche auf der Station zu begeben, sich mit dem Messer eine Scheibe Brot abzuschneiden, eine Dose mit Leberpastete aufzumachen und einen Imbiß einzunehmen. Als er gegessen hatte, äußerte er den Wunsch, in den Gesellschaftsraum der Station zu gehen und Schach zu spielen, weil er das Gefühl hatte, er brauche nach dem ereignislosen, monotonen therapeutischen Experiment eine Abwechslung.

Erst nach 38 Sitzungen mit hohen Dosen war Erwins Abwehrsystem soweit abgebaut, daß er anfing, in die Kindheit zu regredieren und traumatische Erfahrungen wiederzuerleben.

Nach dieser und ähnlichen Beobachtungen wurde offensichtlich, daß eine starke psychische Resistenz gegen LSD nicht allein durch eine höhere Dosierung gebrochen werden kann, sondern durch eine Serie von Sitzungen allmählich abgebaut werden muß. Es scheint, daß es einen Sättigungspunkt gibt, der irgendwo zwischen 400 und 500 Mikrogramm liegt; wenn die Versuchsperson auf diese Dosis nicht ausreichend reagiert, bewirkt eine zusätzliche Verabreichung von LSD keine Veränderung der Situation.

Nachdem wir dargelegt haben, daß LSD bei der Dosierung, wie sie in der Regel bei der experimentellen und klinischen Arbeit mit Menschen angewandt wird, keine eindeutigen, invarianten Drogenwirkungen hat, können wir fragen, welches nun die tatsächlichen Wirkungen von LSD sind. Nach meiner Erfahrung sind sie ziemlich unspezifisch und lassen sich nur in sehr allgemeinen Begriffen beschreiben. In der großen Mehrzahl der Sitzungen zeigt sich eine Gesamttendenz zu Wahrnehmungsveränderungen, und zwar in verschiedenen Sinnesbereichen. Das Bewußtsein ist gewöhnlich qualitativ verändert und hat eine traumähnliche Qualität. Die emotionelle Reaktionsfähigkeit ist fast immer erheblich gesteigert, und affektive Faktoren spielen eine wichtige Rolle als Determinanten der LSD-Reaktion. Ein recht auffallender Aspekt der LSD-Wirkung ist eine ausgeprägte Intensivierung aller geistigen Prozesse und der neuralen Prozesse ganz allgemein, wobei Phänomene unterschiedlicher Natur und unterschiedlichen Ursprungs auftreten. Bereits vorhandene und neuere psychogene Symptome und solche, an denen der Patient in der Kindheit oder in einem späteren Lebensabschnitt gelitten hat, können in den LSD-Sitzungen nach außen gewandt, verstärkt und erlebt werden. Traumatische oder positive Erfahrungen aus der Vergangenheit, die stark emotionsgeladen sind, werden aktiviert, aus dem Unbewußten ans Licht gebracht und in komplexer Weise wiedererlebt. Mannigfaltige dynamische Matrizes aus unterschiedlichen Schichten des individuellen und des kollektiven Unbewußten können an die Oberfläche gebracht und bewußt erlebt werden. Gelegentlich kommt es auch vor, daß Phänomene neurologischer Natur in den Sitzungen verstärkt werden und sich dort manifestieren; häufig handelt es sich dabei um Schmerzen im Zusammenhang mit Arthritis, Verschiebung von Rückenwirbeln, Entzündungsprozessen oder postoperativen und posttraumatischen Veränderungen. Besonders häufig ist das Wiedererleben von Empfindungen, die mit früheren Verletzungen und Operationen zusammenhängen; vom theoretischen Standpunkt ist interessant, daß Personen unter LSD-Wirkung offenbar imstande sind, selbst Schmerzen und andere Empfindungen wiederzuerleben, die mit früheren Operationen verbunden waren, welche unter tiefer Vollnarkose vorgenommen wurden. Die Tendenz von LSD, neurologische Prozesse der verschiedensten Art zu verstärken, ist so auffallend, daß es von mehreren tschechischen Neurologen mit Erfolg als diagnostisches Werkzeug verwendet wurde, um latente Paralysen und andere subtile organische Schäden des Zentralnervensystems ans Licht zu bringen. Der negative Aspekt dieser interessanten Eigenschaft von LSD ist die Tatsache, daß die Droge bei Patienten, die an manifester Epilepsie leiden oder eine latente Disposition zu dieser Krankheit haben, Anfälle auslösen kann.

Alles in allem war ich nicht in der Lage, während der Analysen meiner Daten irgendwelche eindeutigen pharmakologischen Wirkungen von LSD auf Menschen zu entdecken, die konstant und invariant gewesen wären und deshalb als drogenspezifisch angesehen werden könnten. Zum gegenwärtigen Zeitpunkt halte ich LSD für einen hochwirksamen unspezifischen Verstärker oder Katalysator biochemischer und physiologischer Prozesse im Gehirn. Es scheint eine Situation undifferenzierter Aktivierung zu schaffen, die das Auftauchen unbewußten Materials aus verschiedenen Schichten der Persönlichkeit erleichtert. Die Fülle wie auch die ungewöhnliche intraindividuelle und interindividuelle Variabilität der LSD-Erfahrungen läßt sich so durch die entscheidende Beteiligung außerpharmakologischer Faktoren erklären, wie z. B. die Persönlichkeit der Versuchsperson und die Struktur ihres Unbewußten, die Persönlichkeit des Therapeuten bzw. des Sitzungsleiters, und durch die inneren und äußeren Umstände in ihrer ganzen Komplexität. Die Eigenschaft des LSD und einiger anderer psychedelischer Drogen, sonst unsichtbare Phänomene und Prozesse ans Licht zu bringen und sie der wissenschaftlichen Untersuchung zugänglich zu machen, verleiht diesen Substanzen ein einzigartiges Potential als diagnostische Instrumente und als Forschungswerkzeuge zur Erkundung des menschlichen Geistes. Es erscheint nicht unangebracht oder übertrieben, ihre potentielle Bedeutung für die Psychiatrie und Psychologie mit der des Mikroskops für die Medizin oder des Fernrohrs für die Astronomie zu vergleichen.

In den folgenden Kapiteln habe ich versucht, die Kartographie des menschlichen Unbewußten zu skizzieren, so wie dieses in den LSD-Sitzungen meiner Patienten und Versuchspersonen zutage getreten ist. Eine große Ermutigung war dabei die Tatsache, daß es in verschiedenen Bereichen der menschlichen Kultur zahlreiche Hinweise darauf gibt, daß die

Landkarten des Bewußtseins, wie sie sich aus meinen LSD-Forschungen ergeben haben, mit anderen bereits bestehenden Systemen voll vereinbar sind und manchmal Parallelen zu ihnen darstellen. Beispiele dafür lassen sich in C. G. Jungs analytischer Psychologie finden, in Roberto Assagiolis Psychosynthese und in Abraham Maslows Studien über Gipfelerlebnisse, ferner auch in religiösen und mystischen Schulen verschiedener Kulturen und Zeitalter. Viele dieser Systeme basieren nicht auf der Anwendung psychedelischer Drogen, sondern auf verschiedenartigen, hochwirksamen Methoden, ohne Drogenwirkung das Bewußtsein zu verändern. Diese Parallelen zwischen den LSD-Erfahrungen und vielfältigen Phänomenen, die sich ohne chemische Unterstützung manifestieren, liefern zusätzliches Beweismaterial für die unspezifische katalysierende Wirkung von LSD.

Die Beschreibung des neuen, auf der LSD-Forschung basierenden Modells des Unbewußten bietet erhebliche Schwierigkeiten. Dieses Modell reflektiert ein mehrdimensionales und mehrere Schichten umfassendes Kontinuum von sich gegenseitig überlappenden und interagierenden Erscheinungen. Aus didaktischen Gründen ist es notwendig, den zur Diskussion stehenden Gegenstand auseinanderzunehmen und seine Bestandteile aus ihren weiteren Kontexten herauszulösen. Jeder Versuch, dieses Modell in linearer Form darzustellen, hat notwendigerweise ein gewisses Maß an Vereinfachung und Künstlichkeit zur Folge. Im vollen Bewußtsein der unvermeidlichen Nachteile und Beschränkungen eines solchen Unternehmens können wir für die Zwecke unserer Erörterung die folgenden vier Hauptebenen oder Typen von LSD-Erfahrungen und die entsprechenden Bereiche des menschlichen Unbewußten abgrenzen: 1. abstrakte und ästhetische Erfahrungen, 2. psychodynamische Erfahrungen, 3. perinatale Erfahrungen und 4. transpersonale Erfahrungen.

2
Abstrakte und ästhetische Erfahrungen in LSD-Sitzungen

Die in diesem Kapitel geschilderten Erscheinungen treten gewöhnlich in den Anfangsstadien des LSD-Experimentes auf, wenn niedrige und mittlere Dosierungen angewandt werden, oder zu Beginn und Ende der ersten Sitzungen mit hohen Dosen. Die Häufigkeit und die Bedeutsamkeit dieser Erfahrungen gehen offenbar zurück, je öfter LSD eingenommen wird; in den späteren Sitzungen einer Untersuchungsreihe werden sie selten beobachtet. Wegen gewisser spezifischer Unterschiede zwischen den abstrakten Erscheinungen, die bei geschlossenen und jenen, die bei geöffneten Augen erlebt werden, erscheint es zweckmäßig, die beiden Gruppen getrennt zu beschreiben.

Wenn die Versuchsperson die Augen geschlossen hält, ist die erste Veränderung, die das Einsetzen der LSD-Reaktion ankündigt, gewöhnlich eine deutliche Belebung des Gesichtsfeldes und eine Steigerung der entoptischen (intraokulären) Erscheinungen. Dazu gehören Bilder von ungewöhnlich farbenprächtigen Flecken, die ihre Form verändern und periodisch in Komplementärfarben übergehen. Einen recht typischen Aspekt der abstrakten LSD-Erfahrung stellen die »Nachbilder« dar. Wenn die Testperson einen bestimmten Gegenstand in ihrer Umgebung lange beobachtet und dann die Augen schließt, können die Lichtkontraste, manchmal sogar ein deutliches Bild dieses Gegenstandes, mehrere Minuten lang anhalten. Solche Nachbilder sind gewöhnlich sehr dynamisch; sie erscheinen und verschwinden periodisch wiederkehrend und wechseln in Komplementärfarben über. Die Erscheinungen sind besonders lebhaft, wenn das ursprünglich Wahrgenommene starke Kontraste aufweist, wie z. B. die Sonne, ein Kronleuchter mit hellen Birnen oder ein Fensterrahmen gegen den hellen Himmel. Gelegentlich wird das farbenprächtige und dynamische Mosaik des entoptischen Feldes in Form verschwommener, flüchtiger Bilder einer phantastischen, exotischen Szenerie wahrgenommen, etwa als Visionen von geheimnisvollen Dschungeln, üppigen Bambusdickichten, tropischen Inseln, sibirischen Taigas oder von unterseeischen Tangwäldern und Korallenriffen.

Sehr häufig wird das Gesichtsfeld von abstrakten geometrischen Figuren oder Architekturmustern beherrscht, die alle dynamischen Farbveränderungen unterliegen. Die Personen, die Phänomene dieser Art erleben, beschreiben sie als Innenräume gigantischer Tempel, Kirchenschiffe von unglaublich schönen gotischen Kathedralen, als Kuppeln monumentaler

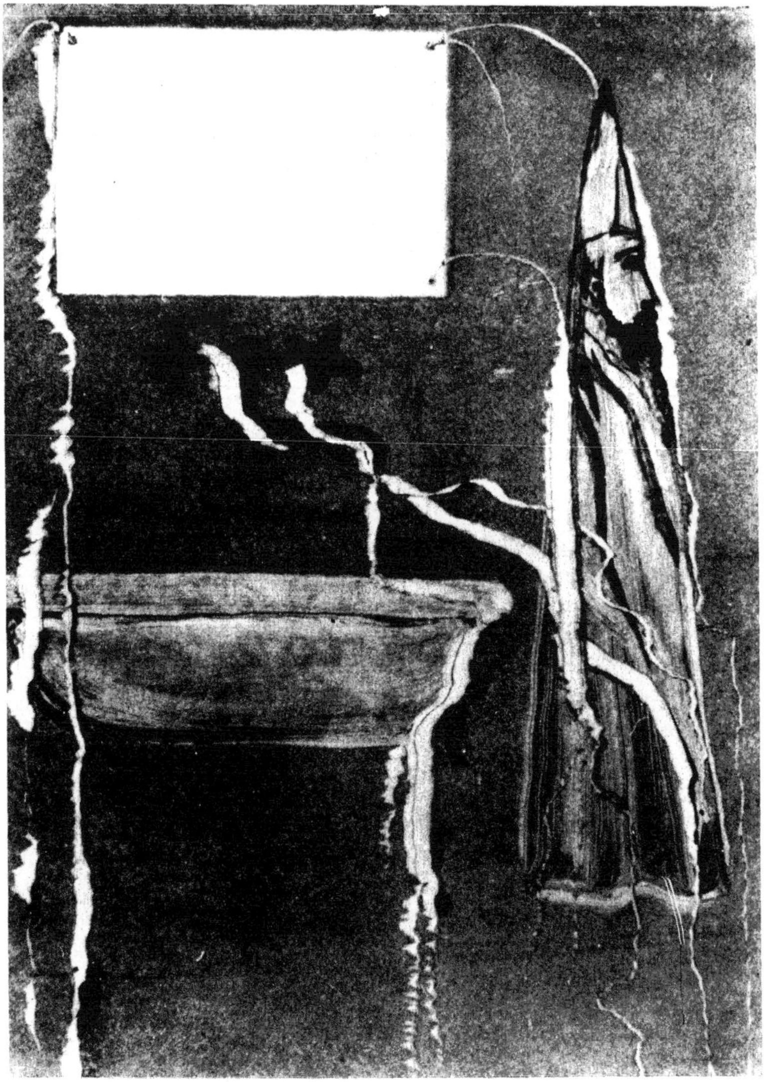

Illusorische Transformation der Ecke des Behandlungsraumes aus einer LSD-Sitzung des ästhetischen Typus. Die Luft erscheint erfüllt von seltsamen Schwingungen und magischen Strömungen; die Falten eines an der Wand hängenden Handtuchs werden als ein Elf wahrgenommen.

Moscheen oder Dekorationen in maurischen Palästen (»Arabesken«). Manchmal werden diese Bilder auch mit Gemälden abstrakter Maler wie Piet Mondrian und Wassily Kandinsky verglichen. In anderen Fällen sprechen die Versuchspersonen von phänomenalen kaleidoskopischen Schauspielen, magisch funkelnden Fontänen, Wasserspielen und gewaltigen Feuerwerken. In der Regel sind sie von diesen Erlebnissen fasziniert und völlig absorbiert; häufig entdecken sie spontan bestimmte Manöver, um diese Eindrücke noch zu steigern, wie z. B. die Verstärkung des intraokulären Drucks durch krampfartiges Zusammenkneifen der Augen, durch Druck auf die Augäpfel, starkes Atmen oder Anhalten des Atems. Wenn die Augen offengehalten werden, sind die Farben typischerweise sehr hell, durchdringend und explosiv; die Licht- und Farbkontraste sind verstärkt und vertieft. Die Scharfeinstellung der Augen ist ziemlich schwierig, die Konturen der wahrgenommenen Gegenstände verschwimmen. Alles scheint in wellenförmiger Bewegung zu sein, und von unbelebten Gegenständen wird häufig gesagt, sie würden lebendig. Eine sehr charakteristische Wahrnehmungsveränderung ist die Ornamentalisierung und Geometrisierung von menschlichen Gesichtern, von Tieren und Gegenständen. Viele Personen, die solche Veränderungen erlebten, berichten, ihre Wahrnehmung habe sich in Richtung der Gemälde von Seurat oder van Gogh verändert, und die LSD-Sitzung habe ihnen geholfen, tiefen Einblick in die Welt dieser Maler zu gewinnen, sich in sie einzufühlen und ihre Kunst zu verstehen. Ebenso häufig wird auf die Maler der »fauvistischen« Schule, z. B. Henri Matisse, und auf ihre Verwendung ornamentaler Elemente in Porträts und Stilleben Bezug genommen. Auch Gustav Klimt* und andere Künstler der Wiener Sezession, die in ihren Gemälden figurative Motive mit Mosaiken und ornamentalen Elementen verbanden, werden in diesem Zusammenhang angeführt. Gelegentlich vergleichen Versuchspersonen die zunehmende Geometrisierung der Realität mit der fortschreitenden Auflösung von Farbe und Form in der bekannten Serie der Katzenbilder von Louis Wain**. Alle diese Verän-

* Der österreichische Maler Gustav Klimt (1862—1917) war der Gründer und Vorsitzende der Wiener »Sezession«. Am bekanntesten sind seine monumentalen Wandbilder, auf denen menschliche Figuren in der Silhouette dargestellt sind und schattenlose Flächen mit dekorativer Ornamentik abwechseln.

** Louis Wain (1860—1939) war ein englischer Maler, der, als er Mitte zwanzig war, eine psychotische Episode durchmachte. Die dramatischen Wahrnehmungsveränderungen, die mit diesem Prozeß verbunden waren, werden höchst eindrucksvoll durch eine Reihe von Katzendarstellungen illustriert, die sämtliche Übergänge von realistischen Darstellungen dieser Tiere zu geometrischen und abstrakten Bildern zeigen, die kaum noch einen Bezug zur Wirklichkeit haben.

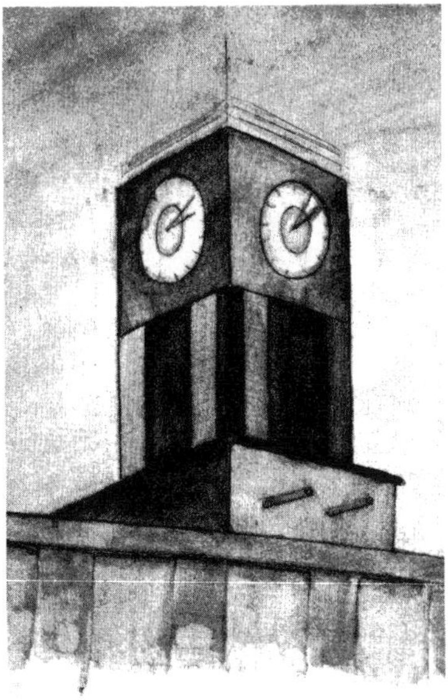

a

Eine Serie von Zeichnungen, die der Verfasser während einer der ersten Sitzungen einer LSD-Versuchsreihe anfertigte. Sie zeigt die sukzessive illusorische Verwandlung eines Turms mit Turmuhr, wie sie während der Schlußperiode dieser Sitzung beobachtet wurde. Das erste Bild ist eine Skizze des Turms, wie er im gewöhnlichen Bewußtseinszustand wahrgenommen wurde; die folgenden Bilder spiegeln optische Verzerrungen des gleichen Objekts unter dem Einfluß von 100 Milligramm LSD wider.

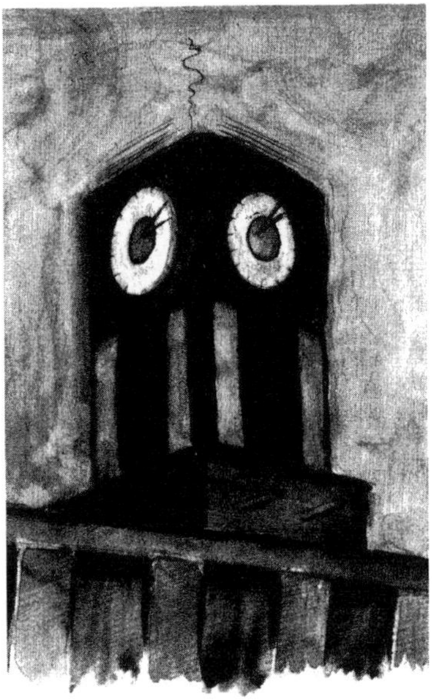

b

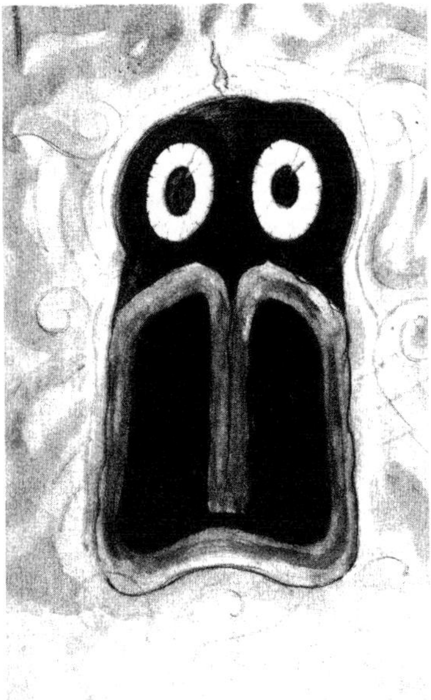

c

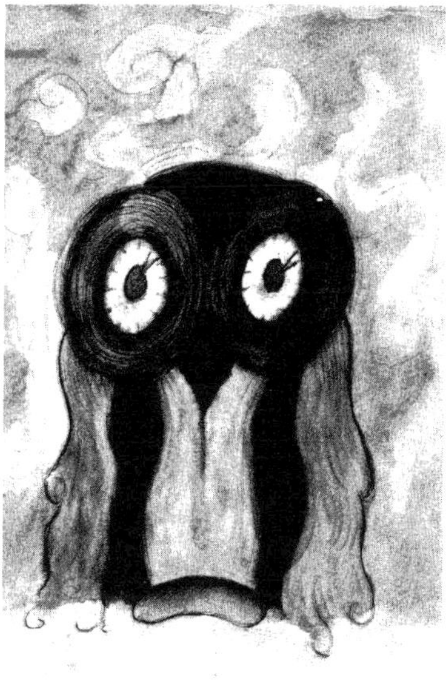

d

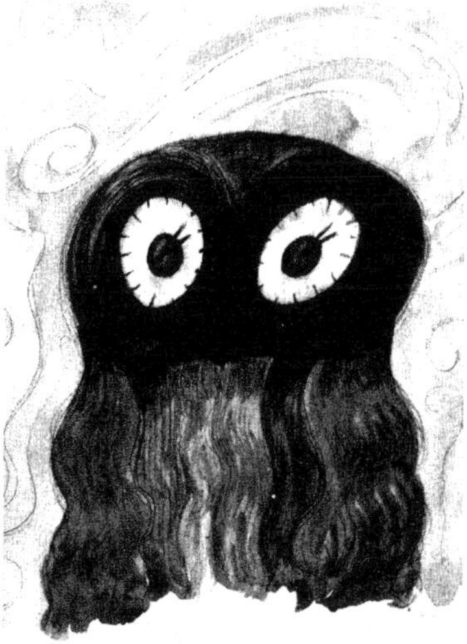

e

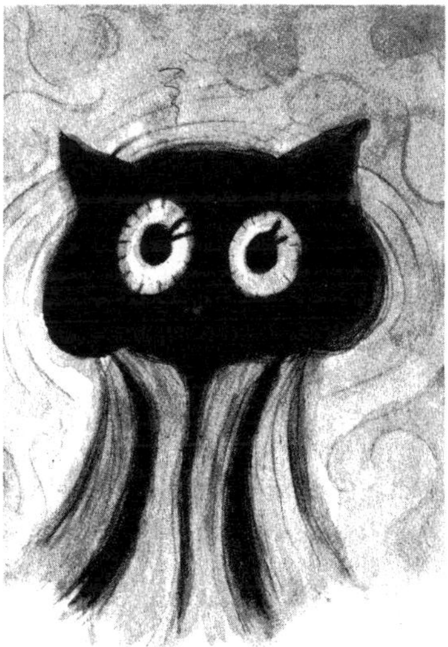

f

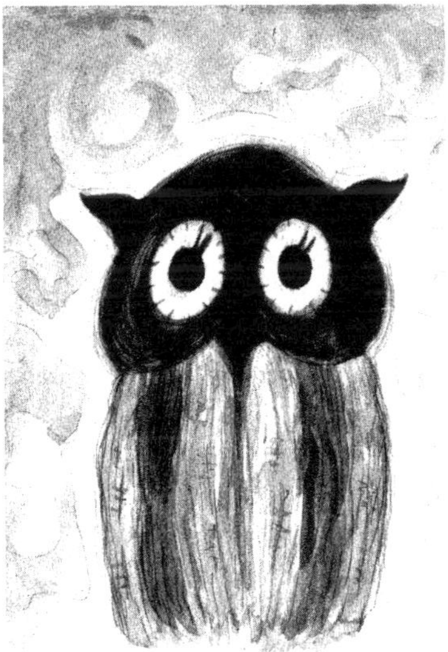

g

derungen sind viel dramatischer, wenn die Versuchsperson die Augen auf einen bestimmten Ausschnitt der Umgebung einstellt und dort fixiert. Das Gesichtsfeld wird dann immer mehr getrübt und verengt sich fortschreitend. Der wahrgenommene Bereich verliert seine festen räumlichen und logischen Bezüge zur Umwelt und wird zu einem autonomen empirischen Mikrokosmos. Nachbilder treten nicht notwendigerweise nur dann auf, wenn die Augen geschlossen sind. Auch bei geöffneten Augen kann das Weiterdauern vorausgegangener Wahrnehmungen zur Fülle des ästhetischen Erlebens beitragen. Das ist besonders offensichtlich, wenn die Versuchsperson ihre Hand beobachtet, die sich mit ausgestreckten Fingern langsam vor ihren Augen hin und her bewegt. Da die Nachbilder weiterdauern, kann der Betreffende verschiedene Stadien dieser Bewegung gleichzeitig sehen. Die Gesamtwirkung ist ähnlich wie bei fotografischen Aufnahmen im Zeitraffer- oder Blitzlichtverfahren.

Die interessantesten Wahrnehmungsveränderungen in dieser Gruppe sind wohl die optischen Täuschungen. Gegenstände aller Art in der Umgebung können ihre gewöhnliche Gestalt verlieren; sie scheinen zu pulsieren und sich in einem Zustand seltsamer Instabilität und dauernder Veränderung zu befinden. Während dieses Prozesses erscheinen sie häufig extrem disproportioniert, verzerrt und verändert. Der eigene Körper der Versuchsperson und die Gestalten der im Sitzungsraum anwesenden Personen zeigen groteske Veränderungen; manche anatomischen Teile können aufs winzigste verkleinert erscheinen, andere wieder vergrößert oder in die Länge gezogen. Ähnliche bizarre Verzerrungen treten auch bei der Wahrnehmung unbelebter Gegenstände auf. Aufgrund dieses Prozesses kann die Wahrnehmung der Umwelt in einer Weise verändert sein, die eine verblüffende Ähnlichkeit mit den Bildern bekannter kubistischer Maler, wie Picasso, Braque, Fernand Léger oder Marcel Duchamp aufweist. Die Phantasiebildung ist gewöhnlich erheblich gesteigert und trägt zu diesen Wahrnehmungsveränderungen ein wichtiges kreatives Element bei. Amorphe Oberflächen, die Materialstruktur von Gegenständen und Flecken an der Wand können als phantastische Tiere, groteske Gesichter oder exotische Szenerien gesehen werden. Die optische Seite von ästhetischen LSD-Sitzungen kann so überwältigend und reich sein, daß in manchen Schilderungen von »Orgien des Schauens« gesprochen wird.

Der visuelle Aspekt der ästhetischen LSD-Erfahrung wird häufig durch vergleichbare Veränderungen im akustischen Bereich ergänzt. Typisch ist die akustische Überempfindlichkeit; die Versuchspersonen nehmen unterschwellige Geräusche aus der Umgebung wahr, die sie unter normalen Umständen nicht bemerken würden. Gleichzeitig ist die Fähigkeit, Laute deutlich voneinander zu unterscheiden, beeinträchtigt, was zu akustischen Täuschungen führt; monotone akustische Reize, wie fließendes Wasser oder das Summen elektrischer Geräte, können sich illusorisch in schöne Musik verwandeln. Gelegentlich rufen Sinnesreize Reaktionen in unzugehörigen Rezeptoren (Sinnesorganen) hervor. So kommt es, daß eine unter dem Einfluß von LSD stehende Person »Musik sieht« oder »Farben schmeckt«. Die durch einen bestimmten Sinnesbereich ankommenden Impulse erzeugen in diesem Fall ganz deutliche, klare Reaktionen der anderen Sinne. Man bezeichnet das gewöhnlich als Synästhesie.

Manchmal ist die tatsächliche perzeptuelle Verzerrung der Umwelt nur sehr geringfügig, diese wird jedoch emotionell auf ungewöhnliche Weise gedeutet. Die Umwelt kann unglaublich schön, sinnlich und einladend erscheinen, sie kann auch komisch erscheinen, und sehr häufig heißt es in den Schilderungen, sie habe etwas Magisches oder Märchenhaftes. Ebenso kann auch die emotionelle Wirkung von Lauten verändert sein. Nicht selten entdecken Personen unter dem Einfluß von LSD Dimensionen in der Musik, die sie zuvor nicht wahrnehmen konnten; es ist ihnen offenbar möglich, Musik mit der ganzen eigenen Existenz und in völlig neuer Weise aufzunehmen. Häufig scheint die Musik in verschiedenen Teilen des Körpers widerzuhallen und mächtige Gefühlsregungen auszulösen. Eine der häufigsten Äußerungen, die man in den Berichten über LSD-Sitzungen liest, bezieht sich auf das Gefühl der Testpersonen, sie hätten am Tag der Sitzung zum erstenmal in ihrem Leben Musik *wirklich* gehört.

Die ästhetischen Erfahrungen scheinen die oberflächlichste Schicht der LSD-Erfahrung darzustellen. Sie enthüllen nicht das Unbewußte der betreffenden Person und haben keine psychodynamische Signifikanz. Die wichtigsten Aspekte dieser Erfahrungen lassen sich physiologisch erklären als eine Folge chemischer Stimulierung der Sinnesorgane, die deren innere Struktur und ihre funktionellen Charakteristika widerspiegeln. In diesem Zusammenhang ist der Hinweis von Interesse, daß einige der Erscheinungen aus dieser Gruppe durch verschiedene physische Mittel hervorgerufen werden können. So können zum Beispiel geometrische und andere elementare Trugbilder durch elektrische Stimulierung der optischen Bahnen ausgelöst werden, durch mechanischen Druck auf den Augapfel oder durch starkes stroboskopisches Licht. Einige Versuchspersonen hoben auch die Ähnlichkeit solcher Erfahrungen mit den Veränderungen und Verzerrungen bei der Wiedergabe hervor, die durch technische Störungen von elektronischen Apparaten wie Fernsehen oder Radio verursacht werden.

Gelegentlich scheinen die geometrischen und ornamentalen Visionen oder elementaren akustischen Täuschungen in einer LSD-Sitzung eine

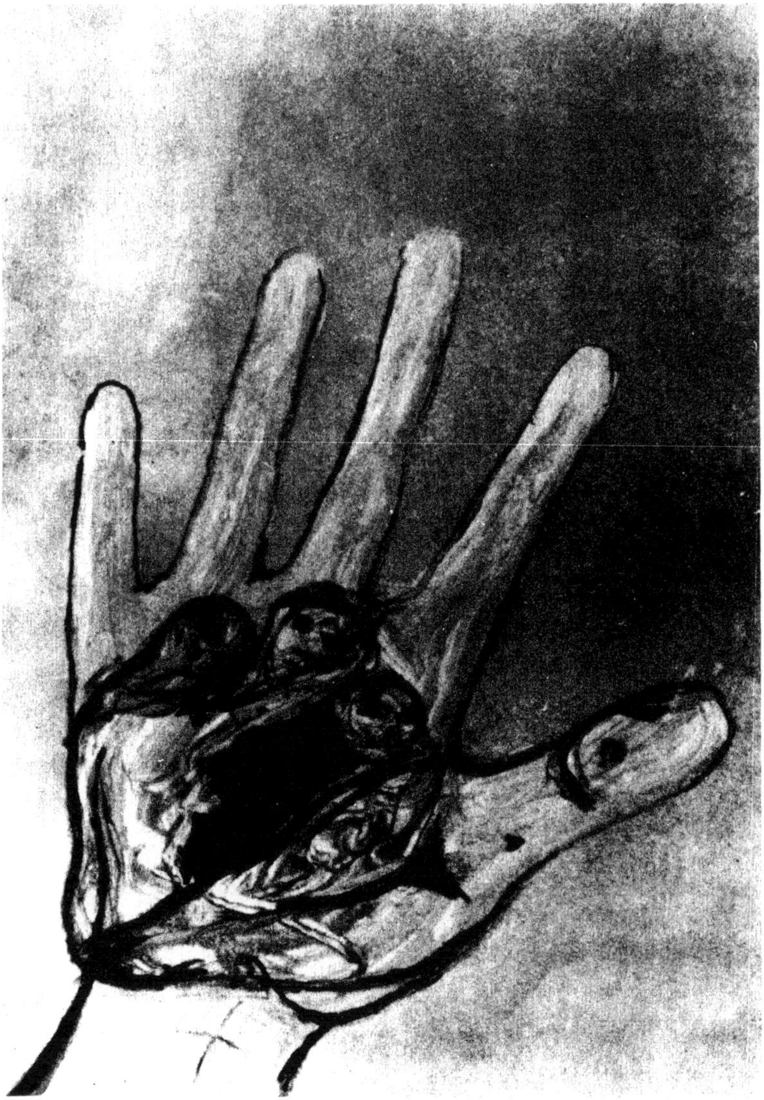

Eine interessante optische Täuschung aus einer Sitzung mit reicher sexueller Symbolik. Die Versuchsperson sah bei der Betrachtung der eigenen Handfläche diese in wechselnde Gruppen nackter weiblicher Körper verwandelt. Dieses Phänomen ließ sich auf Probleme im Zusammenhang mit übermäßiger Masturbation zurückführen.

spezifische seelische Konnotation zu haben. Die Testperson hat beispielsweise das Gefühl, die abstrakten Gebilde erinnerten an die weiche, warme und sinnliche Welt des gesättigten Säuglings. Sie können jedoch auch als widerlich und abstoßend erlebt werden, als gefährlich und aggressiv, als sinnlich und verführerisch oder als lüstern und obszön. Eine solche Situation stellt einen Übergang dar von der abstrakten zur psychodynamischen Ebene des LSD-Erlebnisses. Die Emotionen, die die abstrakten Bilder modifizieren und färben, gehören zum relevanten biographischen Material des Erlebenden. Manchmal sind abstrakte und figurative Elemente zu komplexen Bildern zusammengefügt. Der Übergangscharakter dieser Erscheinung ist besonders offensichtlich. Das folgende Beispiel aus einer LSD-Sitzung eines Psychiaters, der an dem LSD-Trainingsprogramm teilnahm, kann als Illustration dienen:

Ich war tief in eine abstrakte Welt wirbelnder geometrischer Formen und prunkender Farben verstrickt, die heller und strahlender waren als alles, was ich je in meinem Leben sah. Ich war fasziniert und gebannt von diesem unglaublichen kaleidoskopischen Schauspiel.
Dann wurden die geometrischen Strukturen stabil und ordneten sich zur Gestalt eines ziemlich komplizierten, reich verzierten barocken Spiegelrahmens. Es war ein holzgeschnitztes Labyrinth von Zweigen mit üppigem Blattwerk. Der Spiegel war in fünf oder sechs Abteilungen von unterschiedlicher Größe unterteilt, die durch verzweigte Ausläufer des Rahmens voneinander getrennt waren.
Als ich in diese Abteilungen schaute, begannen sich zu meiner großen Überraschung vor meinen Augen allerlei interessante Szenen zu entfalten. Die an diesen Szenen beteiligten Personen waren stark stilisiert und ein bißchen marionettenhaft. Die allgemeine Atmosphäre war recht amüsant und komisch, aber mit einem deutlichen Unterton von Heimlichkeit, Geheimnistuerei und Heuchelei. Mir wurde plötzlich klar, daß ich eine symbolische Satire über meine eigene Kindheit beobachtete, die ich in einer kleinen Provinzstadt in der Welt des Kleinbürgertums verbracht hatte. Die Szene war bevölkert von typischen Gestalten, die die »Creme« der lokalen Gesellschaft repräsentierten. Die Erwachsenen, die in unterschiedlichen Kombinationen zusammenkamen, waren höchst inkonsequent in ihrem Verhalten und in ihren Urteilen über andere Menschen; sie ergingen sich in kleinkariertem Tratsch, spielten endlose, lächerliche, scheinheilige Gesellschaftsspiele und tauschten kleine »Geheimnisse« sexuellen Charakters aus (»damit es die Kinder nicht hören und erfahren«). Ich erlebte mich selbst als Teilnehmer und zugleich Beobachter dieser grotesken Szenen, ziemlich neugierig und erregt, aber häufig auch verle-

gen. Zu meiner Überraschung tauchten alle meine Gefühle aus jener Periode meines Lebens aus dem tiefen Unbewußten empor und wurden wieder real und lebendig.

3
Psychodynamische Erfahrungen in LSD-Sitzungen

Die Erfahrungen dieser Kategorie entspringen dem Bereich des individuellen Unbewußten und Bezirken der Persönlichkeit, die in gewöhnlichen Bewußtseinszuständen unzugänglich sind. Sie stehen im Zusammenhang mit bedeutsamen Erinnerungen, emotionalen Problemen, ungelösten Konflikten und verdrängtem Material aus verschiedenen Lebensperioden. Die meisten der auf dieser Ebene auftretenden Erscheinungen lassen sich in psychodynamischen Begriffen deuten und verstehen. Die Entzifferung dieser Erfahrungen erfordert die Kenntnis der Grundprinzipien der unbewußten Dynamik, wie sie Freud beschrieben hat, insbesondere der Mechanismen der Traumarbeit, und setzt außerdem voraus, daß man mit gewissen besonderen Charakteristiken des LSD-Zustandes und seiner Symbolsprache vertraut ist. Die am wenigsten komplizierten psychodynamischen Erfahrungen haben die Gestalt eines tatsächlichen Wiedererlebens seelisch hochrelevanter Ereignisse und einer lebendigen Wiederholung traumatischer oder außergewöhnlicher lustvoller Erinnerungen aus der frühen und späteren Kindheit oder auch aus anderen Lebensperioden. Kompliziertere Erscheinungen in dieser Gruppe stellen die bildliche Konkretisierung von Phantasien dar, die Dramatisierung von Wunsch- und Tagträumen, Deckerinnerungen und komplexen Mischungen von Phantasie und Realität. Außer diesen Phänomenen gibt es im psychodynamischen Bereich noch Erfahrungen verschiedener Art, die wichtiges unbewußtes Material enthalten, das in der verdeckten Form der symbolischen Verschleierung, der defensiven Entstellung und metaphysischer Anspielungen auftritt.

Psychodynamische Erfahrungen sind besonders häufig bei der psycholytischen Behandlung psychiatrischer Patienten und in nicht kontrollierten LSD-Sitzungen von Personen mit gravierenden seelischen Problemen. Eine weit geringere Rolle spielen sie in den Sitzungen von Personen, die seelisch stabil sind und deren Kindheit ohne einschneidendere Ereignisse verlief. In den Anfangsphasen der psycholytischen Behandlung können psychodynamische Erfahrungen viele Sitzungen hintereinander beherrschen, bis das ihnen zugrunde liegende unbewußte Material gelöst und integriert ist und der Patient zur nächsten Ebene übergehen kann. Bei der psychedelischen Therapie kommt biographisches Material dieser Art gewöhnlich zu Beginn und in der Schlußphase der Sitzung zum Vorschein.

Gelegentlich können psychodynamische Erfahrungen den gesamten Verlauf einer psychedelischen Sitzung mit hoher Dosierung beherrschen; im allgemeinen jedoch werden durch die spezielle Vorbereitung, die Anwendung hoher Dosen von LSD und durch die Gesamtheit der inneren und äußeren Bedingungen dieser Form der LSD-Therapie eher Erfahrungen aus tieferen Schichten des Unbewußten hervorgerufen, wie wir sie später beschreiben werden (das heißt perinatale und transpersonale Phänomene).

Die Phänomenologie der psychodynamischen Erfahrungen in LSD-Sitzungen stimmt weitgehend mit den Grundkonzeptionen der klassischen Psychoanalyse überein. Wären psychodynamische Erfahrungen der einzige Typus von LSD-Erlebnissen, so könnten die Beobachtungen aus der LSD-Psychotherapie als Laboratoriumsbeweis der Grundprämissen Freuds betrachtet werden. Die psychosexuelle Dynamik und die fundamentalen Konflikte der menschlichen Psyche, wie sie Freud dargestellt hat, manifestieren sich mit ungewöhnlicher Klarheit und Eindrücklichkeit selbst in Sitzungen naiver Versuchspersonen, die nie analysiert wurden, keine psychoanalytischen Bücher gelesen haben und auch sonst weder direkter noch indirekter Beeinflussung dieser Art ausgesetzt waren*. Unter dem Einfluß von LSD stehende Personen erfahren eine Regression

* Diese Feststellung könnte dem amerikanischen Leser nicht überzeugend erscheinen, der ja von psychoanalytischen Informationen buchstäblich überschwemmt wird. Es muß deshalb hervorgehoben werden, daß infolge der besonderen Umstände die Orientierungsmöglichkeiten der tschechischen Testpersonen über psychoanalytische Gedanken minimal waren. Nach der deutschen Besetzung der Tschechoslowakei im Jahre 1939 wurden psychoanalytische Bücher von den Nazis aus den Bibliotheken entfernt und verbrannt, da Freuds Werk als ein gefährliches Mittel der »jüdisch-bolschewistisch-freimaurerischen Verseuchung« betrachtet wurde. Nach dem Putsch und der Machtübernahme durch die Kommunisten im Jahre 1948 wurde die psychoanalytische Literatur, die in den ersten Nachkriegsjahren wieder in die Bibliotheken gestellt worden war, in besondere Abteilungen für »verbotene Bücher« verbracht, wo sie nur marxistischen Philosophen mit Sondererlaubnis zugänglich war, die Kritiken der psychoanalytischen Lehre schrieben. Die sowjetischen Ideologen betrachteten die Psychoanalyse als ein besonders gefährliches Produkt der »kapitalistischen, bürgerlichen und reaktionären Propaganda« zur Unterjochung der Arbeiterklasse. Während dieser stürmischen Jahre wurde die Gedenktafel an dem Haus in Příbor (Freiberg) in Mähren, in dem Freud geboren wurde, zweimal entfernt und wieder an ihren ursprünglichen Platz zurückgebracht. Nur ein einziger Psychoanalytiker überlebte den Zweiten Weltkrieg in der Tschechoslowakei, durch den die Kontinuität der psychoanalytischen Ausbildung gewahrt wurde.

in die Kindheit, ja sogar in die Säuglingszeit, sie erleben mannigfaltige psychosexuelle Traumata und komplexe Gefühle, die mit der infantilen Sexualität zusammenhängen, wieder und werden mit Konflikten konfrontiert, die mit Aktivitäten in verschiedenen libidinösen Zonen zusammenhängen. Sie müssen sich mit einigen Grundproblemen der Psyche, wie sie die Psychoanalyse beschrieben hat, auseinandersetzen und sie durcharbeiten, wie z. B. den Ödipuskomplex und den Elektrakomplex, die Kastrationsangst und den Penisneid.

Trotz dieser weitgehenden Entsprechung und Übereinstimmung lassen sich einige der in den psychodynamischen LSD-Sitzungen auftretenden Phänomene mit den Freudschen Konzeptionen nicht erklären. Um zu einem umfassenderen und genaueren Verständnis dieser Sitzungen und der Folgen zu gelangen, die sie für den klinischen Zustand des Patienten und seine Persönlichkeitsstruktur haben, ist es erforderlich, ein neues Prinzip in das psychoanalytische Denken einzuführen. LSD-Phänomene auf dieser Ebene lassen sich begreifen und manchmal auch voraussagen, wenn wir in Begriffen spezifischer Erinnerungskonstellationen denken, für die ich die Bezeichnung »COEX-Systeme« (»systems of condensed experience« = Systeme verdichteter Erfahrungen) verwende*. Diese Konzeption hat sich aus den Analysen der Phänomenologie serienmäßiger LSD-Sitzungen in der Anfangsphase meiner Forschungsarbeit in Prag entwickelt. Sie hat sich als außerordentlich nützlich für das Verständnis der durch Drogeneinwirkung ausgelösten psychodynamischen Erfahrungen in den Anfangsstadien der psycholytischen Therapie psychiatrischer Patienten erwiesen.

COEX-Systeme (Systeme verdichteter Erfahrungen)

Ein COEX-System kann definiert werden als eine spezifische Konstellation von Erinnerungen, die aus verdichteten Erfahrungen (und damit verbundenen Phantasien) aus verschiedenen Lebensabschnitten des einzelnen besteht. Die zu einem bestimmten COEX-System gehörenden Er-

* Die Existenz von Steuerungssystemen als wichtigen Prinzipien für das Verständnis der psycholytischen Therapie mit LSD wurde unabhängig von mir von H. Leuner entdeckt und beschrieben (11). Er prägte für sie den Terminus »transphänomenale dynamische Steuerungssysteme — tdysts«. Obwohl es viele Ähnlichkeiten zwischen der Konzeption des COEX-Systems und der des »tdysts« gibt, sollte doch die terminologische Differenzierung beibehalten werden, und zwar wegen der zahlreichen Implikationen und Verzweigungen der Konzeption »COEX-System« innerhalb des hier dargestellten Gesamtsystems.

innerungen haben ein ähnliches Grundthema oder enthalten ähnliche Elemente und sind mit starken Emotionen der gleichen Qualität besetzt. Die tiefsten Schichten dieses Systems stellen lebhafte, farbige Erinnerungen an Erfahrungen aus der ersten Lebenszeit und der frühen Kindheit dar. Zu den oberflächlicheren Schichten gehören Erinnerungen an ähnliche Erfahrungen aus späteren Lebensperioden bis hin zur gegenwärtigen Situation. Jedes COEX-System hat ein Grundthema, das alle Schichten durchdringt und ihren gemeinsamen Nenner darstellt; diese Themen können von ganz unterschiedlicher Art sein. Die verschiedenen Schichten eines bestimmten Systems können zum Beispiel alle Erinnerungen an frühere demütigende und entwürdigende Situationen enthalten, denen der Patient ausgesetzt war und die seiner Selbstachtung Schaden zufügten. In anderen Fällen kann das gemeinsame Element Angst sein, die der Betreffende im Zusammenhang mit schrecklichen, furchterregenden Ereignissen erlebt hat — klaustrophobische Gefühle und Erstickungsgefühle, die durch erdrückende, beengende Umstände hervorgerufen wurden, in denen keine Möglichkeit bestand, zurückzuschlagen und sich zu wehren oder aber zu fliehen —, oder auch ein intensives Gefühl des Schuldigseins und des moralischen Versagens, das durch besondere Situationen verschiedener Art ausgelöst wurde. Die Erfahrung seelischer Entbehrung und Zurückweisung in verschiedenen Entwicklungsperioden ist ein weiteres gemeinsames Motiv vieler COEX-Konstellationen. Ebenso häufig sind Grundthemen, in denen die Sexualität als gefährlich oder abstoßend erscheint, und solche, die Aggression und Gewalttätigkeit zum Inhalt haben. Besonders wichtig sind COEX-Systeme, die Situationen, in denen Überleben, Gesundheit und körperliche Unversehrtheit des Patienten gefährdet waren, verkürzt und verdichtet wiedergeben. Die starke emotionale Befrachtung der COEX-Systeme (die sich in der oft heftigen Abreaktion erweist, welche die Entfaltung dieser Systeme in LSD-Sitzungen begleitet) ist offenbar eine Summierung all der Emotionen, die zu den konstituierenden Erinnerungen eines bestimmten Typus gehören.

Die einzelnen COEX-Systeme haben feste Bezüge zu bestimmten Abwehrmechanismen und sind mit spezifischen klinischen Symptomen verknüpft. Die Wechselbeziehungen zwischen den einzelnen Teilen und Aspekten der COEX-Systeme stehen in den meisten Fällen prinzipiell im Einklang mit den Gedanken Freuds; das theoretisch neue Element ist das Konzept des dynamischen Organisationssystems, das die einzelnen Bestandteile zu einer fest umrissenen funktionellen Einheit zusammenfügt. Die Persönlichkeitsstruktur enthält gewöhnlich eine größere Anzahl von COEX-Systemen. Ihr Charakter und Umfang, ihre Gesamtzahl und Intensität variieren beträchtlich von Person zu Person.

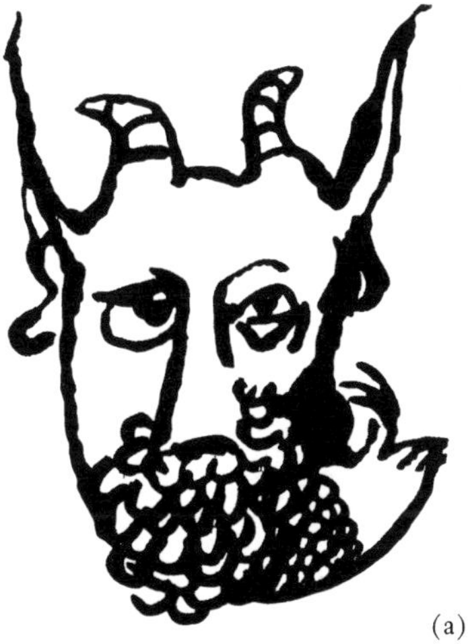

(a)

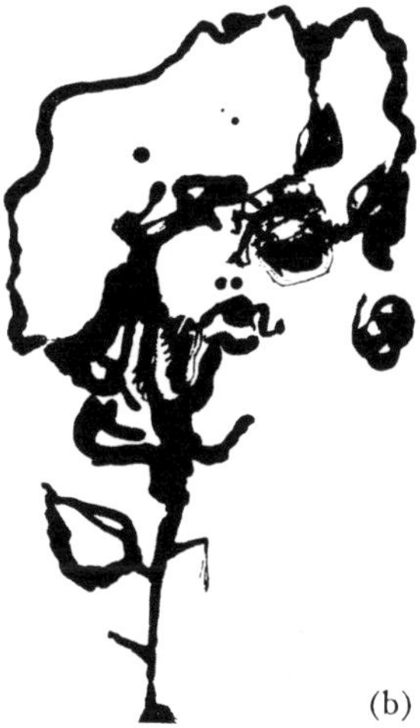

(b)

Zwei Zeichnungen, die ein zwangsneurotischer Patient in einer psychodynamischen LSD-Sitzung anfertigte und in denen er seinen Mangel an Selbstbehauptungsvermögen, seine Nachgiebigkeit und seine Rolle als unter dem Pantoffel stehender Ehemann explorierte.

Bild (a) ist eine symbolische Darstellung seiner Vorstellung von der männlichen Rolle. Das verdichtete Bild hat die Hörner eines Ochsen und die Ohren eines Esels; diese beiden Tiere werden oft als Symbole der Dummheit verwendet. Der Bart ist zu einem Fisch stilisiert und deutet die Unfähigkeit des Mannes an, sich in der Konfrontation mit einer Frau verbal zu behaupten. Die Gesamtkomposition jedoch hat die Gestalt eines Teufels und enthüllt die unterdrückte Aggression des Patienten.

Bild (b) spiegelt die Vorstellung des Patienten von der weiblichen Rolle wider. Schönheit als ein wesentliches Merkmal der Weiblichkeit wird durch eine Rose symbolisiert. Scharfe Dornen mit herabtropfendem Blut und verschiedenen gefährlichen Tieren — wie Skorpion, Schlange und Tausendfüßler — im Perianthium enthüllen die in dieser Schönheit verborgene Gefahr.

Je nach der Grundqualität der emotionalen Ladung können wir unterscheiden zwischen *negativen COEX-Systemen* (solche, die unlustvolle Gefühlserfahrungen verdichten) und *positiven COEX-Systemen* (solche, die lustvolle Gefühlserfahrungen und positive Aspekte des früheren Lebens verdichten). Obwohl es gewisse Interdependenzen und Überschneidungen gibt, können die einzelnen COEX-Systeme doch relativ autonom funktionieren. In einer komplizierten Interaktion mit der Umwelt beeinflussen sie selektiv die Art und Weise, wie der Betreffende sich selbst und die Welt wahrnimmt, sie beeinflussen seine Gefühle und seine Ideenbildung, ja sogar viele somatische Vorgänge.
Im folgenden wird das Konzept der COEX-Systeme durch mehrere klinische Beispiele aus der psycholytischen Therapie veranschaulicht. Bei allen diesen Beispielen handelt es sich um negative COEX-Systeme, die bei der psycholytischen Behandlung häufiger sind und eine größere Vielfalt aufweisen als die positiven.

Peter, ein 37jähriger Tutor, war in den zwei Jahren, die dem Beginn der psycholytischen Therapie vorangingen, in unserer Abteilung mehrmals stationär behandelt worden. Intensive Psychotherapie und medikamentöse Behandlung brachten nur eine oberflächliche und vorübergehende Linderung seiner schweren psychischen Krankheitserscheinungen. Seine Hauptprobleme bildeten damals Symptome, in denen sich zwangsneurotische mit masochistischen Elementen verbanden. Er stand fast unaufhörlich unter dem Zwang, einen Mann mit bestimmten physiognomischen Zügen zu finden, der außerdem möglichst schwarz angezogen sein sollte. Sein Anliegen war, mit diesem Mann in Kontakt zu treten, ihm seine Lebensgeschichte zu erzählen und ihm schließlich sein drängendes Verlangen zu gestehen, in einen dunklen Keller eingesperrt, mit einem Strick gefesselt und mit grausamen physischen und psychischen Torturen aller Art gequält zu werden. Unfähig, an etwas anderes zu denken, wanderte er durch die Straßen und suchte öffentliche Anlagen, Bedürfnisanstalten, Bahnhöfe und Wirtschaften auf, immer in der Absicht, den geeigneten Mann zu finden. Mehrfach gelang es ihm, die von ihm Ausgesuchten zu überreden oder durch Geld dazu zu bewegen, daß sie die von ihm verlangten Dinge taten. Geschah das, dann stellte sich jedoch kein masochistisches Lustgefühl ein, sondern er empfand größte Angst und verabscheute die Folterungen. Da er ein besonderes Talent hatte, Personen mit ausgeprägt sadistischen Persönlichkeitszügen zu finden, wurde er zweimal beinahe umgebracht und mehrmals ernstlich verletzt; in einem anderen Fall fesselte ihn sein Partner und nahm ihm sein Geld ab. Neben diesen Problemen litt der Patient noch an Depressionen mit Suizidten-

denz, Spannungs- und Angstzuständen, Impotenz und sehr selten auftretenden epilepsieartigen Anfällen.
Die retrospektive Analyse ergab, daß seine Hauptsymptome erstmals im Zweiten Weltkrieg während eines Zwangsarbeitseinsatzes in Deutschland auftraten*, als zwei Nazifunktionäre ihn mit vorgehaltener Pistole zwangen, bei ihren homosexuellen Betätigungen mitzumachen. Als der Krieg vorbei war, entdeckte er, daß diese Erfahrungen in ihm eine Neigung zur passiven homosexuellen Rolle im Geschlechtsverkehr hinterlassen hatten. Mehrere Jahre später entwickelte sich bei ihm ein typischer Fetischismus für schwarze Männerkleidung. Dieser verwandelte sich allmählich in das geschilderte unwiderstehliche masochistische Verlangen, dessentwegen er in Behandlung kam.
In einer Serie von fünfzehn psycholytischen Sitzungen wurde Schritt für Schritt ein sehr interessantes und bedeutsames COEX-System manifest gemacht. Die oberflächlichsten Schichten dieses Systems bildeten die Erinnerungen Peters an traumatische Begegnungen mit seinen sadistischen Partnern. Bei mehreren Gelegenheiten hatten die Männer, mit denen er Kontakt aufnahm, ihn tatsächlich mit Stricken gefesselt, ihn ohne Nahrung und Wasser in einen Keller eingeschlossen und ihn durch Würgen und Auspeitschen gefoltert. Einer seiner sadistischen Komplizen fesselte ihn in einem Wald, schlug ihn mit einem großen Stein auf den Kopf und lief mit seiner Brieftasche davon. Ein anderer Kerl versprach, Peter in einen Keller einzusperren, der sich angeblich in seinem Häuschen im Wald befand. Auf der Zugfahrt zu diesem Wochenendhaus fiel Peter der unförmige große Rucksack seines Begleiters auf. Als dieser das Abteil verließ, um auf die Toilette zu gehen, stieg Peter auf die Bank und untersuchte den Inhalt des verdächtigen Gepäckstücks. Er entdeckte ein ganzes Arsenal von Mordwerkzeugen, darunter eine Pistole, ein großes Metzgermesser, eine chirurgische Säge, wie sie für Amputationen benützt wird, und eine frisch geschliffene Axt. Von Panik erfaßt, sprang Peter aus dem fahrenden Zug und zog sich dabei erhebliche Verletzungen zu; er war jedoch überzeugt, daß das ihm das Leben gerettet hatte. Diese und ähnliche dramatische Episoden wurden in den ersten LSD-Sitzungen wiedererlebt. Außerdem tauchten die sadistischen Themen auch in vielerlei symbolischen Formen auf.
Eine tiefere Schicht des gleichen Systems bildeten Peters Erlebnisse im

* Im Zweiten Weltkrieg brachten die Nazis junge Menschen in großer Zahl aus den besetzten Gebieten nach Deutschland und verwendeten sie zur Sklavenarbeit in besonders risikoreichen Arbeitssituationen, z. B. in Steinbrüchen, Gießereien, Munitionsfabriken. Die Deutschen nannten das »Totaleinsatz«.

Nazideutschland. In den von diesem Teil der COEX-Konstellation beeinflußten LSD-Sitzungen erlebte er noch einmal in allen Einzelheiten seine Erlebnisse mit homosexuellen Nazis, einschließlich all der komplizierten Gefühle, die diese Episoden in ihm hervorriefen. Außerdem erlebte er eine Reihe anderer Kriegserinnerungen wieder, die die Atmosphäre der nationalsozialistischen Gewaltherrschaft widerspiegelten. Er hatte Visionen von Hakenkreuzfahnen, pompösen SS-Paraden, gigantischen Hallen im Reichstagsgebäude und dräuenden Adleremblemen, von abgemagerten Häftlingen in Konzentrationslagern, von Hausdurchsuchungen durch die Gestapo und von den Schlangen der Opfer vor den Gaskammern in den Vernichtungslagern.

Die Kernerfahrungen dieses Systems jedoch bezogen sich auf Peters Kindheitserlebnisse, bei denen es um Strafen ging, die seine Eltern angewandt hatten. Es stellte sich heraus, daß seine Mutter ihn manchmal für längere Zeit ohne Nahrung in einen dunklen Keller eingesperrt hatte, und daß die Strafmethode seines despotischen Vaters darin bestand, ihn auf grausamste Weise mit einem Lederriemen auszupeitschen. Der Patient erkannte nun, daß seine masochistischen Begehrungen ein Abbild der kombinierten elterlichen Strafen waren.

Während der Zeit des Wiedererlebens dieser Erinnerungen war bei dem Patienten ein auffallendes Auf und Ab der Intensität seines Hauptproblems zu beobachten, es verschwand jedoch nicht völlig auf längere Frist. Zuletzt erlebte Peter dann erneut die qualvolle Erfahrung seines Geburtstraumas in all ihrer biologischen Brutalität wieder. Seinem späteren Kommentar zufolge waren darin genau jene Elemente enthalten, die er von der sadistischen Behandlung erwartete, um die er sich so verzweifelt bemühte: dunkler, abgeschlossener Raum, Einengung der Körperbewegungen und Preisgabe an extreme physische und seelische Peinigungen. Das Wiedererleben der biologischen Geburt bewirkte schließlich die Auflösung seiner schwierigen Probleme.

Das Wiedererleben des Geburtstraumas liegt jenseits des Bereichs der Psychodynamik, wie sie in der traditionellen Psychotherapie üblicherweise verstanden wird. In die obige Fallgeschichte wurde das Phänomen der Vollständigkeit halber mit einbezogen; es gehört jedoch eigentlich zur nächsten Stufe der LSD-Erfahrung, die wir im folgenden Kapitel behandeln werden.

Ein Vergleich des vorstehenden klinischen Beispiels mit dem folgenden wird zeigen, daß die verschiedenen COEX-Systeme trotz der weitgehenden Unterschiede im Inhalt in ihrer formalen dynamischen Struktur tiefgehende Parallelen aufweisen. Offenbar werden in jedem einzelnen Fall ähnliche traumatische Ereignisse in den Gedächtnisbanken gespeichert, und zwar in enger Verbindung mit der ältesten Erfahrung einer solchen Serie, also dem Primärtrauma. Das älteste Ereignis, das die prototypischen Musterformen prägt, bildet den Grundstock und Mittelpunkt der COEX-Konstellation, die »Kern-Erfahrung« des Systems. Das Bündel der späteren Erinnerungen ist um diesen Kern gruppiert; die ganze Konstellation wird dann in der Regel auf einen bestimmten Einzelaspekt der biologischen Geburt bezogen (siehe die Erörterung der perinatalen Matrizes auf S. 107 f.).

Renata, eine zweiunddreißigjährige Hausfrau, war wiederholt in psychiatrischen Abteilungen stationär behandelt worden, und zwar wegen schwerer Krebsangst, zwanghafter Ideenbildung und Verhaltensweise, schwerer Depressionen mit Suizidneigungen, einer Tendenz zur Selbstverstümmelung und Symptomen, die auf der Grenze waren zum Psychotischen. Sie hatte zwar schon seit ihrer frühen Kindheit an vielfältigen neurotischen Problemen gelitten, aber ihre Hauptsymptome hatten erst einige Jahre vor ihrer LSD-Behandlung eingesetzt, nachdem ihr ein Gynäkologe mitgeteilt hatte, sie habe eine wunde Stelle am Gebärmutterhals. Seit dieser Zeit war sie von einer übermäßigen Krebsangst geplagt, abwechselnd mit hypochondrischen Vorstellungen oder sogar der festen Einbildung, sie habe bereits Krebs. Sie suchte eine ganze Reihe von Polikliniken und Krankenhäusern auf und bestand mit solcher Dringlichkeit und Hartnäckigkeit auf allen nur denkbaren klinischen Untersuchungen und Laboratoriumstests, daß sie allmählich als Landplage in den Kliniken gefürchtet war. Die Krebsangst der Patientin blieb mehrere Jahre lang unverändert, allerdings vermutete sie die pathologischen Vorgänge das eine Mal an den Sexualorganen, das andere Mal im Gehirn, der Mund- und Rachenhöhle, an den Bronchien und der Lunge, am Magen oder an der Wirbelsäule. Ihre Ängste veranlaßten sie nicht selten zu schmerzhaften und gefährlichen Eingriffen und Manipulationen. Als sie beispielsweise den Verdacht hatte, in ihrer Mundschleimhaut bildeten sich Tumoren, nahm sie eine Schere und schnitt aus Zunge und Gaumen Stücke heraus, um die »Gewächse« zu entfernen. Das führte mehrmals zu unstillbaren Blutungen, so daß sie in der Notfallstation landete. Bei anderen Gelegenheiten brachte sie es durch fortwährendes angstvolles Drängen fertig, Ärzte zu unnötigen, von ihr selbst verordneten Eingriffen und diagnostischen Maßnahmen zu bewegen. In einer Zeit, als die Lunge das krebsverdächtige Organ war, zwang sie die Lungenspezialisten dazu, nacheinander vier nicht indizierte Bronchoskopien durchzuführen (eine ziemlich schmerzhafte Prozedur, bei der ein langer

Metalltubus mit eingebauter Optik in die Tracheobronchialwege eingeführt wird).

Renata hatte ferner beträchtliche Probleme in ihrem Sexualleben. Es fiel ihr außerordentlich schwer, intime Beziehungen aufzunehmen; ihre Erfahrungen mit Männern waren ziemlich traumatisch und bestürzend für sie. Brutale sexuelle Annäherungen und versuchte Vergewaltigungen waren das vorherrschende Muster. Sie hatte noch nie einen Orgasmus beim Geschlechtsverkehr erlebt. Sexuelle Erregung löste regelmäßig Panikgefühle aus, heftige Todesangst und später dann eine Verstärkung ihrer Krebsangst. Umgekehrt wirkten extrem starke Angst, wie etwa bei Luftangriffen während des Krieges, gefährliche Situationen beim Autofahren und schreckenerregende Szenen in Horrorfilmen sexuell stimulierend auf sie.

Während ihrer psycholytischen Therapie wurde ein sehr starkes und bedeutsames COEX-System, das eng mit ihren psychopathologischen Hauptproblemen verknüpft war, in einer Reihe aufeinanderfolgender LSD-Sitzungen aufgedeckt, wiedererlebt und integriert. Das Grundthema war die Gleichsetzung des männlichen Elements mit brutal, sadistisch und höchst gefährlich. In diesem Zusammenhang gab es einen tiefen, unbewußten Konnex zwischen Sexualität und vitaler Bedrohung, tückischen Krankheiten (wie Krebs, Geschlechtskrankheiten und Lepra) und Tod.

Die oberflächlichsten Schichten dieses COEX-Systems umfaßten Erinnerungen an traumatische Erfahrungen relativ neuen Datums in ihrem Ehe- und Berufsleben. Sie war mit einem ziemlich schwachen Mann verheiratet, der sehr schüchtern, gehemmt und sexuell unerfahren war und dem sie sich geistig überlegen fühlte. Sie empfand die Beziehung deshalb nicht als bedrohlich und war überzeugt, daß sie die Situation fest im Griff hatte. Das Sexualleben des Paares war sehr ungleichmäßig- und voller Konflikte. Es hatte mehrere Monate gedauert, bis ihre Ehe sexuell vollzogen war, und danach war der sexuelle Kontakt zwischen Renata und ihrem Mann unregelmäßig und selten. Nach wenigen Ehejahren verweigerte sie den Geschlechtsverkehr ganz; dies fiel mit der schon erwähnten Feststellung einer wunden Stelle am Gebärmutterhals zusammen. Der Mann, der nicht in der Lage war, einen Ausweg für seine frustrierte Sexualität zu finden, war immer weniger bereit, sich mit dieser abnormen Situation abzufinden. Er begann, Renata zu belästigen, und da er bei ihr auf entschiedenen Widerstand stieß, begann er, sie körperlich zu mißhandeln, und machte schließlich mehrmals den Versuch, sie zu vergewaltigen. Zur gleichen Zeit passierten Renata ganz ähnliche Dinge an ihrem Arbeitsplatz. Mehrere ihrer Arbeitskollegen begannen, unabhängig von-

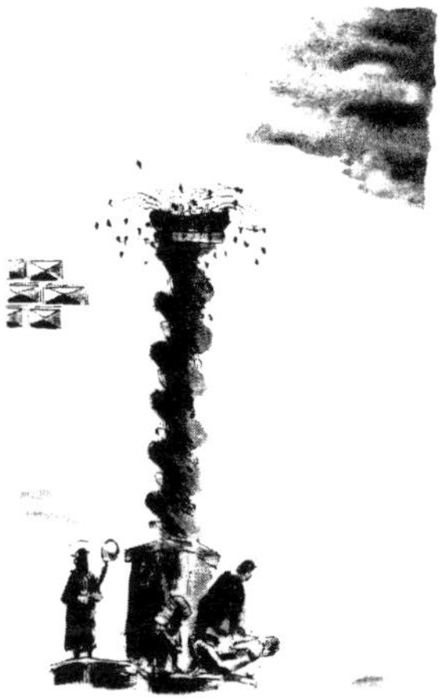

Bild einer symbolischen Vision, das die enge Beziehung zwischen Sexualität und Tod in Renatas Unbewußtem zeigt. Die Zeichnung stellt eine berühmte Pestsäule in Prag dar, die als magischer Schutz gegen Pestepidemien errichtet wurde. Hier ist sie von einem Strom von Spermatozoen umwunden. Die Patientin deutete Pest wie auch Lepra, Krebs und Geschlechtskrankheit als Strafe für sexuelle Betätigungen.

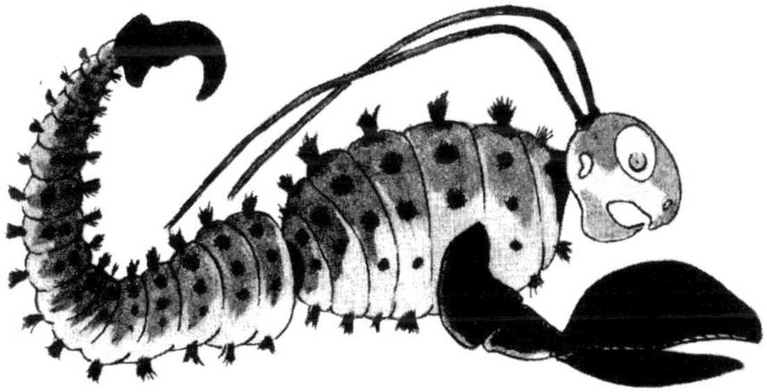

Die Vision eines phantastischen Tieres, das Renata in einer ihrer LSD-Sitzungen als symbolische Repräsentanz ihrer Krebsangst sah. Die Analyse zeigte, daß es sich um ein zusammengesetztes Bild mit einer interessanten Struktur handelte; alle Einzelteile des Bildes waren in Wirklichkeit überdeterminierte Anspielungen auf Renatas traumatische Erlebnisse mit ihrem Stiefvater, die zur Psychogenese dieses Symptoms beigetragen hatten.

einander, aggressiv mit ihr zu flirten. Es kam zu einer Reihe offener sexueller Attacken, die Renata erschreckten, verwirrten und irritierten. Die Erinnerungen an diese sexuellen Angriffe, von seiten ihres Mannes und von seiten ihrer Arbeitskollegen, bildeten die am leichtesten zugängliche Schicht dieses COEX-Systems.

Die tieferen Schichten dieses Systems standen im Zusammenhang mit ihren Erfahrungen in der Adoleszenz und Postadoleszenz. In dieser Periode hatte sie mehrere erotische Beziehungen, die alle dem gleichen festen, sich wiederholenden Muster folgten. Bei jeder dieser Beziehungen war eine starke Gefühlsbindung an ihren Partner vorhanden; sie neigte dazu, ihre Partner zu idealisieren, hatte eine Vorliebe dafür, lange Spaziergänge zu machen, Diskussionen über Dinge zu führen, die nichts mit ihrer Beziehung zu tun hatten, und oberflächliche, unverbindliche Sympathiebezeigungen auszutauschen. Sobald jedoch der Freund nur den harmlosesten sexuellen Annäherungsversuch unternahm — eine Berührung, eine Umarmung oder ein Kuß —, überfiel sie schreckliche Angst. Kam es zu einer solchen Situation, dann erschien es ihr, als verwandle sich ihr Freund tatsächlich physisch und nehme Tiergestalt an. Wiederholt flüchtete sie aus solchen Situationen in panischer Angst; ihren Partner wollte sie nie wiedersehen. Episoden dieser Art wurden in ihren LSD-Sitzungen mehrmals wiedererlebt, mit allen Einzelheiten des äußeren Hintergrunds und der damaligen Gefühle und körperlichen Empfindungen.

Nach vielen Kämpfen und Seelenqualen überwand Renata endlich ihre äußerst starken Widerstände und Abwehrmechanismen, und es gelang ihr, der Kernerfahrung dieses Systems gegenüberzutreten. Dies erfolgte in zahlreichen, aufeinanderfolgenden Sitzungen mosaikartig; verschiedene Bruchstücke und Facetten einer komplizierten Geschichte wurden getrennt wiedererlebt und dann zu einem sinnvollen Ganzen zusammengesetzt. Der abschließenden Rekonstruktion zufolge setzte sich die Kernerfahrung aus den folgenden Ereignissen zusammen: Als Renata etwa sieben oder acht Jahre alt war, ging ihre Mutter an einem Samstagnachmittag weg, um mit einer Verwandten ins Theater zu gehen. Renata blieb allein mit ihrem Stiefvater zu Hause, den sie damals sehr gern hatte; die beiden spielten oft miteinander, wobei es häufig auch zu körperlichen Berührungen kam. Der Stiefvater hatte Renatas Mutter in schon vorgerücktem Alter (55 Jahre) geheiratet, nachdem er zuvor ein abenteuerliches Leben als Weltenbummler geführt hatte; der Altersunterschied zwischen den beiden war beträchtlich. Den Schilderungen des Wiedererlebens in den LSD-Sitzungen zufolge schlachtete der Stiefvater an dem kritischen Tag im Badezimmer eine Gans für das Mittagessen am Sonntag. Bei diesem blutigen Geschäft wurde er von sadistischer und sexueller Erregung erfaßt. Er forderte Renata auf, zu ihm ins Badezimmer zu kommen, und begann sich sonderbar zu verhalten. Er entkleidete sie, berührte sie an verschiedenen Körperteilen, leckte an ihnen, stimulierte ihre Genitalien und deflorierte sie mit dem Finger. Schließlich knöpfte er seine Hose auf und steckte ihr seinen Penis in den Mund. Er forderte sie auf, an seinem Penis zu saugen und zu lecken, damit der groß und hart werde. Wie Renata angab, wurde sie schließlich Zeugin einer Ejakulation, was sie völlig aus der Fassung brachte. Ein sehr wichtiger Aspekt dieser Szene war das veränderte Aussehen ihres Stiefvaters. Er sah ganz anders aus, als sie ihn kannte; in seinen Augen war ein seltsames, hektisches Glitzern, und sein Gesicht schien tierische Züge anzunehmen. Einige Elemente dieser Kernerfahrung ließen sich auf eine frühere Episode zurückverfolgen, die sich ereignete, als sie vier Jahre alt war. Einmal, als sie und ihr Stiefvater im Bett miteinander spielten, hatte er sie zu seinem Lendenbereich hinabgeschoben, wo sie seinen aufgerichteten Penis entdeckte.

Den Schilderungen des Wiedererlebens zufolge hatte dieses traumatische Ereignis dann noch eine komplizierte Fortsetzung. Der Stiefvater brachte Renata angeblich in den Keller, schlug sie und drohte ihr Schlimmes an, falls sie die Szene im Badezimmer nicht geheimhielte. Er zwang sie zu schwören, daß sie ihrer Mutter nichts von dem Geschehenen sagen werde. Als Strafe für den Fall, daß sie ihren Schwur brach, drohte er ihr an, sie mit abgeschnittener Zunge für immer in den dunklen Keller einzusperren oder aber umzubringen.

Als das geschilderte COEX-System in einer Serie von LSD-Sitzungen auf seine Kernerfahrungen zurückgeführt und wiedererlebt wurde, mußte Renata zuerst die neueren traumatischen Erfahrungen mit ihrem Mann und ihren Arbeitskollegen durcharbeiten, dann die Episoden mit ihren Liebhabern und schließlich verschiedene Aspekte der Kernerfahrung selbst. Die Grundthemen des Systems waren in den LSD-Sitzungen außerdem in einer Vielzahl symbolischer Metaphern repräsentiert, ferner in Anspielungen auf Bücher, Filme, Gemälde und mythologische Geschichten, die mit Gewalttätigkeit, Vergewaltigung, Sexualität und Tod, Sexualmorden, Mißbrauch von Kindern, Schwangerschaft und Geschlechtskrankheiten zu tun hatten. Als dann die traumatische Erfahrung wiedererlebt und integriert worden war, erkannte Renata, wie tief ihre neurotischen Symptome und ihr irrationales Verhalten mit der Kernerfahrung verknüpft waren. Sie fand Parallelen zwischen ihrer Krebsangst und ihrer Kindheitsvorstellung von der Schwangerschaft, die sie nach der Badezimmerszene erwartete und fürchtete. Die hypochondrischen Empfindungen in verschiedenen Organen, die sie als Krebs deutete, ließen sich auf Empfindungen im Zusammenhang mit den Manipulationen ihres Stiefvaters zurückführen. Sie identifizierte ihren Zwang, immer wieder Ärzte aufzusuchen, als einen unbewußt motivierten Drang, die Szene mit ihrem Stiefvater noch einmal durchzuspielen. Auskleiden und Berührungen bei der Körperuntersuchung, digitale Manipulationen bei gynäkologischen Kontrollen, dunkle, verschlossene Räume bei den Röntgenuntersuchungen und die gewaltsame Einführung eines phallischen Instruments bei der Bronchoskopie: In allen diesen Fällen waren, in mehr oder weniger verkleideter Gestalt, Elemente aus der Szene im Badezimmer und im Keller vorhanden. Renata erkannte jetzt auch, wieweit sie bei den späteren Wiederholungen ihrer traumatischen Begegnungen mit Männern selbst eine Schlüsselrolle gespielt hatte. Gerade die ungewöhnliche Verbindung von Flirten und verführerischem Verhalten mit Widerstand und Zurückweisung hatte eine starke sexuelle Reizwirkung auf ihren Mann und ihre Arbeitskollegen ausgeübt und diese schließlich dazu getrieben, Renata zu belästigen und zudringlich ihr gegenüber zu werden.

Renatas Symptome wurden zwar durch das Wiedererleben dieser früheren Erfahrungen und durch die dabei gewonnenen Einsichten stark modifiziert und gemildert, verschwanden jedoch nach dem Wiedererleben des COEX-Systems und seiner Kernerfahrung nicht völlig. Wie Peter im vorangehenden Beispiel, fand auch Renata eine noch tieferliegende Quelle ihrer psychopathologischen Phänomene in den profunden destruktiven Energien des Geburtstraumas. Die Grundaspekte ihrer Symptome — panische Angst, Erlebnis physischer Bedrohung und Versehrung, nach innen und außen gerichtete Aggression, Atembeschwerden (die sie in bezug auf ihren »Lungenkrebs« und bei den Bronchoskopien erfuhr), allerlei absonderliche somatische Empfindungen, sowie eine eigentümliche Mischung von sexuellen und aggressiven Gefühlen und die Konfusion von Sexualität und Tod — bilden einen wesentlichen Bestandteil des Geburtserlebnisses. Nachdem Renata Einblick in diese Schicht gewonnen hatte, entdeckte sie, daß Inhalt und Dynamik ihrer Krebsangst im einzelnen, die früher als direkte Abkömmlinge des Erlebnisses mit ihrem Stiefvater erschienen waren, auch einen sehr logischen und bedeutsamen Bezug zu den Ereignissen auf der perinatalen Ebene hatten.

Das letzte klinische Beispiel zeigt, daß die COEX-Systeme nicht ausschließlich aus Erinnerungen an traumatisierende Erfahrungen bestehen müssen, die in interpersonalen Beziehungen und menschlichen Situationen erlebt wurden. Gelegentlich werden in die COEX-Konstellation auch solche traumatischen Ereignisse inkorporiert — und können eine sehr wichtige Rolle spielen —, die mit Tieren und anderen nichtmenschlichen Elementen zusammenhängen, mit selbstzugefügten Unfällen und Verletzungen sowie mit Krankheiten und anderen Situationen, die das Überleben und die körperliche Unversehrtheit gefährden.

Richard war ein 26jähriger Student, der seit mehreren Jahren an einer schweren, nicht nachlassenden Depression litt, die zu sechs ernsthaften Suizidversuchen führte. Bei einem dieser Versuche nahm er Rattengift ein, nach seinen eigenen Worten ein Reflex seiner Gefühle sich selbst gegenüber und seiner gefährlich niedrigen Selbstachtung. Außerdem hatte er häufig Anfälle heftiger, unspezifischer Angstgefühle, kaum auszuhaltende Kopfschmerzen und Herzjagen und litt ferner an schwerer Schlaflosigkeit. Der Patient selbst brachte die meisten seiner Beschwerden mit Störungen in seinem Sexualleben in Zusammenhang. Er hatte zwar zahlreiche freundschaftliche Beziehungen zu Frauen, war aber nicht imstande, sich ihnen sexuell zu nähern und eine Situation herbeizuführen, die zum Geschlechtsverkehr geführt hätte. Er versuchte, seine übermäßige sexuelle Spannung durch häufiges Masturbieren zu reduzieren, was aber regelmäßig quälende Schuldgefühle im Gefolge hatte. Hin und wieder verwickelte er sich in homosexuelle Betätigungen, bei denen er stets eine passive Rolle spielte. Dabei konnte er zu einer momentanen sexuellen Befriedigung gelangen, die anschließenden Schuldgefühle und Gewissensbisse jedoch waren noch heftiger als bei der Masturbation. Seine Unfähigkeit, mit seinen sexuellen Trieben zurechtzukommen, stürzte ihn in eine solche Verzweiflung, daß er den Versuch unternahm, sich durch die Einnahme hoher Dosen von Östrogen selbst zu kastrieren. Nach langer, erfolgloser Behandlung mit einer Reihe konventioneller Therapien begann er mit der psycholytischen Behandlung.

Eines der wichtigsten COEX-Systeme, die bei der LSD-Therapie Richards aufgedeckt wurden, hing mit seiner Passivität zusammen, mit seiner Hilflosigkeit und seiner Opferrolle, die er in vielen Lebenssituationen angenommen hatte. Das Grundthema dieses Systems war die Begegnung mit einer überwältigenden äußeren Kraft, die auf ihn eindrang und ihn bedrohte, ohne ihm die geringste Chance zur Verteidigung oder Flucht zu lassen. Die oberflächlichsten Schichten dieser COEX-Konstellation standen im Zusammenhang mit verhältnismäßig kurz zurückliegendem traumatischem Material aus seinem Leben. Richard war von der Universität ausgeschlossen worden, nachdem er während des sogenannten »stalinistischen Personenkults« in große politische Schwierigkeiten geraten war. In den frühen LSD-Sitzungen erlebte er die Ereignisse noch einmal und durchlitt verzweifelte Gefühle ungerechter Behandlung und Hilflosigkeit gegenüber den gewaltigen destruktiven Kräften sozialer und politischer Art, wie sie in einem totalitären Regime wirksam sind.

Eine tiefere Schicht des gleichen Systems enthielt verdichtetes Erinnerungsmaterial im Zusammenhang mit den Erfahrungen, die Richard mit seinem brutalen, despotischen und autokratischen Vater gemacht hatte, einem chronischen Alkoholiker, der den Patienten wie auch dessen Mutter auf die grausamste Weise körperlich mißhandelt hatte. Im Laufe der LSD-Sitzungen erlebte Richard erneut zahlreiche solcher Episoden der Mißhandlung in recht komplexer und realistischer Form. Der extremste dieser Zwischenfälle führte zu schweren Körperverletzungen; in einem seiner Alkoholräusche versetzte der Vater Richard einen so heftigen Schlag, daß dieser durch ein großes Fenster flog. Richard erlitt zahlreiche Schnittwunden und blutete stark; er mußte in die Unfallstation des örtlichen Krankenhauses gebracht werden, wo der diensttuende Arzt seine Wunden nähte. Diese Episode — wie noch zahlreiche andere — wurde in den LSD-Sitzungen mit ungewöhnlicher Lebhaftigkeit und starker Gemütsbewegung wiedererlebt.

Außer dieser Form des Wiedererlebens erlebte Richard auch viele symbolische Szenen, die mit seinem Vaterkonflikt zusammenhingen. In einer dieser Szenen wurde er autosymbolisch in einen Karpfen verwandelt, der in einem Teich herumschwamm, sein Vater erschien als Fischer mit einer großen Angelrute. Richard — als der Karpfen — wurde gefangen, aus dem Wasser geholt und durch einen mächtigen Faustschlag getötet.

Die nächste Schicht dieses COEX-Systems bestand aus mehreren traumatischen Erinnerungen aus der Kindheit. Der erste Vorfall ereignete sich nach Richards Angaben, als er ungefähr sieben Jahre alt war; eines Tages versuchte er, das Innere des Familienradios zu erforschen, und erhielt einen starken elektrischen Schlag. Die zweite dieser Erinnerungen bezog sich auf eine schwere Krankheit in der Kindheit; beim Wiedererleben dieses Vorfalls erlebte sich Richard als an Diphtherie erkrankt, in Decken eingehüllt und um Atem ringend. Eine andere Erinnerung drehte sich darum, daß er kurze Zeit in seinem Badewännchen fast am Ertrinken war, als seine Mutter ihn kurz verlassen hatte, um sich um das Essen zu kümmern, das auf dem Herd kochte.

Die Kernerfahrung dieses Systems war höchst ungewöhnlich und interessant. Trotz des echten Schreckens, den Richard beim Wiedererleben empfand, war diese Episode nicht ohne eine gewisse Situationskomik. Bevor das volle Wiedererleben dieser Erinnerung einsetzte, tauchten in Richards LSD-Sitzungen eine Zeitlang immer wieder ländliche und landwirtschaftliche Elemente in verschiedenen Sinnesmodalitäten auf. Er sah

Sensen, Sicheln und Rechen, reifes Getreide, das sich sanft im Wind bewegte, weidende Kühe und Pferde, Feldblumen vor dem blauen Himmel, Brotlaibe und Krüge voll Milch — ein typisches Vesper von Bauern, die auf dem Feld arbeiten. Das alles war begleitet von den Geräuschen landwirtschaftlicher Geräte und den Lauten von Haustieren (Wiehern, Muhen, Bellen und Gackern). Er fühlte den Windhauch, der über die Felder strich, und roch den Duft von reifem Korn, frischbackenem Brot, von Gras und Feldblumen. Die seelischen Begleiterscheinungen dieser scheinbar idyllischen Sinneseindrücke paßten eigentlich nicht dazu: Gefühle der Angst, der Depression, der Hilflosigkeit. In einer dieser Sitzungen regredierte Richard plötzlich tief in die frühe Kindheit zurück und erlebte sich selbst als einjähriges Baby, in eine Decke gewickelt und auf dem Gras neben einem Acker liegend, auf dem die Erwachsenen Getreide ernteten. Er sah, wie eine Kuh sich ihm näherte, unmittelbar neben seinem Kopf weidete und ihm dann mit ihrer riesigen rauhen Zunge mehrmals über das Gesicht leckte. Während des Wiedererlebens dieser Episode erschien ihm der Kopf der Kuh gigantisch groß, fast den ganzen Sitzungsraum ausfüllend. Richard starrte hilflos in das monströse, speicheltriefende Maul der Kuh und fühlte, wie ihm Speichel über sein Gesicht rann. Nachdem er den glücklichen Ausgang dieser Situation wiedererlebt hatte, bei dem die Erwachsenen entdeckten, was vorging, und das Kind retteten, empfand Richard eine ungeheure Erleichterung und ein Aufwallen von Vitalität und Tatendrang. Er hörte volle fünf Minuten lang nicht auf zu lachen und war fähig, über seine schockierende Begegnung mit der Kuh zu scherzen.

COEX-Systeme ähnlich den drei eben angeführten Beispielen kann man bei vielen psychiatrischen Patienten finden, die sich einer psycholytischen Behandlung unterziehen. Da diese Systeme für das Verständnis psychodynamischer Erfahrungen in LSD-Sitzungen offenbar sehr wichtig sind, erscheint es zweckmäßig, die Probleme ihres Ursprungs, ihrer Dynamik und ihres Zutagetretens während der LSD-Prozedur ausführlicher zu erörtern.

Ursprung und Dynamik der COEX-Systeme

Das Wiedererleben von Erfahrungen, die verschiedene Ebenen der COEX-Systeme bilden, ist eine der häufigsten, immer wieder beobachteten Erscheinungen in der LSD-Psychotherapie psychiatrischer Patienten. Dieses Wiedererleben ist sehr realistisch, lebhaft und komplex; es ist charakterisiert durch vielfältige, überzeugende Anzeichen dafür, daß der

Patient auf das Lebensalter regrediert, in dem er das in Frage stehende Ereignis ursprünglich erlebt hatte. Einer der wichtigsten Aspekte dieser Regression ist die Tatsache, daß das Körperbild stets dem Lebensalter entspricht, zu dem der Betreffende regrediert ist. So schließt das Wiedererleben von Erinnerungen aus der frühen Kindheit typischerweise die Empfindung des Mißverhältnisses zwischen der Größe des Kopfes und der des übrigen Körpers ein. Beim Wiedererleben von Erinnerungen aus der Kindheit mit sexuellem Unterton äußern männliche Testpersonen mit Überraschung, ihr Penis erscheine ihnen lächerlich klein, und weibliche Testpersonen können sich ohne Schamhaare und mit unterentwikkelten Brüsten erleben. Sehr üblich sind: eine naive Wahrnehmung der Welt, das Fehlen eines begrifflichen Gerüsts und primitive Gefühle, die typisch für die Lebensphase sind, auf die der Patient regrediert ist. In diesem Zusammenhang können auch noch objektivere Indikatoren angeführt werden, wie etwa gewisse Aspekte von Zeichnungen, die in den Perioden der Regression angefertigt wurden, oder das Vorliegen neurologischer Reflexe, die für frühe Entwicklungsstufen typisch sind (z. B. der Babinski-Reflex, der Saugreflex oder die sogenannten Axialreflexe). Wichtige emotionelle Erfahrungen aus der Vergangenheit werden mit all den physiologischen, sensorischen und emotionellen Merkmalen der ursprünglichen Reaktion und den dazu gehörenden Vorstellungen und häufig mit einer detaillierten realistischen Darstellung des Hintergrunds wiedererlebt.

Manche Patienten in psycholytischer Therapie sind imstande, eine so tiefe Regression auf ein frühes Lebensalter schon während der ersten LSD-Sitzung und bei einer relativ niedrigen Dosis durchzumachen. Dieser leichte Zugang zu Kindheitserinnerungen scheint für hysterische Patienten besonders charakteristisch zu sein. In den meisten Fällen jedoch bedarf es mehrerer LSD-Sitzungen mit mittlerer Dosierung, bevor eine tiefergehende Regression in die Kindheit beobachtet werden kann. In Ausnahmefällen ist eine große Zahl von Sitzungen notwendig, bevor es zu einer tiefergehenden Regression und einem Wiedererleben der Kindheit kommt. Ein solcher Widerstand gegen die regressive Wirkung von LSD ist besonders typisch für Patienten mit einer schweren Zwangsneurose.

Die Liste typischer traumatischer Erfahrungen, die als Kernbestandteil negativer COEX-Systeme vorkommen, umfaßt ein breites Spektrum von Situationen, die die Sicherheit und die Befriedigung des Kindes beeinträchtigen. Die ältesten Kernerfahrungen sind mit der frühesten Kindheitsphase, dem Säuglingsalter, verbunden. Sehr häufig ist das Wiedererleben oraler Frustrationen im Zusammenhang mit einem starren Ernäh-

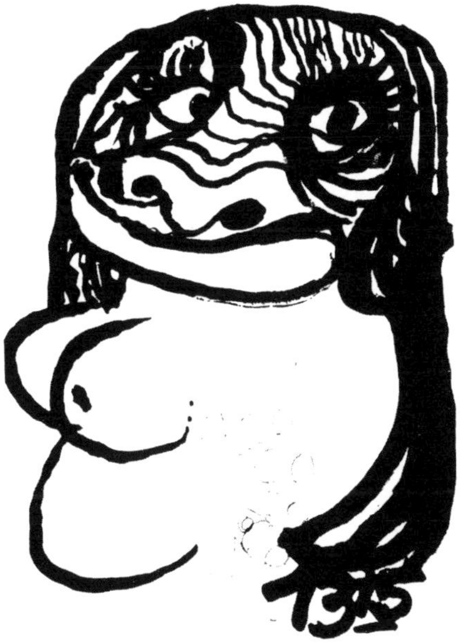

Eine tiefe Regression in die frühe Kindheit, mit dem Wiedererleben von Bedrängnis und Unlusterfahrungen beim Stillen. Ein symbolisches Bild der »schlechten Mutter«.

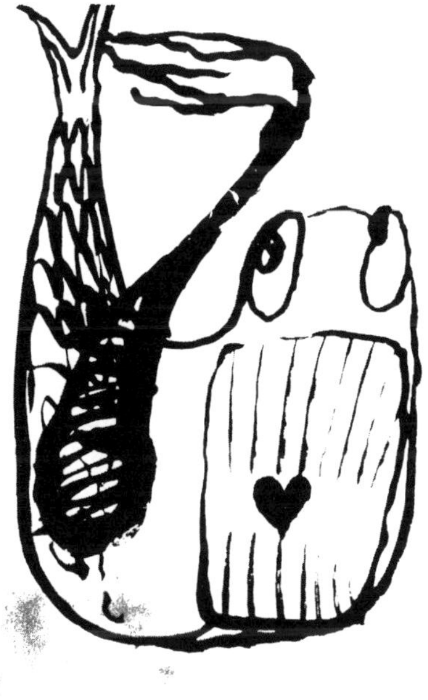

Eine Zeichnung, die die ambivalenten Gefühle darstellt, die ein Patient erlebte, der in einer LSD-Sitzung zu einer frühen oralen Stufe regredierte. Einverleibung wird zugleich als Vernichtung des Objekts (hier durch große Zähne symbolisiert) und als liebende Vereinigung (symbolisiert durch das Herz) wahrgenommen.

rungsplan, mit Mangel an Milch oder mit Spannung, Angst, Nervosität und Mangel an Liebe auf seiten der stillenden Mutter und ihrer Unfähigkeit, eine gefühlswarme, friedliche und schützende Atmosphäre zu schaffen. Ebenso häufig scheinen andere traumatische Erfahrungen aus der frühen Kindheit zu sein, wie z. B. Frieren und andere unangenehme Empfindungen, schmerzhafte ärztliche Eingriffe, körperliche Schmerzen bei Kinderkrankheiten, erzwungene Einnahme von widerwärtigen Flüssigkeiten (Lebertran, Medikamente verschiedener Art, starke Desinfektionsmittel), bedrohliche Geräusche, Überflutung durch einen überwältigenden Ansturm von Reizen, die das Kind nicht zu integrieren vermochte, nachlässige Behandlung und seelische Entbehrung. Gelegentlich berichteten Patienten auch von Erfahrungen des Stürzens, z. B. daß Erwachsene oder andere Kinder sie fallen ließen, daß sie aus dem Kinderwagen, aus dem Bett, von einem Tisch oder die Treppe hinunterfielen. Eine typische Gruppe unangenehmer Erfahrungen bezieht sich auf das Trauma der Entwöhnung und die Unlustgefühle, die mit der Ernährung durch die Flasche oder den Löffel zusammenhingen, z. B. Härte und Kälte des Löffels, schlechter Geschmack des Essens oder zu heißes Essen, Ungeduld der Betreuungsperson. Mehrere Patienten erlebten Probleme beim Zahnen wieder, als Beiß- und Kauversuche selbstverursachte Schmerzen hervorriefen.

Von besonderer Bedeutung sind Erinnerungen an Atmungsschwierigkeiten, die das Leben des Kindes gefährdeten. Die häufigsten Situationen dieser Art sind Erstickungsanfälle nach der Einnahme von Flüssigkeiten oder beim Verschlucken fester Gegenstände, das Gefühl, beim Baden in der Wanne fast zu ertrinken, Diphtherie, Keuchhusten, Lungenentzündung, Polypen, die das Atmen erschweren, und die drohende Gefahr, von der Brust oder dem Körper der schlafenden Mutter erstickt zu werden.

Erfahrungen aus dem späteren Säuglingsalter und aus der Kindheit, die oft als wichtige Teile negativer COEX-Systeme auftauchen, hängen wahrscheinlich mit dem Urinieren und Defäkieren zusammen und mit Konflikten mit der elterlichen Autorität bei der Sauberkeitserziehung. Andere wichtige und häufig berichtete traumatische Erinnerungen schließen Beobachtungen sexueller Betätigungen von Erwachsenen ein (insbesondere die Urszene im Freudschen Sinne, also den Geschlechtsakt der eigenen Eltern), ferner die Entdeckung anatomischer Unterschiede zwischen den Geschlechtern und, damit verbunden, Kastrationsängste oder Penisneid, sexuelle Betätigungen mit Gleichaltrigen, sexuelle Verführung durch Erwachsene mit der Folge vorzeitigen sexuellen Erwachens, schließlich die Beobachtung von Geburten bei Menschen oder Tieren.

Recht wichtige Erfahrungen dieser Kategorie sind auch masturbatorische Betätigungen, die mit unrealistischen Ängsten und Schuldgefühlen verbunden waren oder von Erwachsenen entdeckt und bestraft wurden.

Die traumatischen Erinnerungen aus späteren Lebensabschnitten, die in enger Verbindung mit den Kernerfahrungen wiedererlebt werden, sind sehr zahlreich und umfassen ein breites Spektrum; wir wollen im vorliegenden Zusammenhang nur die am häufigsten wiederkehrenden erwähnen. Seelische Ablehnung der verschiedensten Art, schockierende und angsteinflößende Ereignisse und grausame Behandlung, die psychisches und physisches Leiden zur Folge hatte, sind typisch für diese Gruppe von Erinnerungen. Ebenso häufig sind Erinnerungen daran, daß andere Kinder in der Familie durch die Eltern oder einen Elternteil deutlich bevorzugt wurden, an Gefühle der Geschwisterrivalität, die übermäßige Anwendung negativer Methoden in der Kindererziehung, wie Kritik, Erzeugung von Schuldgefühlen, Vorwürfe, entwürdigende oder herabsetzende Vergleiche mit anderen, Demütigung, Verspottung und Herabsetzung von seiten der Eltern, durch Geschwister, Gleichaltrige, Lehrer und Schulkameraden. Andere häufig erinnerte Situationen sind jene, die durch komplizierte Interaktionsmuster in der Familie charakterisiert sind (insbesondere die Doppelbindung im Sinne von Gregory Bateson), unzuverlässiges Verhalten von seiten wichtiger Erwachsener in Form von Vernachlässigung, Verrat, Lügen und nicht eingehaltenen Versprechen, sowie die Beobachtung von Szenen, die die elterliche Autorität erschütterten und Unsicherheit erzeugten.

Ereignisse aus späteren Lebensperioden, z. B. aus der Vorpubertät, treten nur sehr selten als typische Kernerfahrungen auf. Kommen sie doch vor, dann gewöhnlich in Form einer verdrängten schockierenden Situation im sexuellen Bereich, wie Vergewaltigung, Verführung durch den Stiefvater oder die Stiefmutter oder gar durch Vater oder Mutter; auch Erinnerungen an beobachtete gewalttätige oder abstoßende sexuelle Szenen treten gelegentlich auf. Gewöhnlich sind die Erinnerungen aus späteren Lebensabschnitten in den oberflächlichen Schichten von COEX-Systemen zu finden, deren Kernerfahrungen aus der Kindheit stammen.

Die Liste lustvoller Kindheitserinnerungen, die Kernerfahrungen positiver COEX-Systeme bilden, ist sehr viel einfacher als die der traumatischen Erfahrungen. Sie umfaßt Episoden der Sicherheit und Befriedigung, wie Erfahrungen der »guten Brust« und andere Arten libidinöser und sinnlicher Lustempfindungen, Erfahrungen des Geliebtwerdens, des Akzeptiert- und Geschätztseins, Erregungs- und Abenteuergefühle in bezug auf die natürliche Umwelt, interessante Tiere und Spiele mit Gleichaltrigen.

Die Echtheit und Objektivität von Kindheitserinnerungen, wie sie in LSD-Sitzungen wiedererlebt werden, muß natürlich zunächst bezweifelt werden. Schon seit den ersten Beobachtungen dieser Art habe ich das als ein sehr interessantes theoretisches Problem betrachtet und in jedem einzelnen Fall versucht, die Erinnerungen mit allen verfügbaren Mitteln objektiv zu verifizieren. Es liegt auf der Hand, daß die Umstände für ein solches Unternehmen nicht immer günstig waren. Manchmal hatten die noch lebenden Zeugen nur ein schwaches Erinnerungsvermögen (Eltern, ältere Geschwister, Bekannte, Hausärzte, Lehrer, Bedienstete usw.), manchmal fehlten objektive Berichte ganz. In anderen Fällen waren die einschlägigen Zeugen gestorben oder nicht erreichbar. Nicht selten waren die Probleme, die die Verifizierung unmöglich machten, emotioneller Natur. Dies galt vor allem für Situationen, bei denen der Zeuge den Angaben des Patienten zufolge an dem wiedererlebten Ereignis teilgenommen hatte und zur Verifizierung der Erinnerung ein persönlich oder sozial anstößiges und unakzeptables Verhalten hätte zugeben müssen. Gelegentlich jedoch machten es besondere Umstände und die ungewöhnliche Natur der Erinnerung möglich, gültige Daten zu erlangen und einen gewissen Einblick in das Problem der Authentizität der Erinnerungen und Wiedererlebnisse in LSD-Sitzungen zu gewinnen.
In diesen Fällen enthüllten die Befragung der noch lebenden Zeugen und andere Untersuchungsmethoden oft die verblüffende Genauigkeit dieser Erinnerungen. Es wurde offenkundig, daß Ereignisse aus der frühen Kindheit, ja sogar aus dem Säuglingsalter, in LSD-Sitzungen mit unglaublicher Exaktheit, bis ins winzigste Detail, wiedererlebt werden können. Diese Tatsache könnte in jenen Fällen in Frage gestellt werden, wo der Patient selbst die Initiative ergriff und das notwendige Beweismaterial selbst sammelte; man kann sich zahlreiche Möglichkeiten vorstellen, wie in solchen Fällen die Daten verfälscht werden könnten. Ein großer Teil des eindrucksvollsten Beweismaterials wurde jedoch durch Fachleute überprüft, die jeden möglichen suggestiven Einfluß bei den Testpersonen oder den Zeugen systematisch und peinlich genau vermieden, um eine solche Verfälschung zu verhindern. Die Probleme und Kontroversen, denen sie begegneten, lassen sich am besten durch einige klinische Beispiele demonstrieren; sie wurden aus vielen Dutzenden ähnlicher Aufzeichnungen ausgewählt, die während eines Jahrzehnts psycholytischer Arbeit in Prag gesammelt wurden.

Dana, eine Patientin mit ziemlich schwerer und komplizierter neurotischer Symptomatologie, erlebte in einer ihrer LSD-Sitzungen eine traumatische Episode aus der frühen Kindheit wieder, die sie provisorisch auf das Ende ihres ersten Lebensjahres datierte. Sie schilderte das Innere des Zimmers, in dem dieses Ereignis stattfand, in allen Einzelheiten so genau, daß sie sogar in der Lage war, das komplizierte Muster der Stikkereien auf dem Bettüberwurf und auf dem Tischtuch zu zeichnen. Danas Mutter wurde unabhängig davon gebeten, das fragliche Zimmer zu beschreiben. Als sie mit dem aus den LSD-Sitzungen stammenden Material konfrontiert wurde, war sie völlig verblüfft über die Genauigkeit, mit der ihre Tochter das traumatische Geschehen und dessen äußeren Hintergrund dargestellt hatte. Wie viele andere Eltern, die mit solchen Wiedererlebnissen konfrontiert wurden, fand auch sie den Gedanken, daß ihre Tochter einen so zuverlässigen Zugang zu den Umständen ihrer frühen Kindheit hatte, ziemlich bestürzend und peinlich. Der Gedanke aktivierte starke Schuldgefühle in ihr und eine Tendenz zu entschuldigenden Erklärungen. Sie konnte den Mechanismus, durch den diese frühe Erinnerung zurückgewonnen wurde, nicht verstehen. Die Beschreibung des Zimmers war photographisch genau, bis ins winzigste Detail, und an ihrer Authentizität war wegen des sehr ungewöhnlichen Charakters des Mobiliars und einiger anderer Gegenstände kein Zweifel möglich. Das Zimmer hatte einen Spiegel von ganz außergewöhnlicher Form, das Kruzifix an der Wand war eine ungewöhnliche Arbeit, und auch die Stickereien und die Möbel wiesen ganz spezifische Züge auf. Es bestand offensichtlich keine Möglichkeit, daß diese Informationen auf irgendeine andere Weise übermittelt worden sein konnten. Bevor die Patientin zwei Jahre alt war, hatte die Familie jenes Haus verlassen; kurz danach wurde es als baufällig abgerissen. Von der Innenausstattung des Zimmers hatte die Familie nichts mitgenommen; Danas Mutter hatte viele von den Dingen, die den äußeren Hintergrund des wiedererlebten Ereignisses bildeten, weggegeben. Es gab keine Photographien des Zimmers oder der beschriebenen Gegenstände, und die Mutter erinnerte sich nicht, der Patientin gegenüber jemals von einem der fraglichen Gegenstände gesprochen zu haben.

Im zweiten Beispiel geht es um eine sehr viel kontroversere Erinnerung; in diesem Fall war nicht die zeitliche Datierung das Verblüffende, sondern der Inhalt. Die Natur des wiedererlebten Materials war so unwahrscheinlich, daß der Therapeut diese Erfahrung als eine offensichtliche Phantasie betrachtete, bis zusätzliche Beobachtungen die Frage komplizierter machten.

Eva, eine Patientin, die sich wegen zahlreicher neurotischer Symptome vorwiegend hysterischer Natur einer psycholytischen Behandlung unter-

zog, erlebte in einer ihrer LSD-Sitzungen ein sehr ungewöhnliches und dramatisches Ereignis aus ihrer Kindheit wieder. Sie bezog es auf die Zeit, als sie neun Jahre alt war. Die Rekonstruktion des ursprünglichen Geschehens war folgende: Sie und ihr ein Jahr jüngerer Bruder interessierten sich damals lebhaft für sexuelle Dinge und verbrachten viel Zeit mit Gesprächen über die Fragen der Empfängnis, der Schwangerschaft und der Geburt sowie über das rätselhafte Problem, wie Mann und Frau an diesem Vorgang beteiligt sind. Da ihre heimlichen Erkundungen offensichtlich zu keinen befriedigenden Schlüssen führten, beschlossen sie eines Tages, ihren Vater um Auskunft und Erklärung zu bitten. Als der Vater erfuhr, was sie wissen wollten, kam er zu dem Schluß, eine praktische Demonstration sei der beste Weg, sie aufzuklären. Er rief seine Frau herein und zwang sie, sich auszuziehen; trotz ihrer Einwände und ihres angstvollen Widerstrebens gab er vor den Kindern eine Demonstration des Geschlechtsverkehrs. Er benützte dabei ein Präservativ, dessen Funktion und Vorteile er Eva und ihrem Bruder erklärte. Post coitum öffnete er die kleine Tür des Ofens und entledigte sich des benützten Kondoms, indem er es ins Feuer warf.
Dem Wiedererleben dieses Ereignisses folgte eine erhebliche Gefühlserleichterung. Nachdem Eva diese Erfahrung integriert hatte, erkannte sie, daß diese Erinnerung offenbar viele ihrer psychopathologischen Symptome erklärte und neues Licht auf ihr irrationales Verhalten, insbesondere in sexuellen Situationen, warf. Die Erinnerung erhellte auch ihre bisher unerklärliche zwanghafte Beschäftigung mit dem Ofen; sie spürte oftmals ein starkes Bedürfnis, neben dem Ofen zu sitzen, in die Flammen zu starren und mit einem Stock in den Kohlen herumzustochern, als suche sie etwas.
Dieser Vorfall erschien in hohem Maße unwahrscheinlich, trotz der Tatsache, daß Evas Vater offensichtlich ein Mann mit gestörtem Gefühlsleben war. Er war chronischer Alkoholiker mit vielen psychopathischen und sadomasochistischen Zügen in seinem Verhalten. Manchmal mußten seine Frau und seine Kinder aus dem Hause fliehen oder sich in der Dachkammer verbarrikadieren, weil er ihnen mit einem Messer oder einer Axt nachjagte und drohte, er werde sie umbringen. Diese Szenen blieben kein Familiengeheimnis; sie waren so dramatisch und laut, daß sie bei den Nachbarn Anteilnahme und Erregung hervorriefen. Die Nachbarn waren auch entsetzt über seine sadistische Behandlung von Tieren, vor allem von Katzen; er baute spezielle Katzenfallen, und wenn er eine Katze fing, nagelte er sie an die Scheunentür und ließ sie in der Sonnenhitze sterben. Wenn dies auch ein unbezweifelbarer Beweis für den schweren psychopathischen Zustand des Vaters war, so erschien doch

der Gedanke, den elterlichen Geschlechtsverkehr als Mittel der Sexualerziehung vorzuführen, zu weit hergeholt, um ernsthaft in Betracht gezogen zu werden. Auch das Wissen, daß ausgefallene Sexualphantasien bei hysterischen Patienten häufig sind, trug zu den Zweifeln an der Echtheit dieses Erlebnisses bei.
Ungefähr zwei Jahre später beging Evas Vater bei einer seiner Saufereien Selbstmord. Ihr jüngerer Bruder war der erste, der die Leiche entdeckte, und mußte mit der Hilfe eines Nachbarn die Leiche seines Vaters aus dem Haus tragen. Er reagierte auf diese Situation mit einem akuten psychotischen Zusammenbruch; er fühlte sich überwältigt von panischer Angst und begann, den Geist des toten Vaters zu sehen und zu hören. Wie in Situationen des wirklichen Lebens jagte ihm sein Vater nach und drohte, ihn umzubringen. Von unmenschlicher Angst getrieben, rannte Evas Bruder von zu Hause weg und verbrachte viele Tage im südlichen Teil des Landes, wo er im Seengebiet umherstreifte und in den Wäldern schlief. Nachdem man ihn dort gefunden und identifiziert hatte, kam er ins Krankenhaus; er wurde schließlich unserem experimentellen LSD-Programm überwiesen und durchlief eine psycholytische Behandlung. In einer seiner Sitzungen erlebte er zur großen Überraschung des Therapeuten genau den gleichen Vorfall wieder, den seine Schwester zwei Jahre zuvor ans Licht gebracht hatte. Beide Berichte waren einander in allen Einzelheiten verblüffend ähnlich, und die zeitliche Datierung war genau die gleiche. Alle Informationen wiesen darauf hin, daß der Vorfall von beiden Geschwistern verdrängt worden war und daß sie vor ihrer Behandlung nie miteinander darüber gesprochen hatten. Eva hatte ihrem Bruder nichts von ihrem Wiedererlebnis gesagt, und die beiden hatten auch sonst keine Informationen über die Therapie ausgetauscht.

Die meisten Erfahrungen, die eine LSD-Testperson tatsächlich wiedererlebt und nicht als bloß symbolische und phantasiegeborene Produkte betrachtet, erscheinen einem außenstehenden Beobachter plausibel oder zumindest möglich. Einmal ins Bewußtsein getreten, helfen solche Erfahrungen, die Symptome des Patienten zu erhellen, und erklären scheinbar irrationale Elemente in seinem Verhalten. Das Wiedererleben dieser Ereignisse ist auch von dramatischen Veränderungen des klinischen Zustandes begleitet. Jede der wiedererlebten Episoden scheint ein bestimmtes fehlendes Glied zum psychodynamischen Verständnis der psychopathologischen Symptome des Patienten beizubringen. Die Gesamtheit des zutage getretenen unbewußten Materials bildet dann eine ziemlich vollständige Figur, ein mehr oder weniger befriedigendes Mosaik mit einer logischen und umfassenden Struktur. Dies läßt sich mit dem Phänomen vergleichen, das Sigmund Freud bei der Erörterung des logischen Zusammenhangs des in der Psychoanalyse neurotischer Patienten gewonnenen Materials (6) einmal als »das Prinzip der Zusammenlegbilder« beschrieben hat.

In Ausnahmefällen erscheinen die wiedererlebten Erfahrungen so ungewöhnlich und haben so viele unwahrscheinliche Züge, daß es schwer glaublich ist, es handle sich dabei um echte Erinnerungen. Nach meinen Erfahrungen hegt die Versuchsperson bezüglich der Authentizität solcher Ereignisse gewöhnlich die gleichen Zweifel wie der Therapeut.

Eines der eindrucksvollsten Beispiele dieser Art waren die Beobachtungen, die bei der psycholytischen Behandlung von Georg gemacht wurden, einem Patienten mit einer schweren Charakterneurose, der suchtmäßig Schmerzmittel, Stimulantia und Beruhigungsmittel nahm. Die Abweichungen in seinem Verhalten grenzten an eine Psychose; wiederholt wurde er in komatösem Zustand ins Krankenhaus eingeliefert, nachdem er eine Überdosis irgendeiner Droge eingenommen hatte. In vielen aufeinanderfolgenden Sitzungen berichtete Georg über das Wiedererleben sechs verschiedener Szenen aus seiner Kindheit, bei denen er Zeuge sadistischer Morde gewesen war, die sein Vater an kleinen Mädchen verübt hatte. Die Szenen schlossen in jedem einzelnen Fall komplizierte Formen sexuellen Mißbrauchs ein, die in der Vergewaltigung und anschließender bestialischer Ermordung der Opfer gipfelten. Georg konnte die jeweilige äußere Situation, in der der Mord stattgefunden hatte, und die dabei verübten kriminellen Handlungen in allen Einzelheiten beschreiben. Darüber hinaus erlebte er viele Szenen wieder, in denen sich alle nur denkbaren Arten inzestuöser und perverser sexueller Betätigungen zwischen Mitgliedern seiner Familie, nahen Verwandten, Bekannten und Dienstboten ereigneten. In einigen dieser Szenen war er bloßer Beobachter, in anderen das Opfer der Mißhandlungen. Obwohl es höchst unwahrscheinlich war, daß diese Erlebnisse tatsächlich stattgefunden hatten, erschienen doch die formalen Aspekte und die Mechanismen dieser Wiedererlebnisse wie auch die sie begleitende emotionale und motorische Abreaktion ununterscheidbar von jenen, die bei anderen Versuchspersonen auftraten und deren Erinnerungen als echt verifiziert wurden. Auch die Folgen dieser Wiedererlebnisse für Georgs klinischen Zustand waren denen, die bei als authentisch verifizierten Erinnerungen auftraten, ähnlich.

Georgs Einstellung diesen Erlebnissen gegenüber schwankte lange Zeit zwischen der Akzeptierung der Möglichkeit, daß sein Vater ein sadistischer Mörder war, und der Überzeugung, daß seine »Wiedererlebnisse«

Produkte seiner eigenen Phantasie waren. Als er in seinen Sitzungen schließlich mit der Brutalität der biologischen Geburt konfrontiert wurde, gelangte er zu einer sehr kritischen Einstellung hinsichtlich der Authentizität dieser Vorfälle und brachte eine alternative psychodynamische Deutung vor. Er folgerte daraus, die »Wiedererlebnisse« seien wahrscheinlich Produkte seines verzweifelten Widerstandes dagegen, sich den Geburtserlebnissen stellen zu müssen, und eine Art von Reaktionsbildung, um ihr Auftauchen aus dem Unbewußten hinauszuschieben. In den gewalttätigen Mordszenen tötete ein erwachsener Mann (sein Vater) kleine Mädchen; in der Geburtserfahrung, der er sich nicht stellen wollte, tötete eine erwachsene Frau (seine Mutter) einen kleinen Jungen (Georg). Der brutale und blutige Charakter der Geburt wurde in den Mordphantasien bewahrt und nachgebildet. Aufgrund wirksamer Abwehrmechanismen gegen die Erfahrung der tödlichen Bedrohung im Geburtstrauma wurde das Geschlecht der Protagonisten umgekehrt, und die Rolle Georgs wechselte von der des Opfers zu der des Beobachters. Georg erkannte nun, daß der Inhalt der »Wiedererlebnisse« auch sein Bedürfnis nach Rache am weiblichen Element für die bei der Geburt zugefügte Qual befriedigte.

Nachdem ich wiederholt mit Beobachtungen dieser Art konfrontiert worden war, erkannte ich, daß ich einer modernen Form des alten Problems gegenüberstand: der Frage nach der objektiven Realität von Erinnerungen, die in der Psychoanalyse wiederbelebt werden. Freud hatte in seinen frühen Studien festgestellt, daß alle seine hysterischen Patientinnen eine Vorgeschichte sexueller Verführung in der Kindheit hatten; er postulierte, daß ein solches Trauma den ätiologischen Hauptfaktor bei der Entwicklung der hysterischen Neurose darstelle (5). Als er später genügend Beweise dafür zusammengetragen hatte, daß die angeblichen Verführungen oder Vergewaltigungen offensichtlich nur in der Phantasie seiner Patientinnen stattgefunden hatten, war er zuerst so entmutigt, daß er es beinahe aufgegeben hätte, sich weiter mit psychoanalytischen Untersuchungen zu befassen. Er überwand dieses Problem, als er erkannte, daß diese Phänomene eine psychische Realität für den Patienten darstellen, ohne Rücksicht auf ihre objektive historische Realität. Wir können hinsichtlich der Wiedererlebnisse in LSD-Sitzungen dem Beispiel Freuds folgen; ob es sich dabei nun um wirkliche Erinnerungen handelt oder um lebhafte Phantasien, die aus Quellen stammen und von Mechanismen geschaffen werden, die noch nicht genügend erkannt sind, so scheinen sie jedenfalls unter den Aspekten der Psychopathologie des Patienten und der Psychodynamik der LSD-Psychotherapie relevant zu sein.

Das Wiedererleben von Kindheitserfahrungen, begleitet von starker emotionaler Abreaktion, ist ein in der LSD-Psychotherapie häufiges und regelmäßiges Vorkommnis. Viele Therapeuten in verschiedenen Teilen der Welt haben von diesen Phänomenen berichtet. Obwohl das endgültige Wiedererleben gewöhnlich die Gestalt eines einzigen traumatischen Ereignisses hat, das die Versuchsperson zeitlich in die frühe oder spätere Kindheit datiert, zeigen systematische Beobachtungen einer Reihe von aufeinanderfolgenden Sitzungen, daß die Situation sehr viel komplizierter ist. Es gibt mehrere klinische Fakten, die das Konzept der COEX-Systeme, wie es oben beschrieben wurde, stützen, dem zufolge diese Kindheitserlebnisse den Kern oder die tiefsten Schichten komplexer Erinnerungskonstellationen darstellen, die als dynamische Steuerungssysteme fungieren.

Erstens muß die intensive emotionelle Aufladung abreagiert werden, bevor die einzelnen Kindheitserinnerungen voll wiedererlebt werden können. Das Ausmaß der freigesetzten Emotionen scheint in keinem richtigen Verhältnis zur Schwere und Relevanz der traumatischen Ereignisse zu stehen. Zwischen »Ursache und Wirkung« scheint eine erhebliche Diskrepanz zu bestehen, selbst bei Berücksichtigung der biologischen, physiologischen und psychologischen Besonderheit der frühen Entwicklungsstufen und der hohen Verletzlichkeit der kindlichen Psyche. Einleuchtender wird dieser Tatbestand jedoch, wenn wir die emotionelle Ladung als das Produkt einer Reihe ähnlicher traumatischer Situationen aus verschiedenen Lebensperioden ansehen.

Zweitens hat das Wiedererleben traumatischer Kindheitserfahrungen oft weitgehende Veränderungen in der klinischen Symptomatologie, den Verhaltensmustern, Wertbegriffen und Einstellungen zur Folge. Die sehr starke Transformationskraft des Wiedererlebens und der Integration solcher Erinnerungen deutet darauf hin, daß hier ein allgemeines dynamisches Prinzip im Spiele ist.

Der dritte und wichtigste Grund für die Annahme, daß es sich um Erinnerungskonstellationen und nicht nur um Einzelerinnerungen handelt, basiert auf der Inhaltsanalyse aufeinanderfolgender Sitzungen einer psycholytischen Serie. Bevor die Versuchsperson einer traumatischen Erinnerung aus der frühen Kindheit (Kernerfahrung) näherkommen und sie wiedererleben kann, muß sie gewöhnlich vielen Situationen aus dem späteren Leben, die ein ähnliches Thema haben und bei denen die gleichen Grundelemente im Spiel sind, gegenübertreten und sie durcharbeiten. Alle diese traumatischen Situationen aus verschiedenen Lebensperioden sind mit Gefühlen der gleichen Qualität und identischen Abwehrmechanismen verbunden. Ihr Wiedererleben ist von dem gleichen typischen

Bündel somatischer Symptome begleitet, wie Kopfschmerz, Übelkeit und Erbrechen, Schmerzen in verschiedenen Körperteilen, Atemnot, Muskelkrämpfe, Zuckungen und Zittern. Eine oder mehrere dieser physischen Manifestationen können als konstante und sich wiederholende Begleiterscheinungen des Inhalts verschiedener Schichten eines bestimmten COEX-Systems auftreten. In diesem Zusammenhang ist eine interessante Beobachtung aus der psycholytischen Therapie zu erwähnen. Bei manchen Personen nehmen während der LSD-Therapie bestimmte Körperorgane eine ganz besondere Rolle ein. Aus Gründen, die wir noch nicht genügend erfassen können, haben diese Organe offenbar Spannungen angezogen und angesammelt, die als Reaktion auf eine Reihe traumatischer Situationen in verschiedenen Phasen der individuellen Entwicklung im Organismus entstanden. Im Laufe der psycholytischen Therapie scheint der umgekehrte Prozeß stattzufinden, nämlich die allmähliche Entladung von Spannungen verschiedenen Ursprungs aus diesen Zielorganen. Die am häufigsten an diesem Prozeß beteiligten Körperzonen sind die Muskeln, das Herz- und Gefäßsystem, der Darm und der urogenitale Apparat.

Wie schon erwähnt, scheinen die COEX-Systeme von fundamentaler Bedeutung für das Verständnis von LSD-Sitzungen mit psychodynamischem Inhalt zu sein. Darüber hinaus ist wegen der unspezifischen Wirkung des LSD die aus der LSD-Forschung gewonnene Kenntnis dieser Systeme unmittelbar anwendbar auf die Dynamik des Unbewußten unter Bedingungen ohne Drogeneinwirkung sowie auf die Funktionsweise der menschlichen Persönlichkeit im gesunden und kranken Zustand. Es erscheint deshalb angezeigt, anhand des Materials aus der LSD-Psychotherapie den Versuch zu machen, Überlegungen über den Ursprung dieser Systeme anzustellen und ihre Dynamik zu rekonstruieren.

Der wichtigste Teil der COEX-Systeme ist offenbar die Kernerfahrung. Es ist die erste Erfahrung einer bestimmten Art, die im Gehirn registriert wurde und die Grundlagen für ein spezifisches COEX-System schuf. Die Kernerfahrung stellt also einen Prototyp dar, eine Matrix für die Aufzeichnung späterer Ereignisse ähnlicher Art in den Gedächtnisbanken. Es ist nicht leicht zu erklären, warum bestimmte Arten von Ereignissen eine so mächtige Wirkung auf das Kind ausüben, daß sie seine psychodynamische Entwicklung viele Jahre oder Jahrzehnte lang beeinflussen. Die Psychoanalytiker denken in diesem Zusammenhang gewöhnlich an konstitutionelle und hereditäre Faktoren unbekannter Natur. Die LSD-Forschung scheint nun darauf hinzudeuten, daß diese spezifische Sensitivität wichtige Determinanten in tieferen Schichten des Unbewußten haben kann, in funktionellen dynamischen Matrizen, die eingeboren und transpersonaler Natur sind. Einige dieser Faktoren treten, wenn sie in der LSD-Psychotherapie ins Bewußtsein gehoben werden, in Form stammesgeschichtlicher, rassischer oder phylogenetischer Erinnerungen auf, in Gestalt archetypischer Strukturen oder sogar als Erfahrung einer früheren Inkarnation. Ein anderer wichtiger Faktor könnte die dynamische Ähnlichkeit sein zwischen einem bestimmten traumatischen Vorfall in der Kindheit und einem Aspekt des Geburtstraumas (oder perinataler Traumatisierung). In diesem Fall wäre die traumatische Wirkung einer späteren Situation in Wirklichkeit auf die Reaktivierung eines bestimmten Aspektes der psychobiologischen Erinnerung an die Geburt zurückzuführen. Die Erörterung der transpersonalen und perinatalen Faktoren wäre verfrüht, solange die korrespondierenden Schichten des Unbewußten im Kontext der LSD-Psychotherapie noch nicht beschrieben worden sind. Wir werden auf einige dieser Fragen in den folgenden Abschnitten zurückkommen.

An dieser Stelle beschränken wir uns auf die Erörterung von Faktoren, die auf der psychodynamischen Ebene operieren. Unter diesem Gesichtspunkt könnte die Existenz gewisser kritischer Perioden in der kindlichen Entwicklung — jenen vergleichbar, die man durch ethologische Beobachtungen und Experimente bei Tieren feststellen kann — eine möglicherweise bedeutsame Variable sein. Das Kind könnte in einer spezifischen, kritischen Periode besonders verletzlich gegenüber Erfahrungen einer bestimmten Art sein, die in einer späteren oder früheren Entwicklungsphase wenig oder gar keinen Einfluß hätten.

Faktoren von überragender Bedeutung scheinen die Gefühlsatmosphäre in der Familie und die zwischenmenschlichen Beziehungen unter den Familienmitgliedern zu sein. Ein einzelnes traumatisches Ereignis kann von großer pathogener Bedeutung sein, wenn es vor dem Hintergrund einer spezifischen dysfunktionalen Familienstruktur stattfindet. Offenbar kann jedoch auch die viele Monate und Jahre andauernde tagtägliche pathogene Interaktion mit anderen Familienmitgliedern, die fortlaufend in den Gedächtnisbanken registriert und in verdichteter Form summiert wird, schließlich einen pathologischen Brennpunkt bilden, jenem vergleichbar, der als Folge eines Makrotraumas entsteht. Die in den LSD-Sitzungen wiedererlebte Kernerfahrung stellt in letzterem Fall eine Art pars pro toto dar (eine einzelne Erfahrung repräsentiert die Gesamtheit ähnlicher Ereignisse). Es ist interessant, daß die Patienten selber gewöhnlich die generalisierende Qualität solcher Erfahrungen zu erkennen vermögen, wenn sie in den LSD-Sitzungen in Gestalt eines einzelnen traumatischen Ereignisses zutage treten.

Durch eine Kombination der obengenannten Faktoren (und möglicherweise noch anderer Variablen, die gegenwärtig noch nicht bekannt sind) wird ein bestimmtes Ereignis im Leben des Kindes zum Kern eines COEX-Systems. Ist die Kernerfahrung einmal eingeprägt, so dient sie als eine Gedächtnis-Matrix, und spätere ähnliche Erfahrungen werden in enger Verknüpfung mit dem ursprünglichen Ereignis aufgezeichnet. Die wiederholte Hinzufügung weiterer Schichten kann schließlich die spezifische dynamische Erinnerungskonstellation ergeben, die ich als das COEX-System bezeichne. Bei der Bildung der peripheren Schichten können offensichtlich zwei verschiedene dynamische Mechanismen wirksam sein. Manchmal erfolgt die Hinzufügung neuer Erinnerungen auf ziemlich mechanische Weise. Das Leben kann bedeutsame Gefühlserfahrungen erzeugen, die auf die eine oder andere Weise der Kernerfahrung ähneln. Infolge der analytischen und synthetischen Arbeit der Erinnerung werden diese Erfahrungen auf der Basis identischer Komponenten oder einer allgemeinen Ähnlichkeit in das COEX-System aufgenommen. Die genaue Analyse der Aufzeichnungen aus der psycholytischen Therapie führt jedoch zu der Annahme, daß noch ein weit wichtigerer dynamischer Mechanismus im Spiele ist. In den frühesten Entwicklungsstadien ist das Kind ein mehr oder weniger passives Opfer seiner Umwelt, und es spielt in der Regel keine aktive Rolle bei den Kernerfahrungen, die eine stärkere Beachtung verdienen. Später ändert sich diese Situation, und das Individuum wird allmählich mehr und mehr zum Mitwirkenden bei der Strukturierung seiner zwischenmenschlichen Beziehungen und seiner allgemeinen Lebenserfahrungen. Wenn die Fundamente eines COEX-Systems gelegt sind, beeinflussen sie offenbar den betreffenden Menschen in seiner Wahrnehmung der Umwelt, seinem Erleben, seinen Einstellungen und seinem Verhalten. Unter dem Einfluß der Kernerfahrung entwickeln sich starke spezifische Erwartungen bei ihm wie auch allgemeine Vorausannahmen gegenüber bestimmten Kategorien von Menschen und bestimmten Situationen. Diese folgen dem Muster der Kernerfahrung und können von deren besonderem Inhalt logisch abgeleitet werden. Als Folge eines frühen traumatischen Ereignisses oder einer wiederholt gemachten Erfahrung kann sich bei einem Kind zum Beispiel das Gefühl entwickeln, daß man Menschen im allgemeinen nicht trauen kann; ein solcher Mensch ist ständig auf der Hut, und jede neue Person wird als potentieller Feind oder Angreifer betrachtet. Ein anderer Typus traumatischer Erfahrung kann die Überzeugung schaffen, daß eine Gefühlsbindung ein großes Risiko mit sich bringe, enttäuscht und seelisch verletzt zu werden, und daß sie eine Schwäche sei, die man vermeiden muß, koste es, was es wolle. Ähnlich kann eine bestimmte Kindheitserfahrung einen Menschen zu der Überzeugung bringen, daß sexuelle Erlebnisse gefährlich, widerlich oder demütigend seien. Manchmal werden solche Überzeugungen in hohem Maß generalisiert: Ein Mann kann wegen bestimmter negativer Kindheitserfahrungen alle Frauen für schwach und unzuverlässig halten; für launisch, irrational und inkonsequent oder für lüstern und auf Verführung bedacht. Ebenso kann eine Frau zu der Überzeugung gelangen, alle Männer seien im Grunde brutal und sadistisch, in ihrem Sexualleben von niedrigen Trieben beherrscht oder wesensmäßig ausschweifend und treulos. Solche Einstellungen und Erwartungen a priori führen zu einem spezifischen Fehlverhalten gegenüber allen Personen einer bestimmten Kategorie, die ihnen später im Leben begegnen. Diese Personen werden so behandelt, wie es die einschlägige Kernerfahrung (bzw. das COEX-System) diktiert. Der Betreffende sieht solche Personen als symbolische Repräsentanten der Gruppe an, der sie sein Unbewußtes zugeordnet hat, und begegnet ihnen dementsprechend. Er ist deshalb nicht fähig, sich hinreichend anzupassen, um neue, echte zwischenmenschliche Beziehungen aufzubauen, die zu einer realistischen und befriedigenden Interaktion führen. Eine gesunde Assimilierung neuer Personen in die eigene interpersonale Welt verlangt die Fähigkeit zu einer relativ neutralen, nicht im voraus festgelegten, abwartenden Haltung, bis gegenseitiger Kontakt und zwischenmenschliche Interaktion genügend wechselseitige Informationen geliefert haben, so daß eine realistische Einschätzung möglich ist. Mit der Zunahme konkreter Informationen entwickelt sich, der tatsächlichen Erfahrung mit einem bestimmten Partner entsprechend, allmählich eine positive oder eine negative Beziehung. Wer fähig ist, neuen menschlichen Situationen auf diese Weise gegenüberzutreten, hat eine Chance, andere Menschen nicht nur als Vertreter einer bestimmten Sache oder einer bestimmten Gruppe zu behandeln, sondern als die Personen, die sie wirklich sind. Ein Mensch, dessen neue menschliche Begegnungen durch den Einfluß starker negativer COEX-Systeme verfälscht sind, tritt in neue Beziehungen mit einer schweren Vorbelastung ein. Wegen der reziproken Natur menschlicher Beziehungen erzeugen die auf starken, vorgefaßten Einstellungen beruhenden Verhaltensmuster in der zwischenmenschlichen und sozialen Umwelt spezifische komplementäre Gegenreaktionen. Die daraus resultierende Konstellation stellt dann ein annäherndes Abbild der ursprünglichen Situation der Kernerfahrung dar.

Das läßt sich an den oben geschilderten Beispielen demonstrieren: Unter dem Einfluß seines starken COEX-Systems suchte Peter aktiv nach sadistischen Personen einer bestimmten Art und ergriff bei der Aufnahme der Interaktion selbst die Initiative. Er führte also selbst Situationen herbei, die Wiederholungen der ursprünglichen traumatischen Ereignisse aus seiner Kindheit darstellten, welche die Kernerfahrung eben dieses Systems bildeten. Renata war offensichtlich das überwiegend passive Opfer in der traumatischen Kernsituation; wenn sie auch vielleicht durch kindliche Koketterie und Anlockung zu dieser Situation mit beigetragen hatte, war es doch ihr Stiefvater, der die Hauptrolle bei der Etablierung des Verhaltensmusters spielte. In ihrem späteren Leben jedoch gestaltete sie ihre Beziehungen mit Männern unbewußt nach dem alten Muster und spielte bei den vielen späteren traumatischen Wiederholungen dieses Musters eine sehr wichtige, aktive Rolle. Die ungewöhnliche Häufung von sexuellen Angriffen und Vergewaltigungsversuchen geht unzweifelhaft weit über jede statistische Wahrscheinlichkeit hinaus und weist darauf hin, daß ihr eigener Beitrag zu diesen Szenen sexueller Traumatisierung entscheidend war. Im Falle Richards blockierte das oben geschilderte COEX-System nicht nur seine Aktivität und seine Fähigkeit, sich mit Erfolg zu behaupten und zu verteidigen, sondern es führte auch zu einem spezifischen Verhalten, das die Feindseligkeit der äußeren Welt auf sich zog. Während seines Universitätsstudiums zum Beispiel lenkte er durch sein Verhalten die Aufmerksamkeit der Behörden auf sich und wurde zum Sündenbock in einer Situation, in der viele seiner Studienkameraden, die im wesentlichen seine politische Meinung teilten, ungeschoren davonkamen, ohne daß sie sich dem System anschlossen, kollaborierten oder sich kompromittierten.

Einer Kernerfahrung können also im späteren Leben viele zufällige oder selbstverschuldete Situationen ähnlicher Art nachfolgen. Diese fortwährende Aktivierung und Verstärkung der ursprünglichen pathogenen Situation durch viele Interaktionen im späteren Leben kann vielleicht erklären, warum die einzelnen COEX-Systeme mit einer so intensiven emotionellen Ladung befrachtet sind. Dieser Mechanismus könnte auch die starke Wirkung erklären, die diese Systeme ausüben, und zwar sowohl im Hinblick auf das Verhalten als auch auf die häufig dramatischen therapeutischen Effekte im Anschluß an die Reduzierung, die Abreaktion und die Integrierung solcher Systeme.

Das Prinzip der Summierung der emotionellen Ladungen verschiedener Schichten des COEX-Systems ist nur eine der Erklärungen für die ungeheuer große Menge affektiver Energie, die gewöhnlich abgeführt werden muß, bevor die Kernerfahrung aufgedeckt und das System ausgelöscht und integriert werden kann. Eine andere starke Energiequelle findet sich in den fundamentalen perinatalen Matrizen. Die Ähnlichkeit zwischen der Geburtserfahrung und gewissen traumatischen Ereignissen im späteren Leben könnte vielleicht der Grund dafür sein, daß dann, wenn ein COEX-System in der LSD-Sitzung zutage tritt, aus der Tiefe Gefühls-

und Triebenergien entladen werden, die an dieses fundamentalste Trauma im menschlichen Leben gebunden sind (siehe das Kapitel »Perinatale Erfahrungen in LSD-Sitzungen«).
Das allmähliche, fortlaufende Anwachsen von COEX-Systemen durch den oben dargelegten Mechanismus der »positiven Rückkopplung«* könnte die Latenz- oder Inkubationsperiode zwischen den ursprünglichen traumatischen Ereignissen und künftigen neurotischen oder gar psychotischen Zusammenbrüchen erklären. Manifeste psychopathologische Symptome treten offenbar dann auf, wenn das COEX-System eine bestimmte kritische Ausdehnung erreicht und traumatische Wiederholungen wichtige Bezirke im Leben des Patienten infizieren und die Befriedigung seiner Grundbedürfnisse beeinträchtigen. Diese Konzeption steht im Einklang mit zahlreichen Beobachtungen aus der psycholytischen Therapie psychiatrischer Patienten. Die detaillierte Analyse der Dynamik ihrer Symptome enthüllt tiefgehende Parallelen zwischen dem Inhalt der Kernerfahrungen ihrer COEX-Systeme und den Mustern ihrer zwischenmenschlichen Interaktion zur Zeit des Einsetzens der klinischen Symptomatologie. In vielen Fällen scheinen mehrfache Wiederholungen der Grundthemen eines oder mehrerer COEX-Systeme in wichtigen Segmenten des interpersonalen Feldes der ersten Manifestation der psychischen oder psychosomatischen Störung unmittelbar voranzugehen. Außerdem können die Symptome selbst häufig als eine symbolische Darstellung der Kernerfahrung verstanden werden. Dies läßt sich am besten an dem Fall Renatas veranschaulichen. Der Beginn ihrer Krebsphobie fiel zusammen mit den Vergewaltigungsversuchen von seiten ihres Mannes und mehrerer Arbeitskollegen und mit einer gynäkologischen Untersuchung, aus der sich ergab, daß ihre Geschlechtsorgane nicht völlig intakt waren (Ulcusbildung am Gebärmutterhals). Wie früher beschrieben, hatten ihre Krebsangst und das symptomatische Verhalten einen symbolischen Bezug zu der Kernerfahrung.

* Der Ausdruck »positive Rückkopplung« (Feedback) wird hier im kybernetischen Sinne verwendet, nicht in dem Sinne, wie er häufig bei der Individual- oder bei der Gruppenpsychotherapie angewandt wird. Die zwischenmenschliche »Rückkopplung«, die der einzelne in menschlichen Situationen erfährt, die durch ein starkes COEX-System beeinflußt sind, tendiert dazu, den ursprünglichen Irrtum und die Abweichung von der Norm zu verstärken, anstatt sie zu korrigieren.

Die Aktivierung eines starken negativen COEX-Systems in einer LSD-Sitzung und sein Eintritt in das Erfahrungsfeld hat typische Folgen für den Inhalt und den Verlauf dieser Sitzung. Der bis dahin kontinuierliche Fluß von Bildern, Gefühlen, Ideen und Körperempfindungen wird plötzlich gestört, und ihre innere Harmonie und Kongruenz zerbrechen. Der Vorgang ist von typischen Erscheinungen begleitet, die als Vorboten eines auftauchenden COEX-Systems betrachtet werden können.

Die Visionen, die in diesem Zustand erlebt werden, sind verschwommen, zusammenhangslos und bruchstückhaft. Die Versuchspersonen vergleichen sie häufig mit einer Flut oder einem Strudel, sie sprechen von einem »Gulasch« von Sinneseindrücken, einem »Karussell« oder einfach von einem Chaos. Es lassen sich jedoch in dieser amorphen Mischung Teile von menschlichen oder tierischen Leibern unterscheiden, Teile einer Landschaft, Stücke von Möbeln, Kinderspielzeug oder allerlei anderen Gegenständen aus dem Alltagsleben. Dieser Zustand wird oft mit einem Delirium oder einem wilden, fieberhaften Alptraum verglichen. Später, wenn die Kernerfahrung wiedererlebt und ihr Inhalt klar erkannt wird, lassen sich einige der sensorischen Fragmente im Rückblick als Elemente der ursprünglichen traumatischen Erinnerung aus der Kindheit identifizieren, andere als symbolische und metaphorische Variationen über deren Grundthema.

Ein weiterer typischer Indikator eines auftauchenden COEX-Systems ist die Dissoziation zwischen Affekt und Inhalt. Viele Aspekte von LSD-Erlebnissen dieser Art erscheinen zuerst völlig absurd und unbegreiflich und können erst nachträglich verstanden werden, wenn das ganze System bekannt ist. So kann zum Beispiel das Erblicken eines alltäglichen Gegenstandes — z. B. eines Wasserhahns, eines Kruges, eines Stuhls, einer harmlosen Puppe oder einer netten Stickerei — mit panischer Angst verbunden sein, mit aggressiven Ausbrüchen, sexueller Erregung, tiefer Depression mit Selbstmordgedanken oder mit Ekel, der von heftiger Übelkeit und Erbrechen begleitet ist. Die spätere Rekonstruktion zeigt gewöhnlich, daß diese scheinbar absurde und paradoxe Verknüpfung letztlich doch ihre innere Logik besitzt. Wenn einmal die Kernerfahrung voll zugänglich geworden ist, wird deutlich, daß die Qualität der emotionellen Reaktion mit der Natur des ursprünglichen Traumas übereinstimmt. Die Assoziation zwischen dem Affekt und den verschiedenen trivialen Gegenständen reflektiert die Tatsache, daß die letzteren einen wesentlichen Teil der äußeren Umgebung bildeten, in der das traumatische Ereignis stattfand.

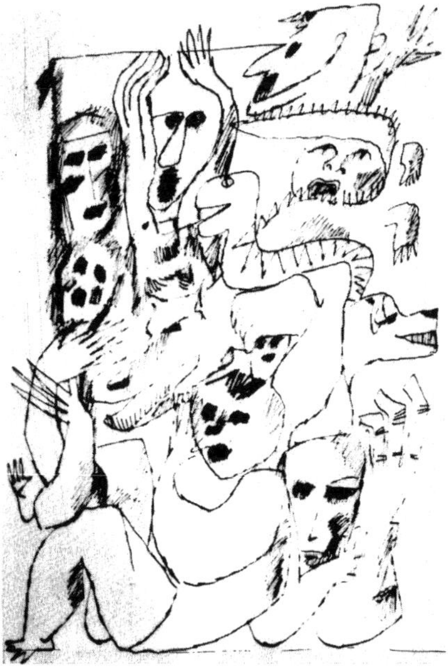

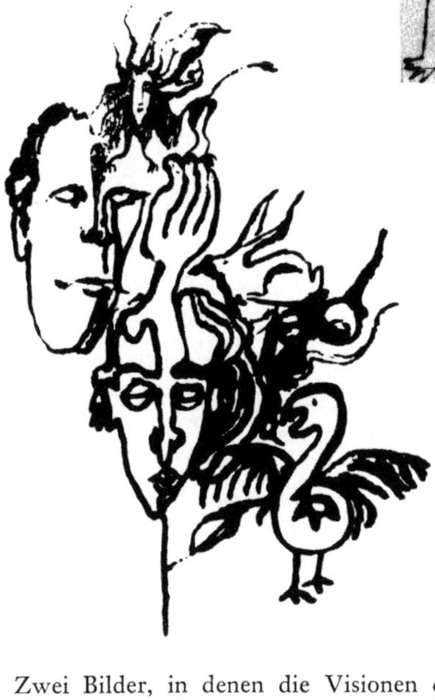

Zwei Bilder, in denen die Visionen dargestellt werden, die das Auftauchen einer Kindheitserinnerung in einer LSD-Sitzung des psychodynamischen Typus begleiten. Das chaotische Mosaik besteht aus Elementen des ursprünglichen traumatischen Ereignisses und aus verschiedenen symbolischen Variationen über dessen Grundthema.

Unmotivierte und unerklärliche Stimmungsqualitäten von großer Intensität sind gleichfalls Anzeichen davon, daß COEX-Systeme an die Oberfläche treten. Panische Angst, schwere, oft mit Selbstmordgedanken verbundene Depression, Gefühle der Isolierung und Einsamkeit, heftiger Ekel, irrationale Schuld- und Minderwertigkeitsgefühle, kindliche Hilflosigkeit, Gefühle moralischer und physischer Abartigkeit, starke sexuelle Erregung, bitterer Selbsthaß oder allgemeine aggressive Spannung — alle solche zunächst unbegreiflichen Gefühle lassen sich später als logische und integrierende Bestandteile der COEX-Systeme bestimmen.
Häufig gehen einem auftauchenden COEX-System dramatische physische und motorische Manifestationen voraus. Einige dieser somatischen Symptome deuten auf eine starke Aktivierung des autonomen Nervensystems; dazu gehören Übelkeit und Erbrechen, Atembeschwerden, kardiovaskuläre Beschwerden verschiedener Art, übermäßiger Speichelfluß und Schweißausbrüche, plötzlicher Durchfall. Sehr häufig sind heftige Schmerzen in verschiedenen Teilen des Körpers, wie Kopf, Nackenmuskeln, Magen, Darm, Blase, Uterus und Hoden. Typische motorische Manifestationen, die zu dieser Kategorie gehören, sind allgemeine oder lokalisierte Muskelspannung, Zittern, Zuckungen, Schütteln und Krämpfe, komplizierte Verrenkungen und katatonieartige Erregung oder Lähmung. Es scheint, daß sich wiederholende, stereotype Bewegungen und insbesondere verbale Manifestationen (Plappern) einen sehr hohen Anzeigewert haben. Bevor die Elemente eines starken COEX-Systems ins Bewußtsein zu treten beginnen, wiederholt der Patient manchmal ständig die gleichen Wörter oder Sätze. Diese Wiederholung hat gewöhnlich etwas stark Mechanisches, es klingt, wie wenn bei einer defekten Schallplatte die Nadel ständig in derselben Rille weiterläuft. Die obige Beschreibung enthält alle somatischen Symptome, die bei verschiedenen Gelegenheiten als Begleiterscheinungen von aus dem Unbewußten auftauchenden traumatischen Erfahrungen beobachtet wurden. In der therapeutischen Situation treten diese Symptome nie alle gleichzeitig in bezug auf ein bestimmtes, einzelnes COEX-System auf. In manchen Fällen tritt ein einzelnes Symptom als Indikator auf; häufiger jedoch kommen die Symptome in typischen Bündeln vor.
Es ist offenbar mehr als nur Zufall, daß alle Erscheinungen, die als Vorboten von aus dem Unbewußten auftauchenden COEX-Systemen fungieren, mit extremer Intensität in jenen Sitzungen erfahren werden, in denen die Testperson das Geburtstrauma wiedererlebt. Es ist wahrscheinlich, daß der Komplex von Empfindungen und Innervationen, der mit dem Geburtsvorgang verknüpft ist, die tiefste Matrix für diese Manifestationen darstellt.

Für die Dauer der Zeitspanne, in der Elemente eines COEX-Systems ins Bewußtsein eintreten und das Erfahrungsfeld beherrschen, übernimmt dieses System eine Steuerungsfunktion und bestimmt Wesen und Inhalt der LSD-Sitzung. Die Selbstwahrnehmung der Versuchsperson und ihre Wahrnehmung der Umwelt werden verzerrt und umgeformt in Richtung des Grundmotivs und der spezifischen Komponenten der auftauchenden COEX-Konstellation. Die trügerischen Umwandlungen der bei den Sitzungen anwesenden Personen spiegeln häufig die Protagonisten in den wiedererlebten Erfahrungen wider, und die scheinbaren Veränderungen des Behandlungszimmers oder der sonstigen äußeren Umgebung stehen in Beziehung zu der Szenerie, in der der Vorfall sich abspielte. Diese Transformationen können auch symbolische Variationen über das Generalthema, die beteiligten Personen und die Szenerie darstellen. Die Steuerungsfunktion des sich entfaltenden COEX-Systems beschränkt sich jedoch nicht auf Wahrnehmungsveränderungen. Die allgemeine Gefühlsatmosphäre und die Besonderheiten der Stimmung, Wesen und Kontext der Gedankenprozesse, die Reaktion auf die Umgebung und das Verhalten des Patienten werden gleichfalls auf charakteristische Weise beeinflußt. Die bestimmende Funktion aktivierter COEX-Systeme für den Inhalt von LSD-Sitzungen läßt sich an dem oben erörterten Fallmaterial aufzeigen.

Als Peter die oberflächlichsten Schichten des geschilderten COEX-Systems durcharbeitete, sah er den Therapeuten in seine früheren sadistischen Partner verwandelt oder in Gestalten, die Aggression symbolisieren, z. B. als Metzger, Mörder, mittelalterlicher Scharfrichter, Inquisitor oder als Cowboy mit einem Lasso. Den Füllfederhalter des Therapeuten sah er als orientalischen Dolch und erwartete, damit angegriffen zu werden. Als er auf dem Tisch ein Messer mit einem Hirschhorngriff sah, das als Brieföffner diente, verwandelte sich für ihn der Therapeut in einen gewalttätig aussehenden Förster. Bei mehreren Gelegenheiten verlangte er, gefoltert zu werden, und wollte durch Zurückhalten des Urins »für den Doktor« leiden. In diesem Zeitabschnitt verwandelten sich für ihn das Behandlungszimmer und der Blick aus dem Fenster trughaft in verschiedene Szenerien, in denen die Abenteuer des Patienten mit seinen sadistischen Partnern stattgefunden hatten. Als die ältere Schicht aus dem Zweiten Weltkrieg durchgearbeitet wurde, sah er in dem Therapeuten Hitler und andere Naziführer, einen Konzentrationslagerkommandanten, einen SS-Mann, einen Gestapo-Offizier. Anstelle alltäglicher Geräusche hörte Peter die unheilverkündenden Tritte von Soldatenstiefeln auf dem Flur, die Musik von Paraden am Brandenburger Tor und die

Nationalhymne von Nazideutschland. Der Behandlungsraum verwandelte sich nacheinander in einen Saal im Reichstag mit Adleremblemen und Hakenkreuzen, eine Baracke in einem Konzentrationslager, eine Gefängniszelle mit schwer vergittertem Fenster, ja sogar in eine Todeszelle. Als die Kernerfahrungen aus der Kindheit auftauchten, wurde der Therapeut als strafende Elternfigur wahrgenommen, und Peter legte ihm gegenüber allerlei anachronistische Verhaltensmuster an den Tag, die für sein Verhältnis zu Vater und Mutter charakteristisch waren. Das Behandlungszimmer verwandelte sich häufig in den einen oder anderen Teil der häuslichen Szenerie in seiner Kindheit, vor allem in den dunklen Keller, wo ihn seine Mutter wiederholt eingesperrt hatte.

Eine ähnliche Dynamik war in den LSD-Sitzungen Renatas zu beobachten. Während sie an den oberflächlichsten Schichten des geschilderten COEX-Systems arbeitete, verwandelte sich bei mehreren Gelegenheiten das Gesicht des Therapeuten in das ihres Mannes. Sie fürchtete, daß er wie ihr Mann aggressive Gefühle gegen sie hege und ernsthaft in Versuchung sei, physische Gewalt gegen sie anzuwenden. Gelegentlich hatte sie die Halluzination, das Gesicht des Therapeuten habe einen lüsternen Ausdruck, und erwartete, daß er sie sexuell attackieren werde. In der Übertragungsbeziehung zeigte sie Einstellungen, die für ihre Ehesituation typisch waren. Als sie die mit ihrer Postadoleszenz zusammenhängende Schicht wiedererlebte, verwandelte sich der Therapeut in ihrer Wahrnehmung nacheinander in verschiedene Freunde, die sie in jener Zeit gehabt hatte. Die äußere Umgebung nahm die Gestalt der Örtlichkeiten an, wo sie sich mit diesen Freunden getroffen hatte, wie öffentliche Anlagen, ein Schulschlafsaal und bestimmte Orte draußen auf dem Land. In der Zeit, als die Kernerfahrung ihres COEX-Systems in den Sitzungen allmählich aufgedeckt wurde, nahm der Therapeut die Merkmale ihres Stiefvaters an — seinen Gesichtsausdruck und seine riesigen, behaarten, mit Pigmentflecken bedeckten Hände. Sie sah ihn in dem Anzug, mit dem Hemd und der Krawatte, die ihr Stiefvater zu tragen pflegte. Bei einer anderen Gelegenheit erschien ihr der Therapeut in einen berüchtigten sadistischen tschechischen Kindermörder verwandelt. Die Elemente der Kernerfahrung beeinflußten auch die Übertragungsbeziehung in starkem Maße. Renata erlebte abwechselnd eine panische Angst in der Erwartung eines aggressiven sexuellen Angriffs von seiten des Therapeuten und einen überstarken sexuellen Antrieb mit der Tendenz, ihn selbst zu attackieren. Ihre sexuelle Begierde war sehr stark oral betont, und der Gedanke an eine Fellatio beschäftigte sie immer wieder. Die meisten anderen Erscheinungen in diesen Sitzungen könnten als symbolische

Darstellungen der Kernerfahrung oder als Anspielungen darauf erklärt werden. Einige Male erschien der Stiefvater in der Gestalt eines gefährlichen Tieres, zum Beispiel als Pythonschlange oder als grauenvolle Riesenechse. Es kamen ferner viele Szenen vor, die die Mißhandlung von Kindern und sexuelle Gewalttaten zum Inhalt hatten, außerdem Anspielungen auf Filme, Dramen oder Bücher mit diesen Themen, wie z. B. John Knittels *Via Mala* oder ein Roman von Dürrenmatt. Eine andere interessante Erscheinung in diesen Sitzungen war die wiederkehrende Vision eines Turmes in verschiedenen Stadien des Zerfalls. Nach Renatas Beschreibungen fungierten diese Visionen als Indikator oder Barometer des therapeutischen Fortschritts. Sie hatten nicht nur eine komplexe, vielschichtige und überdeterminierte symbolische Bedeutung, sondern reflektierten auch die allmählichen Veränderungen im Abwehrsystem der Patientin und den Grad ihres Widerstandes, der Kernerfahrung ins Gesicht zu sehen. Wegen ihres hohen illustrativen Wertes geben wir diese Zeichnungen in vollem Umfang wieder (S. 105—108).

Als Richard die mit seiner politischen Verfolgung verknüpften jüngsten Schichten seines COEX-Systems durcharbeitete, verwandelte sich der rote Sessel, der im Zimmer stand, in ein unersättliches, grauenvolles Ungeheuer mit offenem Maul, das ihn zu verschlingen drohte; es symbolisierte für ihn den »roten Terror«, dem er ausgesetzt gewesen war. Ein Bild an der Wand verwandelte sich für ihn in ein Plakat, das die Nazipropaganda während des Kriegs in der Tschechoslowakei als Warnung vor einer sowjetischen Expansion verbreitet hatte. Es zeigte eine riesige rote Hand mit scheußlichen Klauen, die sich nach der Prager Burg ausstreckte. Es trug die Aufschrift: »Wenn sie dich packt, bist du erledigt.« Das Hauptübertragungsproblem zu diesem Zeitpunkt war Richards Verdacht, der Therapeut sei vielleicht Mitglied der Kommunistischen Partei; Richard hatte Zweifel, ob er dem Therapeuten trauen könne. Vor dem Wiedererleben eines Elektroschocks sah Richard den Therapeuten als einen gewaltigen Science-fiction-Roboter, der aus einem komplizierten System von Kondensatoren, Transformatoren, Solenoiden, Relais und Kabeln bestand. Elektrische Funken, die hohe Spannungen anzeigten, blitzten an der Oberfläche des Roboters auf, und ein grelles rotes Licht auf seinem Kopf signalisierte unmittelbare Gefahr. Richard befürchtete, daß vom Körper des Therapeuten eine elektrische Entladung ausgehen und ihn treffen werde; er hatte ferner große Angst vor elektrischen Birnen, Fassungen, Steckdosen und elektrischen Geräten im Zimmer. In den Sitzungen, in denen Richard seine traumatischen Erlebnisse mit seinem

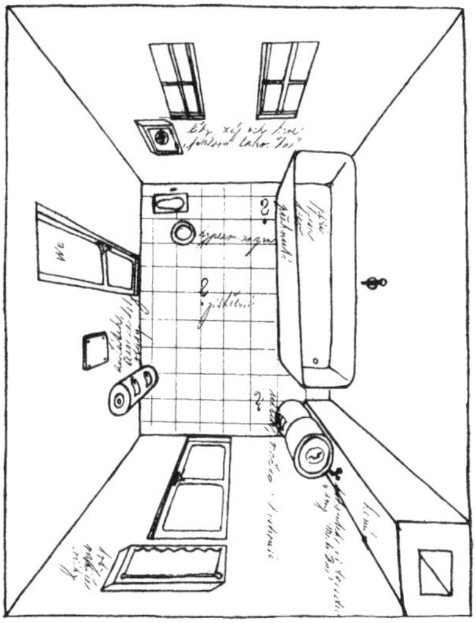

Renatas Zeichnung, die das Badezimmer, in dem das traumatische Ereignis stattfand, aus der Vogelperspektive zeigt.

◀

Eine Serie von Zeichnungen, die das Fortschreiten von Renatas LSD-Therapie und verschiedene Stadien ihres Durcharbeitens des traumatischen Materials aus der Kindheit illustrieren.

(a) Die Vision eines Turmes, die Renata in einer ihrer LSD-Sitzungen hatte, als sie sich zum ersten Mal dem Geschehen in dem Badezimmer näherte. Die Mauern des Turmes repräsentieren ihre Abwehrmechanismen, die sie daran hindern, das traumatische Ereignis zu identifizieren. Wie aus den Inschriften hervorgeht, ist der Turm aus dem Baumaterial Angst gemacht, das Ereignis im Badezimmer befindet sich innen im Turm; und die Pfeile stellen die Angriffe durch das LSD dar.
(b) Vision des gleichen Turmes in einer späteren LSD-Sitzung. Die Angriffe haben die Mauern bereits erheblich beschädigt, der Turm ist jedoch mit Eisenplatten repariert wor-

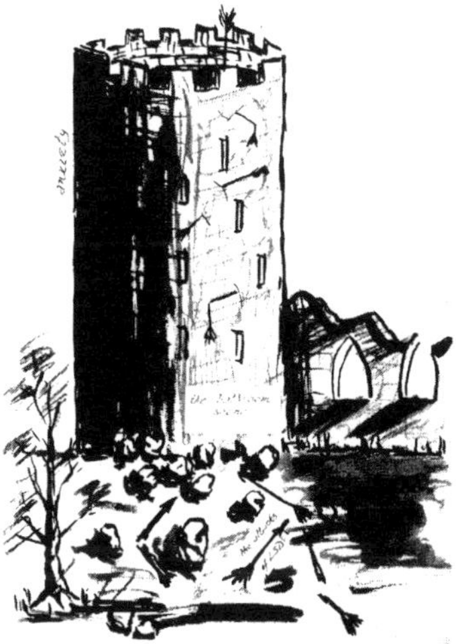

(a)

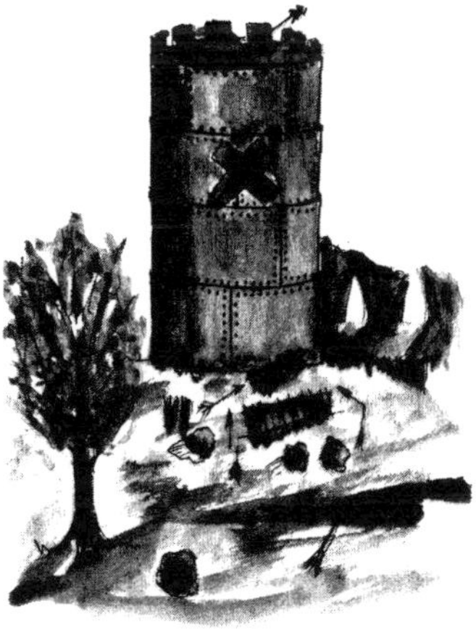

(b)

den. Eine Stelle, wo ein Pfeil in den Turm eindrang, ist mit gekreuzten Streifen von Heftpflaster zugedeckt. (Ein doppelsinniges Symbol, da es zugleich einen Teil der ursprünglichen traumatischen Szene abbildet — das rote Kreuz auf dem Verbandschränkchen, das an der Wand des Badezimmers hängt.)

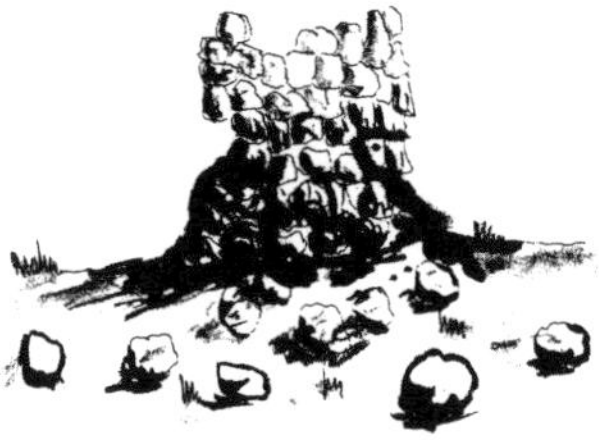

(c)

(c) Die Vision Renatas unmittelbar nach einem tiefen Eintauchen in das Wiedererleben der traumatischen Erinnerung. Der Turm bricht zusammen; das Blut, das aus den Rissen zwischen den Steinen dringt, bezieht sich auf das Töten der Gans und auf das Bluten bei der digitalen Defloration Renatas durch ihren Stiefvater.

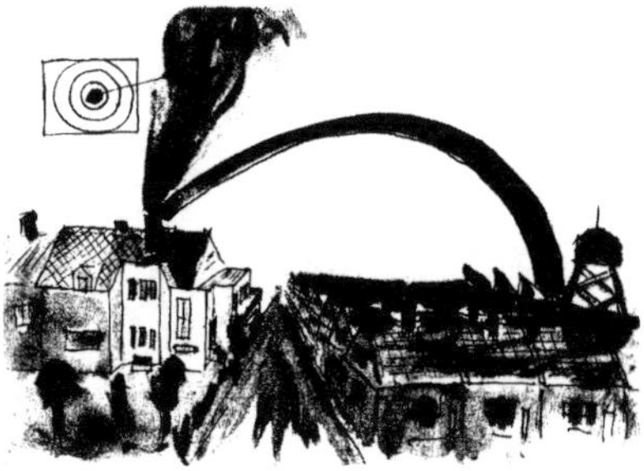

(d)

(d) Diese Vision folgte unmittelbar auf die in (c) beschriebene Erfahrung. Auf der linken Seite das elterliche Haus mit dem Badezimmer im Dachgeschoß. Der hohe Schornstein der Fabrik beugt sich über die Straße hinweg und berührt den kleinen Kamin des Hauses. Im gleichen Blickfeld befindet sich eine Zielscheibe mit dem Pfeil, der ins Schwarze getroffen hat. (»Wir haben es geschafft, wir sind am Ziel.«) Renata entdeckte die sexuelle Symbolik dieser Vision von allein.

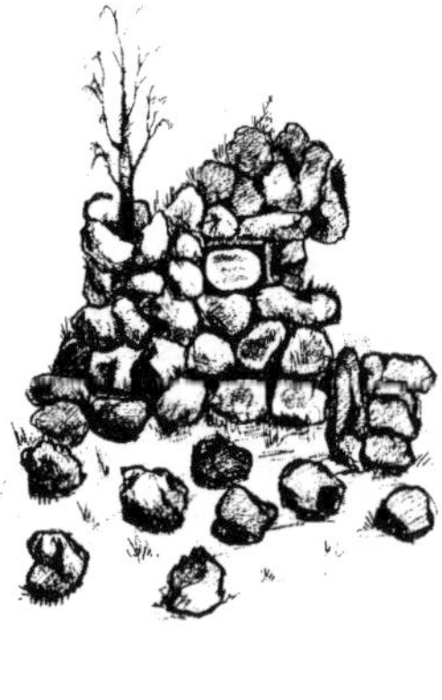

(e)

(e) In einer der folgenden LSD-Sitzungen erschien der Turm als Ruine eines Denkmals. Gras und Bäume, die in den Trümmern wachsen, stellen die Aussicht auf ein neues Leben dar. Die Gedenktafel auf dem Denkmal fungiert zugleich als Fernsehschirm, auf dem das Ereignis aus dem Badezimmer mit großer Genauigkeit zu sehen ist.

(f) Volles Wiedererleben des traumatischen Ereignisses und als Folge davon ein vorübergehender Ichzerfall. Dies wurde durch die Vision einer gigantischen Explosion symbolisiert, durch die der Turm und Renata in Stücke gerissen werden.

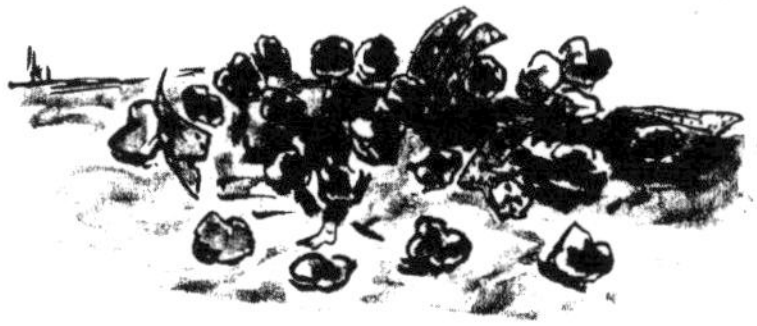

(f)

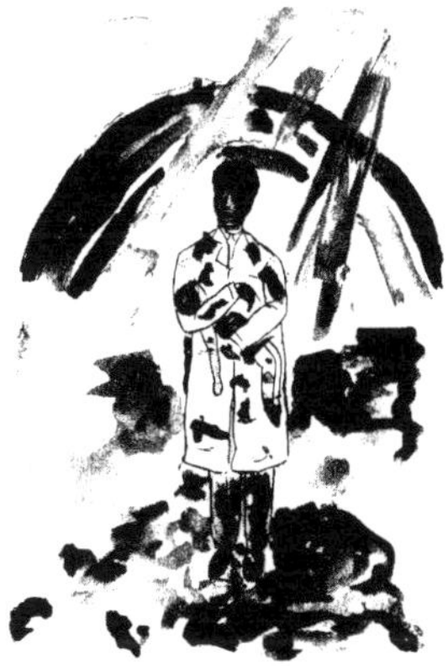

(g)

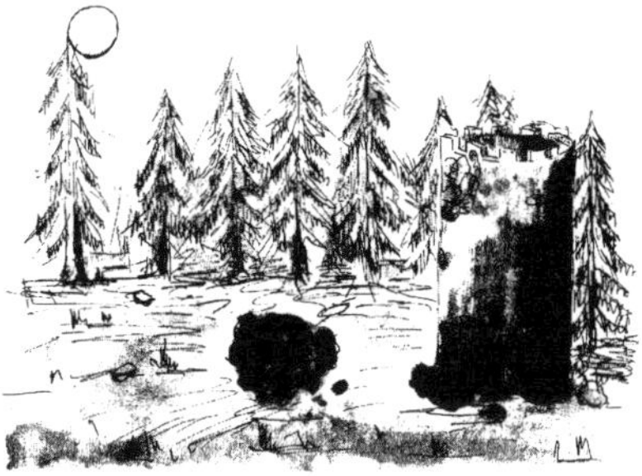

(h)

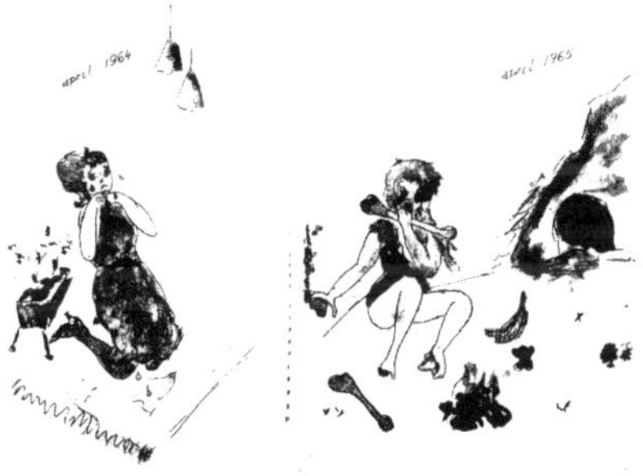

(i)

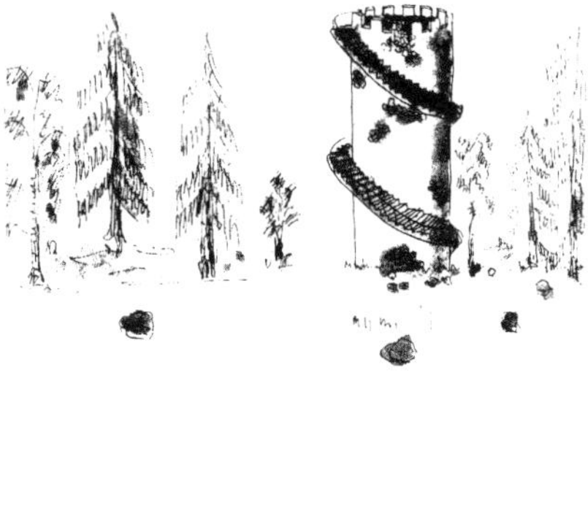

(j)

(g) Dieses Bild stellt die Szene dar, die der völligen Vernichtung unmittelbar nachfolgte. Der Therapeut erschien, sammelte behutsam die Stükke von Renatas Körper auf und setzte sie wieder zusammen. Während er Renata in seinen Armen hielt, erschien ein großer Regenbogen als Symbol der Hoffnung und Zuversicht für die Zukunft.

(h) In einem Bild aus einer der folgenden LSD-Sitzungen sind nur noch einige wenige Steine des ursprünglichen Turmes übriggeblieben. Sie sind in einem Kreis angeordnet und umgeben einen Feuerplatz. Ein neuer, viel kleinerer Turm ist jetzt da, der die Wiedererrichtung von Abwehrmechanismen auf einer niedrigeren Ebene symbolisiert.

(i) Ein Erlebnis, das dem im vorhergehenden Bild dargestellten unmittelbar folgte. Renata sitzt an dem Feuerplatz als ein wilde Frau, die den Therapeuten brät und aufißt. Das Ablecken seiner Schenkelknochen hat eine symbolische Bedeutung und weist auf die Fellatio der ursprünglichen Szene. Erstaunt über ihre eigene Kühnheit, zeichnet Renata zum Vergleich eine Szene, die ihre Einstellung gegenüber dem Therapeuten ein Jahr vor dieser Sitzung symbolisierte.

(j) Ein Bild, das die weitere Entwicklung und Veränderung des kleinen Turmes zeigt; er hat jetzt eine Wendeltreppe und hat sich in einen Aussichtsturm verwandelt. Von oben aus kann Renata jetzt genau sehen, was im Badezimmer geschah. Zugleich kann sie die Dinge aus einer viel weiteren Perspektive sehen, da ihr Horizont sich beträchtlich erweitert hat.

(k

(k) Während einer der folgenden Sitzungen erschien an der Stelle, wo der ursprüngliche Turm gestanden hatte, ein Loch im Boden. Dies fiel zeitlich zusammen mit dem Prozeß der Umwandlung der Angst in libidinöse Gefühle und mit der Entdekkung ihrer Weiblichkeit.

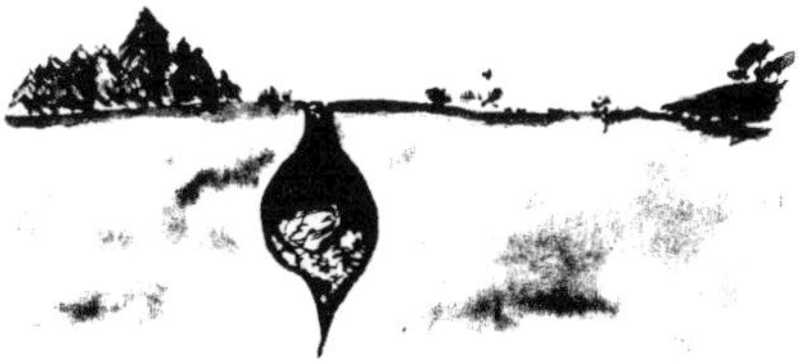

(

(l) In einer späteren Vision erschien das Erdloch vertieft und verbreitert; der Soldatenhelm darin symbolisierte Renatas Ehe und einige frühere traumatische Erfahrungen.

(m) Ein Bild, das eine weitere Entwicklung des Erdloches zeigt; es hat sich jetzt in ein rotierendes, spiralförmiges Gebilde verwandelt (»Schraube«), das tiefer in die Erde eindringt. Renata erkannte von allein die sexuelle Bedeutung dieser Vision.

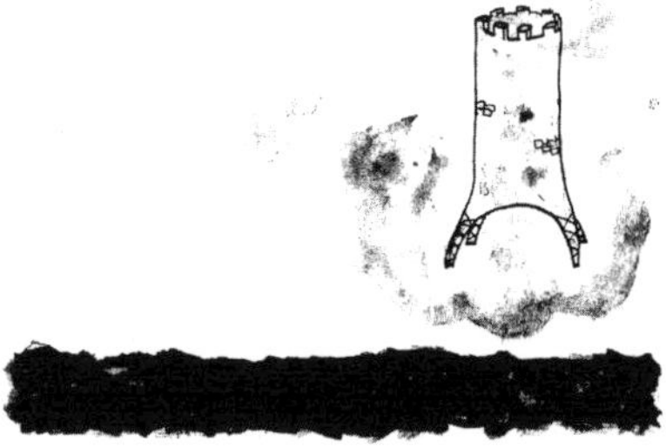

(n

(n) Dies ist die letzte Vision der »Turm-Serie«. Das ursprünglich feste Bauwerk erscheint als eine Fata Morgana wieder, ein Trugbild über einer heißen Wüste. Die sengende Hitze symbolisiert Renatas befreite Libido; der untere Teil des Turms (Eiffelturm in Paris) deutete auf oral-genitale Berührung (»French love«), die zu diesem Zeitpunkt Renatas Phantasien und Tagträume beherrschte.

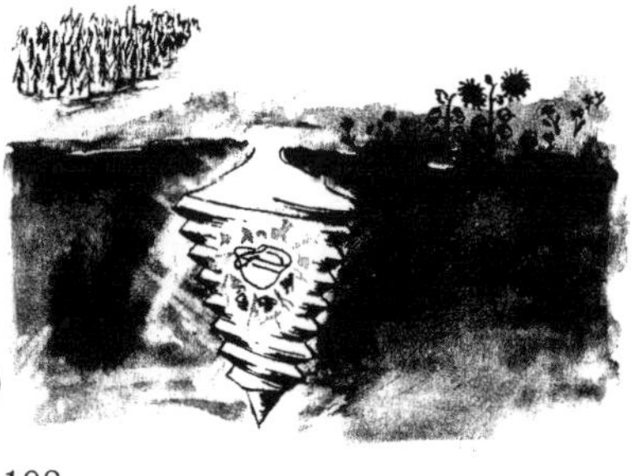

(m)

Vater durcharbeitete, fürchtete er, der Therapeut sei betrunken; er sah ihn auch in verschiedene Gestalten verwandelt, als chronischen Alkoholiker, als Landstreicher oder Stromer und schließlich als das Ebenbild seines trunksüchtigen Vaters. Er erwartete Ablehnung, Vernachlässigung, Grausamkeit und Mißhandlung seitens des Therapeuten. Als er der Kernerfahrung näherkam, erschien ihm der Therapeut als Bauer; die äußere Umgebung sah ländlich aus, und Laute, Geräusche und Gerüche erinnerten ihn an einen heißen Sommertag draußen auf dem Feld.

In diesem Zusammenhang ist noch eine weitere Beobachtung bezüglich der Manifestation von COEX-Systemen in LSD-Sitzungen zu erwähnen. Immer, wenn das traumatische Geschehen eine zwischenmenschliche Situation betrifft, muß die Versuchsperson, wenn sie dieses Geschehen unter der Einwirkung von LSD wiedererlebt, offenbar die Rollen aller beteiligten Personen erleben und durcharbeiten. Wenn z. B. eine aggressive Attacke auf die Versuchsperson das Grundthema bildet, muß sie sowohl die Rolle des Opfers mit all den damit zusammenhängenden seelischen und physischen Empfindungen wiedererleben, als auch die Rolle des Angreifers*. Falls die Testperson eine solche Szene beobachtete, erlebt sie nacheinander schließlich alle drei Rollen. So kommt es zum Beispiel beim vollen Wiedererleben der typischen Freudschen »Urszene« — das heißt, der Situation eines Kindes, das Zeuge des Geschlechtsverkehrs zwischen seinen Eltern wird — nacheinander zur Identifikation mit der Rolle des aggressiven Mannes, mit der Frau als Opfer und mit dem Beobachter.

Dynamische Interaktion zwischen COEX-Systemen und Umweltreizen

Die genaue Untersuchung von Inhalt und Dynamik der einzelnen LSD-Sitzungen innerhalb einer psycholytischen Serie sowie die langfristige Analyse der Veränderungen in der klinischen Symptomatologie und der Lebenssituation des Patienten in den freien Zeiträumen zwischen den Sitzungen enthüllen sehr verwickelte Wechselbeziehungen zwischen den COEX-Systemen und den Umweltfaktoren. Diese Beobachtungen scheinen von so grundsätzlicher Bedeutung zu sein, daß sie besondere Aufmerksamkeit verdienen. Der vorangehende Abschnitt schilderte, wie ein COEX-System, das in einer LSD-Sitzung aktiviert wird, die Erfahrungen des Patienten bestimmt wie auch die Art und Weise seiner Umwelt-

* Diese Situation ist ein psychodynamisches bildliches Analogon zu dem, was Anna Freud in ihrem Buch *Das Ich und die Abwehrmechanismen* als Identifikation mit dem Aggressor beschrieben hat (4).

wahrnehmung. Damit verbunden ist immer eine starke Tendenz, den Inhalt einer bestimmten Schicht der COEX-Konstellation zu veräußerlichen, ihn in der Behandlungssituation auszuagieren und die realen Umstände der Sitzung gemäß dem Grundthema zu formen. Wenn wir die Dynamik des Phänomens analysieren, stoßen wir auf einen sehr interessanten Mechanismus, der dem Phänomen zugrunde liegt. Es ist offenbar sehr schwierig und störend, eine tiefe Inkongruenz zwischen den Gefühlen im eigenen Innern und Empfindungen und Ereignissen in der äußeren Welt wahrzunehmen. Es erscheint sehr viel akzeptabler, Unlustgefühle verschiedenster Art als angemessene Reaktion auf tatsächliche Umstände zu erleben, die in der objektiven Realität gegenwärtig gegeben sind, als unverständliche und unerklärliche Elemente aus dem eigenen Innern in ihnen zu sehen. Ein Patient, der in der LSD-Sitzung von eigentlich sinnlosen Schuldgefühlen gequält wird, neigt deshalb leicht dazu, den Therapeuten anzugreifen, ihn zu beleidigen und sich auf eine Art zu verhalten, die er selbst als absolut unangebracht empfindet, oder gegen einige Grundregeln der Therapie zu verstoßen. Die Schuldgefühle können dann den tatsächlichen Geschehnissen im Hier und Jetzt angeheftet werden und erscheinen angemessen und situationskonform. Ebenso können Angstgefühle und das Gewahrsein einer ernsthaften aus dem Unbewußten kommenden Bedrohung zu Manövern führen, die darauf abzielen, im Therapeuten Feindseligkeit hervorzurufen. Unbegreifliche Angstgefühle nehmen dann die Gestalt konkreter und wohlvertrauter Befürchtungen an, wie z. B. der Furcht, den Beistand des Therapeuten zu verlieren und die Fortsetzung der Behandlung zu gefährden. Da diese künstlich geschaffenen Situationen weniger gravierend sind als die ursprünglichen traumatischen Geschehnisse, kann die Tendenz, die COEX-Systeme zu veräußerlichen, ein sehr wirksamer Abwehrmechanismus gegen das Auftauchen unbewußten Materials darstellen. Diese Tendenz läßt sich an einem Vorfall aus der psycholytischen Therapie von Renata exemplifizieren.

In mehreren LSD-Sitzungen hintereinander bestand Renata darauf, den Raum zu verlassen, sobald ihr übel wurde und sie Angst hatte, erbrechen zu müssen — obwohl mehrere Schüsseln neben der Couch bereitgestellt waren. Der Therapeut erkannte bald, daß bei diesem Verhalten irgendwelche ungewöhnliche Abwehrmechanismen im Spiele waren, und die Frage wurde offen besprochen. Renata erklärte, sie verhalte sich so, um die therapeutische Beziehung zu schützen, die für die Fortsetzung ihrer Behandlung notwendig sei. Sie glaube, der Therapeut werde sich zutiefst von ihr abgestoßen fühlen, wenn er etwas so »Ekelhaftes« mitansehen müsse, und könnte vielleicht sogar in Betracht ziehen, die LSD-Therapie abzubrechen. Man versicherte ihr, daß Erbrechen ein recht häufiges Vorkommnis in den Sitzungen sei und daß der Therapeut vielen Patienten in solchen Situationen beigestanden hatte, ohne Unbehagen zu empfinden. Es wurde betont, daß es wichtig für sie sei, sich dieser Situation zu stellen, und daß abreagierendes Erbrechen unter LSD häufig sehr förderliche therapeutische Folgen habe. Ihr bisheriges Verhalten wurde dann unzweideutig als Widerstand und unbewußte »Sabotage« des Behandlungsfortschritts bezeichnet. In der nächsten LSD-Sitzung war Renata, unterstützt durch die Hilfe, die Ermutigung und das positive emotionelle Feedback von seiten des Therapeuten, dann in der Lage, in das bereitgehaltene Becken zu erbrechen. Dieser Vorgang war begleitet von dem vollen Wiedererleben einer demütigenden Szene aus der Kindheit, als ihr auf einer Busfahrt mit ihrer Mutter fürchterlich übel wurde; sie mußte sich heftig erbrechen und beschmutzte die Kleidung eines Mitfahrenden auf dem Nebensitz. Ihre Mutter war schrecklich verlegen und aufgebracht, machte ein großes Drama aus dem Vorfall und erinnerte Renata später häufig an dieses »beschämende und schockierende Ereignis« und an ihr »unmögliches« Verhalten.

Die Tendenz, unbewußtes Material zu veräußerlichen, kann außerordentlich stark sein und führt manchmal zu schwierigen Situationen für den Therapeuten. Da der Patient oft enorme Anstrengungen macht, um ihn in bestimmte Rollen zu drängen, die dem Thema seines COEX-Systems entsprechen, können diese Situationen unter dem Gesichtspunkt der Dynamik der Übertragung und Gegenübertragung eine echte Herausforderung darstellen. Für eine erfolgreiche Fortsetzung der Behandlung ist es absolut unerläßlich, daß der Therapeut sich nicht in Rollen manipulieren läßt, die die traumatischen Elemente der ursprünglichen Situationen wiederholen. Er muß die schwierige Aufgabe bewältigen, sich innerlich zu engagieren und aufrichtigen menschlichen Beistand zu leisten und doch zugleich die therapeutische Distanz beizubehalten, die ihm erlaubt, diese Veräußerlichungsmanöver zu erkennen und zu deuten und mit dem Patienten so umzugehen, daß eine korrigierende Gefühlserfahrung zustande kommt.
Der oben geschilderte Mechanismus hat sein dynamisches Gegenstück: die Tendenz äußerer Reize, die korrespondierenden COEX-Systeme zu aktivieren und ihr Zutagetreten in den Sitzungen zu erleichtern. Dies ist dann der Fall, wenn bestimmte äußere Einflüsse — wie Elemente des äußeren Rahmens, des interpersonalen Umfelds oder der therapeutischen Situation — eine Ähnlichkeit mit den ursprünglichen traumatischen Sze-

nen haben oder identische Bestandteile enthalten. Dies ist offenbar der Schlüssel für das Verständnis der großen Bedeutung, die verschiedene außerpharmakologische Faktoren für die Dynamik von LSD-Sitzungen haben. Das äußere und das zwischenmenschliche Milieu, das Verhalten des Therapeuten oder anderer Personen, die bei der Sitzung anwesend sind, und auch zufällige Ereignisse der verschiedensten Art während der Sitzung können Inhalt, Verlauf und Ergebnis der Sitzung nachhaltig beeinflussen. Die Aktivierung eines COEX-Systems durch spezifische äußere Reize, die zufällig in die therapeutische Situation eingeführt werden, läßt sich durch eine Szene aus einer LSD-Sitzung Peters illustrieren.

Eine der wichtigen Kernerfahrungen, die Peter in seiner LSD-Therapie aufdeckte, war die Erinnerung daran, daß ihn seine Mutter in einen dunklen Keller einsperrte und ihm nichts zu essen gab, während die anderen Familienmitglieder festeten. Das Wiedererleben dieser Erinnerung wurde völlig unerwartet durch das wütende Bellen eines Hundes ausgelöst, der am offenen Fenster des Behandlungszimmers vorbeilief. Die Analyse dieses Vorfalles zeigte eine interessante Beziehung zwischen dem äußeren Reiz und der aktivierten Erinnerung. Peter erinnerte sich, daß der Keller, in den ihn die Mutter zur Strafe einzuschließen pflegte, ein kleines Fenster hatte, das auf den Hof des Nachbarn ging; der an seine Hütte angekettete Schäferhund des Nachbarn bellte jedesmal, wenn Peter in dem Keller eingesperrt war, fast ununterbrochen.

Personen, die sich in LSD-Psychotherapie befinden, zeigen oft scheinbar unangemessene und stark übertriebene Reaktionen auf Umweltreize verschiedener Art; dieses Überreagieren ist spezifisch und selektiv und läßt sich gewöhnlich aus der Dynamik des steuernden COEX-Systems erklären. So sind die Patienten besonders empfindlich gegen alles, was sie als uninteressierte, kalte und »professionelle« Behandlungstechnik ansehen, wenn sie unter dem Einfluß von Erinnerungskonstellationen stehen, bei denen emotionelle Entbehrung, Ablehnung oder Vernachlässigung durch ihre Eltern oder andere wichtige Figuren in ihrer Kindheit im Mittelpunkt stehen. Wenn ein Patient die Probleme der Geschwisterrivalität durcharbeitet, versucht er, den Therapeuten für sich allein mit Beschlag zu belegen, und möchte der einzige Patient oder zumindest der Lieblingspatient sein. Es fällt ihm schwer, zu akzeptieren, daß der Therapeut noch andere Patienten hat, und manchmal irritiert einen solchen Patienten jedes Anzeichen von Interesse für andere in extrem starker Weise. Patienten, denen es bei anderen Gelegenheiten nichts ausmacht, während einer Sitzung allein gelassen zu werden, oder die das sogar wünschen, können es nicht ertragen, daß der Therapeut aus irgendeinem Grund den Raum verläßt, wenn sie im Begriff sind, Erinnerungen zu erschließen, die mit ihrer Einsamkeit in der Kindheit zusammenhängen.

In diesem Zusammenhang ist noch ein weiterer wichtiger dynamischer Mechanismus zu erwähnen; er ist von entscheidender Bedeutung für das Verständnis verschiedener Komplikationen in der LSD-Behandlung, insbesondere der verlängerten Reaktionen und der sogenannten »Rückblenden«. Wenn ein starkes COEX-System in einer LSD-Sitzung aktiviert, aber nicht durch das Wiedererleben der Kernerfahrung aufgelöst wird, kann es vorkommen, daß der Patient nach dieser Sitzung auf unbestimmte Zeit unter dem Einfluß dieses Systems bleibt. In diesem Fall ist die oben beschriebene zweiseitige dynamische Interaktion auch außerhalb des Sitzungskontextes zu beobachten. Ein solcher Patient erlebt die Verstärkung der mit diesem System verbundenen klinischen Symptome und nimmt die Umwelt in spezifischer Weise verzerrt wahr. Außerdem kann sich bei ihm die Tendenz einstellen, das allgemeine Thema des Systems oder dessen Elemente in verschiedenen Bereichen seines Alltagslebens zu veräußerlichen. Es kann sein, daß er auf bestimmte Situationen überreagiert und selektiv gegen bestimmte Dinge überempfindlich ist. Sein Verhalten kann komplizierte psychische Manöver einschließen, die spezifische Reaktionen bei seinen Partnern hervorrufen. Die daraus entstehende Situation kann ein Abbild des traumatischen Geschehens sein, das in der vorangegangenen Sitzung verdrängt und unaufgelöst blieb. Die Beobachtung solcher dynamischer Wechselbeziehungen führte zu der Formulierung der früher dargelegten Hypothese über Ursprung und Dynamik der COEX-Systeme. Diese Beobachtungen waren wichtig für die Erkenntnis, daß diese Systeme einen sich selbst verstärkenden Charakter haben und in den verschiedenen Lebensperioden des Individuums durch den Mechanismus der »sich selbst erfüllenden Prophezeiung« immer wieder neue Schichten hinzukommen.

Die vorstehenden Darlegungen befaßten sich speziell mit den negativen COEX-Systemen; eine ähnliche Dynamik läßt sich jedoch auch für die positiven nachweisen. Daraus ergeben sich wichtige Folgerungen für die Methodik der LSD-Therapie und für die Einbeziehung therapeutischer Änderungen. Die Einführung positiver Elemente in das Arrangement und den äußeren Rahmen von LSD-Sitzungen erleichtert in der Regel das Zutagetreten positiver COEX-Systeme. Dies rechtfertigt und erklärt die Bedeutung solcher Variablen, wie es z. B. der Faktor Vertrauen in der Beziehung zum Therapeuten ist, oder ein ästhetisch angenehmer, Sicherheit vermittelnder und behaglicher äußerer Rahmen, das Abspielen beruhigender Musik gegen Ende der Sitzung, die Anwendung physischen

Kontaktes, die Einwirkung einer landschaftlich schönen Umgebung. Solche Elemente spielen häufig eine Rolle bei dem spontanen Hervortreten positiver COEX-Konstellationen bzw. fördern, wenn sie bewußt eingesetzt werden, das Auftreten positiver Erlebnisse. Eine Person, die während der Schlußperiode einer LSD-Sitzung unter dem Einfluß eines positiven COEX-Systems steht, strahlt gewöhnlich in den folgenden Tagen eine optimistische Lebensauffassung aus, und die Welt und andere Menschen erscheinen ihr überwiegend gut und freundlich. Diese neue, aufgeschlossene und aufrichtige Annäherung an die Menschen im sozialen Netzwerk des Betreffenden ruft gewöhnlich Gegenreaktionen ähnlicher Art hervor und schafft die Grundlage für eine allmähliche positive Neuformulierung der zwischenmenschlichen Beziehungen.

Serielle psychodynamische LSD-Sitzungen können als ein Prozeß der allmählichen Entfaltung, Abreagierung und Integrierung von negativen COEX-Systemen und der Eröffnung von Zugangswegen für die Einflüsse positiver Systeme betrachtet werden. Ein aus dem Unbewußten auftauchendes COEX-System übernimmt eine Steuerungsfunktion gegenüber allen Aspekten der Erfahrung. Immer neue Elemente der jeweiligen COEX-Konstellation treten in den Sitzungen zutage, bis die älteste Erinnerung, die Kernerfahrung, wiedererlebt und integriert worden ist. Ist dies geschehen, verliert ein solches System auf Dauer seine Lenkungsfunktion, und Abkömmlinge des Systems tauchen in den weiteren Sitzungen nie wieder auf.

Danach übernimmt ein anderes System die Führung und beherrscht das Erfahrungsfeld. Häufig übernehmen verschiedene Schichten von zwei oder mehr COEX-Systemen in einer Sitzung oder in einer Folge von Sitzungen abwechselnd die Steuerungsfunktion.

LSD-Sitzungen bewirken offenbar tiefgehende Veränderungen in der Dynamik und den Wechselbeziehungen von COEX-Systemen und setzen dramatische Verschiebungen in ihrem selektiven Einfluß auf das Ich des Patienten in Gang. Das Verständnis dieses Prozesses ist für die psychotherapeutische Arbeit mit LSD auf der psychodynamischen Ebene unerläßlich. Die Anwendungen dieses Konzeptes bei der klinischen Verwendung von LSD werden in einem späteren Buch erörtert, das sich vorwiegend mit der Praxis der LSD-Psychotherapie befaßt; im Zusammenhang dieses Buches werden wir die klinischen Implikationen nur kurz skizzieren.

Es wurde schon erwähnt, daß eine einzelne LSD-Sitzung zur Aktivierung eines bestimmten COEX-Systems führen kann. Wenn das unbewußte Material nicht durchgearbeitet wird, kann es sein, daß der Patient nach der Sitzung unter dem Einfluß dieses Systems bleibt, auch wenn die Wirkung der Droge bereits abgeklungen ist. In anderen Situationen kann die Lösung unvollständig sein und zu einer Labilisierung des emotionellen Gleichgewichts führen; in solchen Fällen können verschiedene Faktoren, die das Abwehrsystem schwächen, wie ungenügender Schlaf, Erschöpfung, Fasten, Alkohol, Marihuana oder körperliche Krankheit, zu einem späteren Zeitpunkt dieses Gleichgewicht stören und ein zeitweiliges Wiederauftauchen des ungelösten unbewußten Materials auslösen. Das Gleichgewicht kann auch durch seelische Belastung gestört werden, besonders wenn die Probleme ähnlicher Natur sind wie jene, die in der letzten Sitzung ungelöst blieben. Dies bildet den Mechanismus des späteren Wiederauftretens von LSD-ähnlichen Erlebnissen, die man allgemein als »Rückblenden« bezeichnet. Wenn dagegen das Wiedererleben eines wichtigen COEX-Systems in der Sitzung zum Abschluß kommt und kein anderes negatives System die Führung übernimmt, hat die Schlußphase der Sitzung den Charakter einer überaus positiven, spannungsfreien Erfahrung. Geschieht dies bereits zu einem früheren Zeitpunkt in der Sitzung, beherrscht unter Umständen ein positives COEX-System das Erfahrungsfeld und der Betreffende erlebt eine Reihe positiver Erinnerungen aus seinem Leben wieder. In den beiden letzteren Fällen ist der auf die Sitzung folgende Zeitabschnitt gewöhnlich durch eine auffallende klinische Besserung gekennzeichnet. In manchen Sitzungen läßt sich eine »COEX-Transmodulation« beobachten, das heißt die Verlagerung der Hegemonie von einem negativen System auf ein anderes. Das kann eine bemerkenswerte qualitative Veränderung der klinischen Symptomatologie zur Folge haben; gelegentlich ist diese Umwandlung so dramatisch, daß der Patient in eine völlig andere diagnostische Kategorie rückt.

Die für die Auflösung der verschiedenen COEX-Systeme erforderliche Zeit weist eine außerordentlich große interindividuelle und innerindividuelle Variabilität auf. Manchmal kann ein weniger wichtiges und enger begrenztes COEX-System in einer einzigen Sitzung abgebaut, wiedererlebt und integriert werden. Gewöhnlich erfordert dieser Prozeß jedoch eine größere Anzahl von Sitzungen, vor allem bei schwer gestörten psychiatrischen Patienten. In Ausnahmefällen kann ein sehr starkes, ausgedehntes und verzweigtes System in bis zu fünfzehn oder zwanzig aufeinanderfolgenden LSD-Sitzungen das Erfahrungsfeld beherrschen. Eine vergleichbare Variabilität liegt auch bezüglich der Gesamtmenge des psychodynamischen Materials vor, das in seriellen LSD-Sitzungen erlebt und integriert werden muß. Bei manchen Patienten sind in vielen aufeinanderfolgenden Sitzungen die Freudschen Probleme vorherrschend; andere Patienten wieder dringen relativ schnell zu tieferen Schichten des Unbewußten vor. Aber unabhängig davon, wieviel Zeit und wie viele

Sitzungen für diese Entwicklung notwendig sind, verschwinden doch früher oder später die Elemente des individuellen Unbewußten aus der LSD-Erfahrung, und jeder, der sich einer psycholytischen Behandlung unterzieht, tritt schließlich in die Bereiche der perinatalen und transpersonalen Phänomene ein, die in den folgenden Kapiteln beschrieben werden.

4

Perinatale Erfahrungen in LSD-Sitzungen

Die grundlegenden Merkmale perinataler Erfahrungen und der Brennpunkt, in dem sie zusammenlaufen, sind die Probleme der biologischen Geburt, physischer Schmerz und Seelenangst, Altern, Krankheit und Hinfälligkeit, Sterben und Tod. Die erschütternde Begegnung mit diesen entscheidenden Aspekten der menschlichen Existenz und die tiefinnerliche Erkenntnis der Gebrechlichkeit und Vergänglichkeit des Menschen als eines biologischen Geschöpfes sind unausweichlich von einer qualvollen Existenzkrisis begleitet. Durch diese Erfahrungen erkennt der einzelne, daß er dem Unvermeidlichen nicht entrinnen kann, gleich wie er sich im Leben verhält: Er wird diese Welt mit leeren Händen verlassen müssen, all dessen beraubt, was er angehäuft und was er erreicht hat und woran sein Herz hing. Die Ähnlichkeit zwischen Geburt und Tod — die aufwühlende Erkenntnis, daß der Beginn des Lebens und sein Ende einander gleich sind — ist die wichtigste weltanschauliche Frage, welche die perinatalen Erfahrungen begleitet. Eine andere wichtige Folge der erschütternden seelischen und physischen Begegnung mit dem Phänomen des Todes ist die Eröffnung spiritueller und religiöser Erfahrungen, die offenbar ein wesensmäßiger Bestandteil der menschlichen Persönlichkeit und von der kulturellen und religiösen Vergangenheit und Formung des Individuums unabhängig sind. Nach meiner Erfahrung entwickelt jeder, der zu diesen Ebenen vorgedrungen ist, überzeugende Einsichten in die überragende Bedeutung der spirituellen und religiösen Dimensionen in der universalen Seinsordnung. Selbst hartgesottene Materialisten, positivistische Wissenschaftler, Skeptiker und Zyniker und kompromißlose Atheisten und Religionsfeinde wie die marxistischen Philosophen interessieren sich plötzlich für das Spirituelle, nachdem sie mit diesen Schichten in ihrem eigenen Innern konfrontiert worden sind.

Um Mißverständnisse zu vermeiden, muß betont werden, daß die Begegnung mit dem Tod auf der perinatalen Ebene ein tiefes, ganz unmittelbares Erleben der Endangst darstellt, das sehr komplex ist und neben eindeutig physiologischen auch emotionelle, philosophische und spirituelle Elemente enthält. Das Gewahrsein von Sterben und Tod in dieser Situation vollzieht sich nicht allein durch symbolische Mittel. Ein spezifisch eschatologischer Gehalt der Denkprozesse und Visionen von sterbenden Menschen, verwesenden Leichnamen, von Friedhöfen, Särgen und Leichenzügen treten als charakteristische Begleiterscheinungen und Illustrationen dieses Todeserlebnisses auf. Seine eigentliche Grundlage ist jedoch das reale gefühlsmäßige Erleben der äußersten biologischen Krise, das die Testpersonen häufig mit tatsächlichem Sterben verwechseln. Es kommt nicht selten vor, daß derjenige, der eine solche Erfahrung durchmacht, die kritische Einsicht, daß er sich in einer psychedelischen Sitzung befindet, verliert und überzeugt ist, er stehe unmittelbar vor dem eigenen Tod.

Das Gefühl einer ernsten Krise ist jedoch nicht rein subjektiver Natur. Die aufeinanderfolgenden Szenen von Sterben und Geborenwerden (oder von Wiedergeborenwerden) sind häufig ungemein dramatisch und mit zahlreichen biologischen Manifestationen verbunden, die auch dem außenstehenden Beobachter erkennbar sind. In manchen Fällen befindet sich die Testperson stundenlang in einem Zustand heftigster Schmerzen, mit Gesichtszuckungen, keuchendem Atemringen und der Entladung ungeheurer Muskelspannungen in Zuckungen aller Art, heftigen Schüttelanfällen und komplizierten Verrenkungen. Die Gesichtsfarbe ist manchmal dunkelrot oder totenbleich, der Puls extrem beschleunigt und schwach und der Atemrhythmus starken Schwankungen unterworfen; es kann zu heftigen Schweißausbrüchen kommen, und Übelkeit mit stoßartigem Erbrechen ist eine häufige Erscheinung.

Auf eine nach dem gegenwärtigen Stand der Forschung nicht ganz klare Weise stehen diese Erfahrungen offenbar in einem Zusammenhang mit der biologischen Geburt. Personen, die diese LSD-Erfahrung gemacht haben, bezeichnen diese Erfahrungen häufig ausdrücklich als Wiedererleben ihres eigenen Geburtstraumas. Diejenigen, die diese Verbindung nicht herstellen und ihre Begegnung mit dem Tod und dem Tod-Wiedergeburt-Erlebnis rein philosophisch und spirituell auffassen, zeigen regelmäßig das oben beschriebene Bündel physischer Symptome, das sich am ehesten als Derivat der biologischen Geburt deuten läßt. Sie nehmen auch Haltungen ein und bewegen sich in komplexen Abläufen, die eine verblüffende Ähnlichkeit haben mit den Bewegungen eines Kindes während der verschiedenen Stufen des Geburtsvorganges. Außerdem berichten sie häufig über Visionen von Embryos, Fötussen und eben geborenen Kindern und die Identifikation mit ihnen. Ebenso häufig sind Gefühls- und Verhaltensweisen, die genau denen von Neugeborenen entsprechen, ferner Visionen weiblicher Genitalien und Brüste.

Aufgrund dieser Beobachtungen und weiteren klinischen Beweismaterials habe ich den oben angeführten Phänomenen die Bezeichnung *perinatale Erfahrungen* gegeben. Der Kausalzusammenhang zwischen der tatsächlichen biologischen Geburt und den unbewußten *Matrizes* für

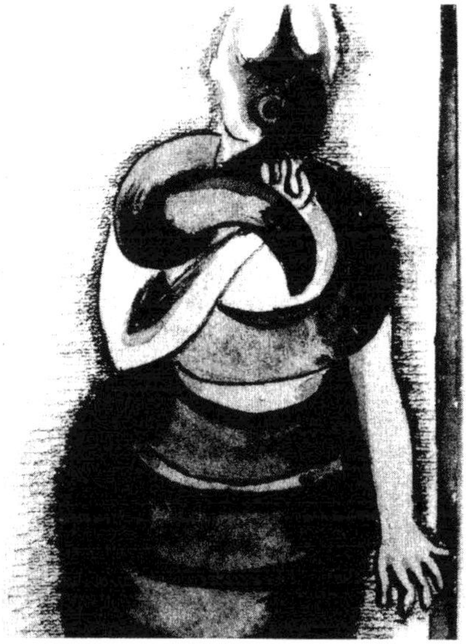

Das Erlebnis von Atemnot und Ersticken in einer LSD-Sitzung, in der die Patientin das Geburtstrauma wiedererlebte.

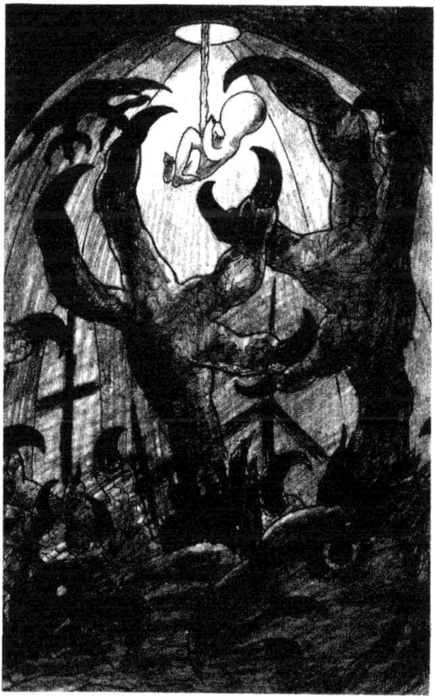

Ein Bild, das die Schrecken des Geburtstraumas darstellt, wie sie in symbolischer Gestalt in der LSD-Sitzung erfahren wurden. Der hilflose und gebrechliche Fötus hängt an seiner Nabelschnur oben an der Kuppel; die destruktiven uterinen Mächte werden durch die gigantischen Klauen und Schnäbel vogelartiger Ungeheuer symbolisiert.

diese Erfahrungen bedarf noch des Beweises. Es erscheint jedoch angebracht, diese Schicht als die Ranksche Schicht des Unbewußten zu bezeichnen; mit gewissen Modifikationen ist das Begriffssystem von Otto Rank für das Verständnis der in Frage stehenden Phänomene von Nutzen*.

Perinatale Erfahrungen sind Manifestationen einer tieferen Schicht des Unbewußten, die offenbar außerhalb der Reichweite der klassischen Freudianischen Methoden liegt. Die zu dieser Kategorie gehörenden Phänomene sind weder in der psychoanalytischen Literatur beschrieben worden, noch wurden sie in die theoretischen Überlegungen der Freudianischen Analytiker mit einbezogen. Darüber hinaus erlaubt die klassische Freudsche Analyse keine Erklärung solcher Erfahrungen und liefert auch kein geeignetes Begriffssystem für ihre Deutung.

In der mit LSD arbeitenden psycholytischen Behandlung psychiatrischer Patienten werden diese Schichten gewöhnlich nach einer größeren Anzahl von Sitzungen psychodynamischer Natur erreicht. Bei Personen ohne ernste seelische Probleme tritt die perinatale Phänomenologie zu einem früheren Zeitpunkt des Verfahrens auf. Bei der psychedelischen Therapie, die hohe Dosen von LSD verwendet und bei der die Sitzungen sehr viel stärker verinnerlicht werden, sind perinatale Elemente häufig schon in der ersten oder zweiten Sitzung zu beobachten. Dies ist anscheinend unabhängig davon, ob es sich bei den Testpersonen um normale Freiwillige, Krebskranke im Spätstadium oder um psychiatrische Patienten handelt. Aus Gründen, die gegenwärtig noch nicht ganz klar sind, scheinen Alkoholiker und Drogensüchtige leichteren Zugang zum perinatalen Bereich des Unbewußten zu haben als Personen mit psychoneurotischen Problemen, insbesondere solche mit einer erheblichen zwangsneurotischen Komponente in ihrer klinischen Symptomatologie.

Die LSD-unterstützte Psychotherapie ist nicht die einzige Situation, die die Manifestation perinataler Erfahrungen fördern kann. Gelegentlich wird diese Schicht des Unbewußten durch Kräfte aus dem Innern des Organismus oder durch Kräfte von außen aktiviert. Die Vorgänge, die dabei im Spiele sind, hat die Psychiatrie bis jetzt noch nicht genügend erhellen können. So können Kliniker perinatale Elemente bei einer Reihe psychotischer Zustände feststellen, vor allem bei manisch-depressiven Psychosen und bei Schizophrenie. Beispiele von perinatalen Erfahrungen werden jedoch auch außerhalb des psychopathologischen Bereichs beob-

* Der Wiener Psychiater Otto Rank, der sich vom Hauptstrom der orthodoxen Psychoanalyse absetzte, hob in seinem Buch *Das Trauma der Geburt* (1927) die überragende Bedeutung perinataler Erfahrungen hervor (16).

achtet. Erlebnisse solcher Art wurden auch von Psychotherapeuten unterschiedlicher Richtungen beobachtet und beschrieben, die bei normalen und bei neurotischen Personen empirische Techniken anwenden*. Zahlreiche weitere Beispiele finden sich in der anthropologischen und ethnologischen Literatur. Seit unvordenklichen Zeiten gab es in vielen alten und sogenannten primitiven Kulturen hochwirksame Prozeduren, die offenbar solche Erfahrungen bei einzelnen und bei Gruppen einleiteten oder förderten. In diesen Fällen wurden und werden diese Erlebnisse fast ausschließlich in einem religiösen Zusammenhang hervorgerufen, entweder bei besonderen Anlässen, wie z. B. bei Durchgangsriten (»rites de passage«) und Initiationsriten, oder in der täglichen Praxis ekstatischer Religionen. Die von diesen Kulturen angewandten Techniken umfassen ein breites Spektrum von Methoden, von der Verwendung psychoaktiver Substanzen pflanzlichen oder tierischen Ursprungs, Trancetänzen, Fasten, Schlafentzug, Schock und körperlicher Folter bis zu komplizierten spirituellen Praktiken, wie sie etwa innerhalb der hinduistischen und buddhistischen Tradition entwickelt wurden.

Perinatale Erfahrungen stellen einen sehr wichtigen Zwischenbereich zwischen individueller und transpersonaler Psychologie dar, übrigens auch zwischen Psychologie und Psychopathologie auf der einen Seite und der Religion auf der anderen. Betrachten wir sie unter dem Gesichtspunkt ihres Zusammenhangs mit der individuellen Geburt, dann scheinen sie zum Bereich der Individualpsychologie zu gehören. Einige andere Aspekte jedoch geben ihnen einen ausgeprägten transpersonalen Charakter. Die Intensität dieser Erlebnisse geht über alles hinaus, was man gewöhnlich als Erfahrungsgrenze des Individuums betrachtet. Sie sind häufig von der Identifikation mit anderen Personen oder mit der ringenden und leidenden Menschheit insgesamt begleitet. Außerdem bilden andere Arten von eindeutig transpersonalen Erfahrungen, wie evolutionäre Erinnerungen, Elemente des kollektiven Unbewußten und gewisse Jungsche Archetypen, häufig einen integrierten Bestandteil perinataler Matrizes. LSD-Sitzungen auf dieser Ebene haben gewöhnlich einen ziemlich komplexen Charakter und verbinden sehr subjektive Erfahrungen mit unzweifelhaft transpersonalen Erfahrungen.

Es erscheint angezeigt, in diesem Zusammenhang eine Kategorie von Erfahrungen zu erwähnen, die eine Übergangsform zwischen der Freudschen psychodynamischen Ebene und der Rankschen Ebene darstellen. Es

* Zu diesen Methoden gehören unter anderem Bioenergetik und andere Verfahren, die auf der Reichschen Tradition beruhen, Gestalttherapie, Encounter-Gruppen, Marathonsitzungen und Paul Bindrims Nacktmarathon.

handelt sich um das Wiedererleben traumatischer Erinnerungen aus dem Leben des einzelnen, die mehr physischer als psychischer Natur sind. Typischerweise schließen solche Erinnerungen eine Bedrohung des Überlebens oder der körperlichen Unversehrtheit ein, wie z. B. schwere Operationen oder schmerzhafte und gefährliche Verletzungen, schwere Krankheiten, besonders solche, die mit Atembeschwerden verbunden sind (Diphtherie, Keuchhusten, Lungenentzündung), Fälle von Beinahe-Ertrinken und Episoden grausamer physischer Mißhandlung (Einsperrung in einem Konzentrationslager, Erlebnis der Gehirnwäsche und Verhörmethoden der Nazis oder der Kommunisten, Mißhandlung in der Kindheit). Diese Erinnerungen sind offenkundig individueller Natur, thematisch jedoch sind sie eng mit den perinatalen Erfahrungen verwandt. Gelegentlich erfolgt das Wiedererleben physischer Traumata gleichzeitig mit perinatalen Phänomenen, als eine eher oberflächliche Facette der Geburtsqual. Beobachtungen aus der LSD-Psychotherapie scheinen darauf hinzuweisen, daß Erinnerungen an eine somatische Traumatisierung eine bedeutsame Rolle in der Psychogenese verschiedener seelischer Störungen spielen, vor allem bei Depressionen und beim Sadomasochismus; dieses Konzept wird in den heutigen Schulen der dynamischen Psychotherapie noch nicht erkannt und anerkannt.

Elemente des reichen und komplexen Inhalts von LSD-Sitzungen, die diese Schicht des Unbewußten widerspiegeln, treten offenbar in vier typischen Bündeln, Matrizes oder Erfahrungsmustern auf. Auf der Suche nach einer einfachen, logischen und natürlichen Konzeptualisierung dieser Tatsache fielen mir die tiefgehenden Parallelen zwischen diesen Mustern und den klinischen Stadien der Niederkunft auf. Es erwies sich als ein sehr nützliches Prinzip sowohl für theoretische Überlegungen als auch für die Praxis der LSD-Psychotherapie, die obigen vier Kategorien von Erscheinungen mit den aufeinanderfolgenden Stadien des biologischen Geburtsvorganges und mit den Erfahrungen des Kindes in der perinatalen Periode in Verbindung zu setzen. Deshalb bezeichne ich der Kürze halber gewöhnlich die vier hauptsächlichen Erfahrungsmatrizen auf der Rankschen Ebene als *Perinatale Grundmatrizen* (PM I—IV). Es muß noch einmal betont werden, daß dies beim gegenwärtigen Wissensstand nur als ein sehr nützliches Modell betrachtet werden darf, das nicht notwendigerweise einen Kausalzusammenhang mit der tatsächlichen biologischen Geburt impliziert.

Die »Perinatalen Grundmatrizen« sind hypothetische dynamische Steuerungssysteme, die auf der Rankschen Ebene des Unbewußten eine ähnliche Funktion haben wie die COEX-Systeme auf der Freudschen psychodynamischen Ebene. Sie haben ihren eigenen spezifischen Inhalt, nämlich die perinatalen Phänomene. Die letzteren haben zwei wichtige Aspekte oder Komponenten: die biologische und die geistige Komponente. Der biologische Aspekt perinataler Erfahrungen besteht aus konkreten und recht realistischen Erfahrungen, die mit den einzelnen Stadien des biologischen Geburtsvorgangs in Verbindung stehen. Jede Stufe der biologischen Geburt hat offenbar ein spezifisches geistiges Gegenstück: Für die ungestörte intrauterine Existenz ist es die Erfahrung kosmischer Einheit; das Einsetzen des Geburtsvorgangs hat seine Parallele in Gefühlen einer universalen Verschlingung; die erste klinische Stufe der Niederkunft, die Kontraktionen in einem geschlossenen uterinen System, korrespondieren mit dem Erlebnis »kein Ausgang« (»eingeschlossen«) oder der Hölle; das Vorangetriebenwerden durch den Geburtskanal in der zweiten klinischen Stufe des Geburtsprozesses hat sein geistiges Analogon in dem Kampf Tod—Wiedergeburt; und das metaphysische Äquivalent der Beendigung des Geburtsvorgangs und der Geschehnisse im dritten klinischen Stadium des Gebärens ist die Erfahrung von Tod und Wiedergeburt des Ichs. In Ergänzung zu diesem spezifischen Inhalt fungieren die perinatalen Grundmatrizen auch als Organisationsprinzipien für das Material aus anderen Schichten des Unbewußten, nämlich für die COEX-Systeme sowie für manche Arten transpersonaler Erfahrungen, die gelegentlich gleichzeitig mit perinatalen Erfahrungen auftreten, wie z. B. der Archetypus der »Schrecklichen Mutter« oder der »Großen Mutter«, die Identifikation mit anderen Individuen oder Menschengruppen, Identifikation mit Tieren oder phylogenetische Erfahrungen*.

Die individuellen perinatalen Matrizen haben feste Assoziationen mit bestimmten Kategorien von Erinnerungen aus dem Leben der betreffenden Personen; sie stehen ferner in Zusammenhang mit bestimmten Aspekten der Aktivitäten in den Freudschen erogenen Zonen und mit spezifischen psychopathologischen Syndromen und psychiatrischen Störungen (siehe das synoptische Paradigma auf S. 124—125). Die tiefgehende Parallele zwischen den physiologischen Vorgängen in den aufeinanderfolgenden Stadien des biologischen Geburtsvorganges und dem Muster der Vorgänge in den verschiedenen erogenen Zonen, insbesondere dem des genitalen Orgasmus, scheint von großer theoretischer Bedeutung zu sein. Sie macht es möglich, den ätiologischen Akzent in der Psychogenese emotioneller Störungen von der Sexualität auf perinatale Matrizen zu verlagern, ohne die Gültigkeit vieler der Grundprinzipien Freuds zu leugnen oder zu negieren. Selbst innerhalb eines solchen weite-

* Die Definition und eine detaillierte Beschreibung der transpersonalen Erfahrungen folgen im nächsten Kapitel.

PERINATALE GRUNDMATRIZEN

PM I	PM II	PM III	PM IV
KORRESPONDIERENDE PSYCHOPATHOLOGISCHE SYNDROME			
Schizophrene Psychosen (paranoide Symptomatologie, Gefühle mystischer Vereinigung, Begegnung mit metaphysischen bösen Mächten, karmische Erfahrungen); Hypochondrie (basierend auf sonderbaren, bizarren physischen Empfindungen); hysterische Halluzinose und Verwechseln von Tagträumen mit der Realität.	Schizophrene Psychosen (Elemente von Höllenqualen, Erfahrung der sinnlosen Welt, die jeden Augenblick wie ein Kartenhaus zusammenstürzen kann); schwere, gehemmte, »endogene« Depressionen; irrationale Minderwertigkeits- und Schuldgefühle; Hypochondrie (basierend auf schmerzhaften physischen Empfindungen); Alkoholismus und Drogensucht.	Schizophrene Psychosen (sadomasochistische und skatologische Elemente, Selbstverstümmelung, abnormes Sexualverhalten); erregte Depression, sexuelle Abweichungen (Sadomasochismus, männliche Homosexualität, Trinken von Urin und Essen von Kot); Zwangsneurose; psychogenes Asthma, Ticks und Stottern; Konversions- und Angsthysterie; Frigidität und Impotenz; Neurasthenie; traumatische Neurosen; Organneurosen; Migräne; Blasen- und Darmschwäche; Psoriasis; Magengeschwür.	Schizophrene Psychosen (Erfahrungen von Tod und Wiedergeburt; messianische Wahnvorstellungen, Elemente von Vernichtung und Wiedererschaffung der Welt, Errettung und Erlösung, Identifikation mit Christus); manische Symptomatologie; weibliche Homosexualität; Exhibitionismus.
KORRESPONDIERENDE VORGÄNGE IN DEN FREUDSCHEN EROGENEN ZONEN			
Libidinöse Befriedigung in allen erogenen Zonen; libidinöse Gefühle beim Wiegen und Baden; teilweise Annäherung an diesen Zustand nach oraler, analer, urethraler oder genitaler Befriedigung und nach dem Gebären eines Kindes.	Orale Frustration (Durst, Hunger, schmerzhafte Reize); Zurückhalten der Fäzes und/oder des Urins; sexuelle Frustration; Erfahrungen von Kälte, Schmerz und anderen Unlustempfindungen.	Kauen und Verschlingen von Nahrung; orale Aggression und Vernichtung eines Gegenstandes; Prozeß der Defäkation und des Wasserlassens; anale und urethrale Aggression; sexueller Orgasmus, phallische Aggression; Gebären eines Kindes, statoakustische Erotik (Rütteln, Gymnastik, Kunstspringen, Fallschirmspringen).	Stillung von Durst und Hunger; lustvolles Saugen; libidinöse Gefühle nach Defäkation, Urinieren, sexuellem Orgasmus oder Gebären eines Kindes.
ASSOZIIERTE ERINNERUNGEN AUS DEM POSTNATALEN LEBEN			
Situationen aus dem späteren Leben, wo wichtige Bedürfnisse befriedigt werden, wie z. B. glückliche Augenblicke aus dem Säuglingsalter und der Kindheit (gute Bemutterung, Spiel mit Gleichaltrigen, harmonische Perioden in der Familie usw.), Liebeserfüllung, Romanzen; Reisen oder Ferien in schöner Natur; Begegnung mit künstlerischen Schöpfungen von hohem ästhetischen Wert; Schwimmen im Meer und in Seen mit klarem Wasser usw.	Situationen, die das Überleben und die körperliche Unversehrtheit gefährden (Kriegserlebnisse, Unfälle, Verletzungen, Operationen, schmerzhafte Krankheiten, Beinah-Ertrinken, Ersticken, Gefangenschaft, Gehirnwäsche und ungesetzliche Verhöre, körperliche Mißhandlung usw.); schwere psychische Traumatisierungen (emotionelle Entbehrung, Ablehnung, bedrohliche Situationen, bedrückende Familienatmosphäre, Verhöhnung und Demütigung usw.).	Kämpfe, Raufereien und abenteuerliche Betätigungen (aktive Angriffe in Schlachten und Revolutionen, Erlebnisse im Militärdienst, Flüge und Schiffsfahrten bei stürmischem Wetter, riskantes Autofahren, Boxen); stark sinnliche Erinnerungen (Karneval, Vergnügungsparks, Nachtklubs, ausgelassene Gesellschaften, sexuelle Orgien usw.); Kindheitsbeobachtungen von sexuellen Betätigungen Erwachsener; Erlebnisse von Verführung und Vergewaltigung; bei Frauen Gebären der eigenen Kinder.	Glückliches Entrinnen aus gefährlichen Situationen (Ende des Kriegs oder der Revolution, Überleben eines Unfalls oder einer Operation); Überwindung schwerer Hindernisse durch aktive Bemühung; Episoden von Streß und hartem Kampf mit eindeutig erfolgreichem Ausgang; Naturszenen (Frühlingsanfang, Ende eines Sturmes auf dem Meer, Sonnenaufgang usw.).

PHÄNOMENOLOGIE IN LSD-SITZUNGEN			
Ungestörtes intrauterines Leben: realistische Erinnerungen an Erlebnisse des „guten Mutterschoßes"; „ozeanische" Form von Ekstase; Erfahrung der kosmischen Einheit; Paradiesvisionen. Störungen des intrauterinen Lebens: realistische Erinnerungen an Erlebnisse des „bösen Mutterschoßes" (fötale Krisen, Krankheiten und emotionale Erschütterungen der Mutter, Zwillingssituation, versuchte Abtreibungen), kosmische Verschlingung; paranoide Gedankenbildung; unangenehme physische Empfindungen (»Katergefühl«, Kältegefühle und leichte Spasmen, unangenehme Geschmacksempfindungen, Ekel, Gefühl des Vergiftetwerdens); Assoziationen mit verschiedenen transpersonalen Erfahrungen (archetypische Elemente, rassische und evolutionäre Erinnerungen, Begegnung mit metaphysischen Kräften, Erlebnisse einer früheren Inkarnation usw.).	Maßloses physisches und psychisches Leiden; das Gefühl einer unerträglichen und unentrinnbaren Situation, die nie enden wird; Höllenvorstellungen verschiedener Art; Gefühle, in einer Falle oder in einem Käfig gefangen zu sein (kein Ausgang); qualvolle Schuld- und Minderwertigkeitsgefühle; apokalyptische Weltvorstellung (Schrecken des Krieges und der Konzentrationslager, Terror der Inquisition; gefährliche Epidemien; Krankheiten; Hinfälligkeit und Tod usw.); Sinnlosigkeit und Absurdität der menschlichen Existenz; die Atmosphäre einer künstlichen, von Apparaten beherrschten Welt, die wie ein Kartenhaus jederzeit zusammenstürzen kann; unheilverkündende düstere Farben und unangenehme physische Symptome (das Gefühl, niedergedrückt und zusammengepreßt zu werden, Herzangst, Hitze- und Kältewellen, Schwitzen, Atemnot).	Intensivierung des Leidens bis in kosmische Dimensionen; die Erfahrung der Grenze zwischen Schmerz und Lust: »vulkanische« Form von Ekstase; leuchtende Farben; Explosionen und Feuerwerke; sadomasochistische Orgien; Morde und Blutopfer, aktive Teilnahme an erbitterten Schlachten; Atmosphäre wilder Abenteuer und gefährlicher Erkundungen; intensive sexuelle orgastische Gefühle, Harems- und Karnevalsszenen; Erlebnisse des Sterbens und Wiedergeborenwerdens; Religionen, bei denen Blutopfer gebracht werden (Azteken, Christi Leiden und Tod am Kreuz, Dionysos usw.); intensive physische Manifestationen (Druckgefühle und Schmerzen, Erstickungsgefühl, Muskelspannung und Entladung in Zittern und Zuckungen, Übelkeit und Erbrechen, Hitze- und Kältewallungen, Herzangst, Schwitzen, Probleme der Schließmuskelkontrolle, Ohrensausen.	Ungeheure Dekompression, Ausweitung des Raums, Visionen gigantischer Hallen; strahlendes Licht und schöne Farben (Himmelblau, Gold, Regenbogen, Pfauenfedern); Gefühle der Wiedergeburt und Erlösung; Hochschätzung des einfachen Lebens; Intensivierung der Sinneswahrnehmungen; brüderliche Gefühle; humanitäre und karitative Neigungen; gelegentlich manische Aktivität und Größengefühle; Übergang zu Elementen von PM III; angenehme Gefühle können durch Nabelkrise unterbrochen werden: schneidender Schmerz im Nabel, Atemnot, Todes- und Kastrationsangst, Verschiebungen im Körper, aber kein äußerlicher Druck.

STADIEN DES GEBURTSVORGANGS

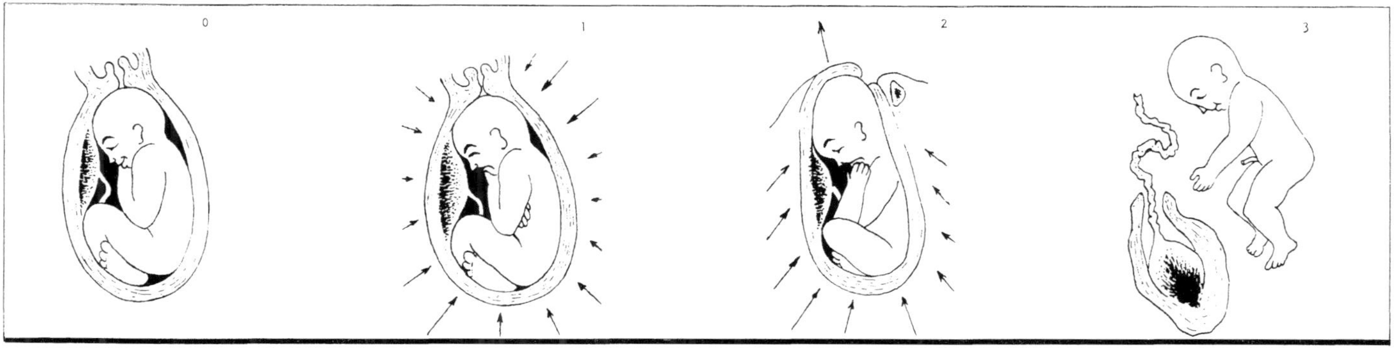

ren Bezugsrahmens bleiben psychoanalytische Beobachtungen und Konzeptionen für das Verständnis von Vorgängen auf der psychodynamischen Ebene und deren Wechselbeziehungen nützlich.
In den nun folgenden Darlegungen behandeln wir die biologische und obstetrische Grundlage der einzelnen perinatalen Matrizen, ihren Erfahrungsinhalt, ihre Funktion als Organisationsprinzipien für andere Arten von Erfahrungen und ihre spezifische Beziehung zu physiologischen Vorgängen in den von Freud so benannten erogenen Zonen. Wir werden die perinatalen Matrizen in der Reihenfolge behandeln, in der die entsprechenden Stadien der biologischen Geburt bei der Entbindung aufeinanderfolgen.

Perinatale Matrix I. Die Ureinheit mit der Mutter (Intrauterine Erfahrung vor dem Einsetzen der Geburt)

Diese Matrix ist mit dem ursprünglichen Zustand der intrauterinen Existenz verknüpft, in dem das Kind und die Mutter eine symbiotische Einheit bilden. Sofern nicht irgendwelche schädlichen Reize störend eingreifen, sind die Bedingungen für das Kind optimal; Sicherheit, Schutz, geeignetes Milieu und Befriedigung aller Bedürfnisse sind gegeben. Dies ist natürlich nicht immer der Fall. Es gibt ein breites Kontinuum von Übergängen — von Schwangerschaften, bei denen diese optimalen Bedingungen nur gelegentlich und für kurze Zeit gestört werden (z. B. durch leichte Erkrankungen, Ernährungsfehler, gelegentliches Zigarettenrauchen und Alkoholgenuß, vorübergehenden Aufenthalt in einer sehr geräuschvollen Umgebung, gynäkologische Untersuchungen, Geschlechtsverkehr in den späteren Schwangerschaftsmonaten) bis zu Schwangerschaften, bei denen diese Bedingungen kaum je erfüllt werden (z. B. bei ernsthaften Infektionen und bei endokrinalen oder den Stoffwechsel beeinträchtigenden Krankheiten der Mutter; bei schwerer Toxikose; bei chronischer Angst, Spannung und emotionalem Streß; bei Arbeit der Mutter in einem ungeeigneten Milieu mit übermäßigem Lärm und Vibrationen; bei Drogensucht und chronischer Vergiftung; bei grausamer Behandlung der Mutter, die zu wiederholten Erschütterungen führt; bei Abtreibungsversuchen mit verschiedenen Mitteln). Obwohl diese Störungen der Schwangerschaft in Hinsicht auf die künftige Entwicklung des Kindes gewöhnlich nur als eine Quelle möglicher somatischer Schädigungen betrachtet werden, lassen doch Beobachtungen aus der LSD-Psychotherapie vermuten, daß das Kind diese schädlichen Einflüsse möglicherweise auch auf einer primitiven subjektiven Ebene erlebt. Sollte dies zutreffen, dann könnten wir zwischen dem »guten« und dem

»schlechten« Mutterschoß unterscheiden, entsprechend der Hypothese der Psychoanalytiker im Falle der »guten« und der »schlechten« Brust. Die Summe der Erfahrungen ungestörten intrauterinen Lebens während der Schwangerschaftszeit könnte hinsichtlich der künftigen Stabilität der Persönlichkeit eine wichtige Rolle spielen, vergleichbar der Rolle positiver Betreuungserfahrungen in der frühen Kindheit.

Erfahrungen ungestörten intrauterinen Lebens werden in den frühen LSD-Sitzungen einer Testperson nur ausnahmsweise, im späteren Verlauf des Experiments häufiger beschrieben. Manche Versuchspersonen schildern recht realistische, komplexe Erinnerungen an die embryonale Situation. Sie erleben sich als äußerst klein, mit der typischen Disproportion der Größe von Kopf und Leib, und können die sie umgebende Flüssigkeit und manchmal sogar die Nabelschnur fühlen. Diese Erfahrungen sind mit einem glückseligen, undifferenzierten, ozeanischen Bewußtseinszustand verbunden. Häufig fehlen die konkreten biologischen Elemente, und die Aktivierung dieser Matrix manifestiert sich als eine *Erfahrung kosmischer Einheit.* Die Hauptmerkmale der Matrix sind die folgenden: die Transzendierung der Dichotomie Subjekt—Objekt, ein außergewöhnlich starker positiver Affekt (Frieden, Ruhe, Heiterkeit und Glückseligkeit), ein besonderes Gefühl von Heiligkeit, die Transzendierung von Zeit und Raum, die Erfahrung reinen Seins und eine Fülle von Einsichten von kosmischer Relevanz. Die Versuchspersonen sprechen häufig von der Zeitlosigkeit des gegenwärtigen Augenblicks und sagen, sie seien im Kontakt mit der Unendlichkeit. Sie bezeichnen diese Erfahrung als unbeschreiblich und betonen, sprachliche Symbole und die Struktur unserer Sprache seien außerstande, das Wesen dieses Geschehens und seine Bedeutung auszudrücken und mitzuteilen. Beschreibungen der kosmischen Einheit sind gewöhnlich voll von Paradoxen, die den Grundgesetzen und dem Wesen der aristotelischen Logik zuwiderlaufen. So kann eine Testperson über ihre Erfahrung z. B. sagen, sie sei inhaltlos und doch allesenthaltend: alles und jedes, was sie sich nur denken kann, scheint darin eingeschlossen zu sein. Sie spricht von einem völligen Verlust ihres Ichs und sagt doch, ihr Bewußtsein habe sich so ausgeweitet, daß es das gesamte Universum umfasse. Sie fühlt sich von Ehrfurcht ergriffen, demütig und absolut bedeutungslos und hat doch zugleich als Gefühl einer ungeheuren Leistung, sie erlebt sich selbst in kosmischen Proportionen und hat manchmal sogar das Gefühl, mit Gott identisch zu sein. Sie kann sich selbst und die übrige Erscheinungswelt zugleich als existierend und als nicht existierend wahrnehmen; und sie kann die Formen materieller Gegenstände als leer und die Leere als gestalthaft wahrnehmen. Ein Mensch in diesem Zustand hat das Empfinden, daß er Zugang zu unmittelbarer, einsichtsvoller Erkenntnis und Weisheit in bezug auf Dinge von fundamentaler und universaler Bedeutung hat. Gewöhnlich schließt das keine konkreten Informationen über technische Einzelheiten ein, die praktisch verwendet werden könnten. Vielmehr handelt es sich um eine komplexe, offenbarungsartige Einsicht in das eigentliche Wesen des Seins und der Existenz*. Diese Einsicht ist regelmäßig von der sicheren Überzeugung begleitet, daß ein derartiges Wissen realer und relevanter ist als unsere üblichen Vorstellungen und Wahrnehmungen von der Welt, wie wir sie im gewöhnlichen Bewußtseinszustand haben.

Den Typus der spannungsfreien, verschwimmenden Ekstase, wie ihn das Gefühl kosmischer Einheit darstellt, kann man als »ozeanische Ekstase« bezeichnen (im Gegensatz zur »vulkanischen Ekstase«, die später im Zusammenhang mit der PM III beschrieben wird). Bei einer Versuchsperson, die die Augen geschlossen hält, tritt diese Ekstase als selbständige, komplexe Erfahrung auf. Wenn die gleiche Person die Augen offen hält, hat sie das Gefühl, mit der Umwelt zu verschmelzen, und Empfindungen des Einsseins mit den wahrgenommenen Objekten. Die Welt wird als ein Ort von unbeschreiblicher Schönheit und strahlendem Glanz erlebt. Das Element vernunftmäßigen Denkens und das Bedürfnis nach rationaler Analyse sind erheblich reduziert, und das Universum wird zu »einem Geheimnis, das man erleben muß, anstelle eines Rätsels, das es zu lösen gilt«. In diesem Zustand fällt es dem Betreffenden schwer, irgendwelche negativen Aspekte in der Welt und in der Struktur des kosmischen Planes zu sehen; alles erscheint vollkommen, alles ist, wie es sein sollte**. In diesem Stadium erscheint die Welt als ein freundlicher Ort, wo man eine kindliche, passiv-abhängige Haltung voll Zuversicht in dem Gefühl völliger Sicherheit einnehmen kann. Einem Menschen in diesem Geisteszustand erscheint das Böse unwichtig, flüchtig oder nichtexistent; wie wir später sehen werden, steht diese selektive Wahrneh-

---

* Mehrere belesene Versuchspersonen führten in diesem Zusammenhang die Upanischaden an und das berühmte Zitat: »Das zu wissen, dessen Kenntnis Wissen von allem verleiht.«

** Diese Einstellung zum Universum braucht nicht zu Untätigkeit und passiver Hinnahme der bestehenden Verhältnisse zu führen. Sie ist vereinbar mit einem kreativen Lebensstil, mit dem Streben nach Selbstverwirklichung und mit Reformbestrebungen der verschiedensten Art. Dies läßt sich durch ein Zitat aus einem der Vorträge von Baba Ram Dass veranschaulichen: »Die Welt ist absolut vollkommen, einschließlich deiner Unzufriedenheit mit ihr und deiner Bemühungen, sie zu verändern.« (Diese Feststellung in dem Vortrag bezog sich auf die hinduistische Tradition und nicht auf Ram Dass' Drogenerlebnisse.)

mung des Universums in scharfem Gegensatz zu jener, die für einen Menschen typisch ist, der Elemente von PM II erlebt.

Die Gefühle kosmischer Einheit, wie sie von Personen unter LSD beschrieben werden, scheinen eng verwandt, wenn nicht identisch mit den transzendentalen Erfahrungen zu sein, die in Walter Pahnkes mystischen Kategorien charakterisiert werden (15), und mit jenen, für die Abraham Maslow (13) den Terminus »Gipfelerlebnisse« geprägt hat. In psychedelischen Sitzungen fungiert dieses Phänomen als ein wichtiger Zugang zu einer Vielzahl transpersonaler Erfahrungen, die im nächsten Kapitel im einzelnen erörtert werden. In der weiteren transpersonalen Entfaltung des Erfahrungsmusters der kosmischen Einheit kann die Transzendenz von Zeit und Raum eine ziemlich konkretisierte Form annehmen und durch eine Reihe spezifischer Bilder illustriert werden. So kommt es vor, daß eine Testperson eine Reihe von Visionen erlebt, die sich als Regression in historische Zeiten deuten lassen. Dabei sind vielfältige embryonale Empfindungen eingeschlossen, Erinnerungen an Vorfahren, Elemente des kollektiven Unbewußten und evolutionäre Erfahrungen, begleitet von phylogenetischen Rückblenden und darwinianischen Einsichten. Eine entsprechende Transzendierung der gewöhnlichen Raumgrenzen kann durch die Identifikation mit anderen Personen und Personengruppen illustriert werden, auch durch die Identifikation mit Tieren, Pflanzen und sogar mit anorganischer Materie. Eine wichtige Variation dieser Entwicklung ist die subjektive Identifizierung mit dem Weltall, wie wir es kennen, mit seinen Milchstraßen, Sonnensystemen und Myriaden von Einzelsternen. Visionen von allerlei Gottheiten und von Jungschen Archetypen sind ein weiterer charakteristischer Teil der Erfahrung der kosmischen Einheit.

Störungen des intrauterinen Lebens haben offenbar eine spezifische Phänomenologie in LSD-Sitzungen. Wie im Falle ungestörter Erfahrungen teilen Versuchspersonen gelegentlich ganz realistische Erinnerungen an ihre fötale Existenz mit. Sie können wie ein Embryo im Mutterleib fühlen, haben spezifische embryonale Empfindungen und erleben verschiedene Grade und Formen intrauteriner Bedrängnis. Manchmal bieten Hinweise aus dem Erwachsenenleben einen Schlüssel für die Art der Störung, die sich in manchen Fällen z. B. auf die mechanische Konkurrenz mit einem Zwilling zurückführen läßt, auf eine körperliche Krankheit oder eine seelische Belastung der Mutter (wie starke Angst oder Aggression), auf einen Abtreibungsversuch oder verschiedene andere schädliche Reize. Das Wiedererleben solcher Episoden von Bedrängnis alterniert gewöhnlich mit den oben beschriebenen positiven Erfahrungen.

Neben solchen realistischen Erfahrungen gibt es andere Manifestationen intrauterinen Unbehagens. Die Vison eines von Sternen funkelnden Himmels, die für ekstatische Episoden typisch ist, wird manchmal plötzlich von einem häßlichen Nebel verwischt. Visuelle Störungen, ähnlich denen auf einem Fernsehschirm, begleitet von unangenehmen somatischen Symptomen verschiedener Art, treten auf. Die häufigsten dieser Symptome sind körperlicher Art, wie bei einem Grippeanfall, z. B. Schwächegefühle, Kopfweh, Frieren, Zittern und lokalisiertes Zucken kleiner Muskeln. Ebenso häufig sind Symptome einer Lebensmittelvergiftung oder eines »Katers«, wie Übelkeit, Ekel, Verdauungsstörungen, verstärkte Peristaltik und Blähungen. Eine typische Begleiterscheinung dieser Episoden ist ein besonderer unangenehmer Geschmack im Mund, der den Schilderungen zufolge gewöhnlich eine bestimmte biologische Qualität hat (abgestandene Fleischbrühe, zersetztes Blut, Ammoniak), kombiniert mit einer anorganischen Beimischung (metallischer Geschmack, Jod, Eisen, oder einfach »Gift«).

Diese somatischen Symptome unterscheiden sich diametral von denen, die das Geburtserlebnis begleiten. Es gibt gewöhnlich keine objektiven Zeichen von Atemnot und keine dramatischen Verhaltensmanifestationen, wie seltsame Körperhaltungen, Verkrümmungen, heftige Schüttelbewegungen oder krampfartige Kontraktionen großer Muskelgruppen. Die betreffende Person empfindet keinen Druck von außen auf Kopf oder Körper und hat auch keine Gefühle der Beengung oder Beklemmung. Alle Symptome sind sehr viel subtiler und werden mit klarem Bewußtsein erlebt, während in den Sitzungen mit Geburtserlebnissen die Testperson völlig von dem Kampf zwischen Leben und Tod in Anspruch genommen ist. Während des Wiedererlebens von Episoden intrauteriner Bedrängnis kann sich die Wirkung von LSD gelegentlich auf diese physische Symptomatologie beschränken, ohne daß es zu Veränderungen der Wahrnehmung kommt. Der Patient bzw. die Testperson beklagt sich vielleicht auch, die Dosis sei zu klein oder die Droge sei wirkungslos. Sobald jedoch die Episode der Bedrängnis durchgearbeitet und integriert ist, verändert sich die Natur der Sitzung, und es folgt eine intensive Erfahrung kosmischer Einheit.

Es gibt einiges Beweismaterial dafür, daß die Visionen von *Dämonen* verschiedener Art und von *zornigen Gottheiten*, die in diesen Sitzungen auftreten und die Versuchsperson von dem seligen Universum zu trennen scheinen, gleichfalls eng mit intrauterinen Störungen und Embryonalkrisen zusammenhängen. Wie die Gottheiten, die mit positiven intrauterinen Erfahrungen in Beziehung stehen, können sie die Gestalt von Dämonen annehmen, die aus verschiedenen Kulturen bekannt sind, oder sie lassen sich als archetypische Gestalten identifizieren. Außer Begegnungen mit Dämonen und Episoden physischer Bedrängnis erleben manche Testpersonen auch Szenen verschiedener Art, die sie als Wiedererleben von Erinnerungen aus früheren Inkarnationen bezeichnen. Die Art dieser Erfahrungen illustriert die Sitzung eines Psychologen in einem fortgeschrittenen Stadium einer psycholytischen Serie innerhalb des LSD-Schulungsprogramms.

Während einer Sitzung, in der er abwechselnd Episoden des »guten« und des »schlechten« Mutterschoßes erlebte, fühlte er, daß er neue Einsichten bezüglich Dämonen aus mehreren Kulturen — insbesondere aus Indien und Tibet — gewann. Er sah plötzlich eine verblüffende Verbindung zwischen dem Geisteszustand des Buddha, der in tiefer Meditation auf der Lotosblüte sitzt, und dem eines Embryos in einem guten Mutterschoß. Die Dämonen, die auf vielen indischen und tibetanischen religiösen Gemälden die friedliche Buddhagestalt umgeben, erschienen ihm als Repräsentanten verschiedener Arten von Störungen der intrauterinen Existenz. Er unterschied bei ihnen blutdürstige, offen aggressive und wilde, die die Gefahren der biologischen Geburt symbolisierten, während die anderen, eher heimtückisch und verschlagen, die schädlichen Einflüsse im intrauterinen Leben darstellten. Auf einer anderen Ebene erlebte er zur gleichen Zeit Episoden, die Erinnerungen an eine frühere Inkarnation zu sein schienen. Es schien ihm, als ob Elemente eines bösen Karmas in sein jetziges Leben eintraten in Gestalt von Störungen seiner embryonalen Existenz sowie von negativen Erfahrungen während der Zeit, als er gestillt wurde. Die Erfahrungen des »schlechten Mutterschoßes« und der »schlechten Brust« sah er als Transformationspunkte zwischen dem Reich des karmischen Gesetzes und der von Naturgesetzen regierten Erscheinungswelt, wie wir sie kennen.

Personen, die in ihren LSD-Sitzunge Episoden intrauteriner Bedrängnis erleben, schildern oft perzeptuelle und konzeptuelle Entstellungen, die außerordentliche Ähnlichkeit mit der Welt des Schizophrenen haben. Versuchspersonen, die Verwandte oder Bekannte haben, die wirklich an Schizophrenie oder paranoiden Zuständen leiden, können sich in diesem Stadium voll mit diesen Personen identifizieren und entwickeln ein tiefes psychologisches Verständnis für deren Probleme. Zahlreiche Psychiater und Psychologen, die an dem LSD-Schulungsprogramm teilnahmen, berichteten ebenfalls, daß sie fortwährend an ihre psychotischen Patienten dachten oder sie tatsächlich vor sich sahen und daß sie fähig waren, sich in ihre Welt zu versetzen und sie zu verstehen. Beobachtungen aus solchen Sitzungen deuten darauf hin, daß zwischen ungestörten intrauterinen Erfahrungen und religiöser und mystischer Erleuchtung eine enge Verbindung besteht. Umgekehrt scheinen die subjektiven Begleiterscheinungen von Störungen des intrauterinen Lebens die Quelle schizophrener Erfahrungen und paranoider Zustände zu sein. Die große Nähe zwischen diesen beiden Situationen und der leichte Übergang von der einen zur anderen könnte eine Erklärung liefern für die manchmal unscharfe Grenze zwischen Schizophrenie und geistiger Erleuchtung und für das spontane Auftreten religiöser und mystischer Erfahrungen bei manchen schwer gestörten Psychotikern.

Was die Beziehung zu den Erinnerungsmechanismen betrifft, so stellen anscheinend die positiven Aspekte von PM I die Grundlage für die Registrierung aller späteren Lebenssituationen dar, in denen ein Mensch entspannt und relativ frei von Bedürfnissen ist und nicht durch schmerzhafte oder unangenehme Reize gestört wird. Das Wiedererleben von Erinnerungen, die durch Gefühle der Sicherheit, der Befriedigung und durch andere in hohem Maß positive Gefühle charakterisiert sind, erfolgt in LSD-Sitzungen in enger Verknüpfung mit den ekstatischen Gefühlen von PM I, entweder gleichzeitig oder mit diesen alternierend. Die mit dieser Matrix verbundenen positiven COEX-Systeme schließen glückliche Perioden aus der frühen und der späteren Kindheit ein, wie z. B. volle Befriedigung von Anlehnungsbedürfnissen, sorglose, fröhliche Spiele mit Gleichaltrigen oder harmonische Episoden aus dem Familienleben. Zu den Erinnerungen aus dem späteren Leben, die in diesem Zusammenhang auftreten, gehören besonders harmonische Liebesbeziehungen mit intensiver emotioneller und sexueller Befriedigung. Gleichfalls wichtig sind Begegnungen mit Naturschönheiten, z. B. Sonnenaufgänge und -untergänge, friedliche Meere und Seen, die farbenprächtige Flora und Fauna von Korallenriffen und andere Bilder aus der unterseeischen Welt, tiefblaue oder sternenübersäte Himmel, tropische Inseln, üppige Dschungel, hohe Berge, romantische Flüsse, Waldlandschaften und beleuchtete Tropfsteinhöhlen. Schöpfungen von Menschenhand von hohem ästhetischen Wert spielen ebenfalls eine wichtige Rolle in diesem Zusammenhang. Innere Bilder von schönen Gemälden, Skulpturen, Kunstgegenständen und Juwelen, von Kirchen, Tempeln, Burgen und Palästen, die die Testperson früher gesehen hat, tauchen regelmäßig in engem Zusammenhang mit dem Ekstasegefühl auf, das mit PM I verbunden ist. Besonders bedeutsam ist offenbar die Verbindung einer besonderen Art von Musik und Tanz mit dieser perinatalen Matrix. Das gleiche gilt für Baden und Schwimmen in Bergbächen, Wasserfällen, großen klaren Flüssen und Seen oder im Meer.

Die Assoziationen mit unangenehmen Aspekten von PM I stellen das

negative Spiegelbild der beschriebenen Situation dar. Zu den Erinnerungen dieser Kategorie gehören gestörte Kommunikation in der Ursprungsfamilie, Dysfunktionen und Krankheiten in der Kindheit, hochindustrialisierte Großstädte und andere unschöne Szenerien, verschmutzte Luft, Seen und Flüsse, schließlich abstoßende oder verzerrte Kunstwerke.
Was die Freudschen erogenen Zonen betrifft, so fallen die positiven Aspekte von PM I einerseits mit einem biologischen und psychologischen Zustand zusammen, in dem in keiner dieser Zonen Spannungen vorhanden sind und alle Teiltriebe befriedigt werden. Auf der andern Seite kann die Befriedigung der Bedürfnisse in diesen Zonen (Stillung des Hungers, Lösung von Spannung durch Urinieren, Defäkieren, sexuellen Orgasmus oder Gebären eines Kindes) zu einer oberflächlichen und teilweisen Annäherung an die oben beschriebene spannungsfreie, ekstatische Erfahrung führen.
Die folgende Schilderung einer LSD-Lehrsitzung eines Psychiaters kann als Illustration einer psychedelischen Erfahrung dienen, die von positiven und negativen Aspekten der PM I beherrscht wird.

Trotz einer relativ hohen Dosis von LSD (300 Mikrogramm) schien die Latenzzeit ungewöhnlich lang zu sein. Die ersten Manifestationen stellten sich erst mehr als eine Stunde nach der Einnahme ein, und selbst dann waren sie noch während mindestens einer weiteren Stunde ganz geringfügig. Ich erlebte keinerlei größere perzeptuelle oder emotionelle Veränderungen, nur einen Komplex kleiner physischer Symptome, ähnlich wie bei dem Beginn einer Grippe: ein Gefühl allgemeinen Unbehagens, Frösteln, ein sonderbarer, unangenehmer Geschmack im Mund, leichte Übelkeit und Unbehagen im Verdauungstrakt. Wellen von leichtem Zittern und Zucken erfaßten verschiedene Körpermuskeln, und meine Haut war von Schweißtröpfchen bedeckt.
Ungefähr zwei Stunden nach Verabreichung der Droge wurde ich ungeduldig; ich konnte nicht glauben, daß eine hohe Dosis LSD, die in meinen früheren Sitzungen erregende Veränderungen bewirkt hatte — so daß ich einige Male Angst hatte, meine geistige Gesundheit oder sogar mein Leben stünden auf dem Spiel —, nur eine so geringfügige Reaktion hervorrufen könne. Ich beschloß, die Augen zuzumachen und sorgfältig zu registrieren, was geschah. Nun schien sich die Erfahrung zu vertiefen, und ich erkannte, daß das, was mir bei geöffneten Augen als das Erleben einer Viruserkrankung durch einen Erwachsenen erschienen war, sich jetzt in die realistische Situation eines Fötus verwandelte, der an irgendwelchen toxischen Einwirkungen während seiner intrauterinen Existenz

leidet. Ich war winzig klein geworden, und mein Kopf war erheblich größer als Rumpf und Extremitäten zusammen. Ich schwebte in einer Flüssigkeit, und irgendwelche schädlichen Chemikalien drangen durch den Nabelbereich in meinen Körper ein. Mit Hilfe von unbekannten Rezeptoren entdeckte ich diese Einflüsse als schädlich und meinem Organismus feindlich. Ich konnte auch in meinen Geschmacksknospen die verletzende Qualität der eindringenden Substanz wahrnehmen; in meiner Empfindung schien sich der Geschmack von Jod mit dem von in Zersetzung begriffenem Blut oder schlecht gewordener Fleischbrühe zu verbinden.

Währenddessen wurde ich gewahr, daß diese toxischen Attacken etwas mit dem Zustand und der Aktivität des mütterlichen Organismus zu tun hatten. Gelegentlich konnte ich Einflüsse unterscheiden, die auf Nahrungsfaktoren zurückzugehen schienen — Alkohol, ungeeignete Speisen oder Rauchen —, und andere, die mir in Form chemischer Prozesse die Gefühle meiner Mutter vermittelten — Ängste, Nervosität, Zorn, widersprüchliche Gefühle in bezug auf die Schwangerschaft und sogar sexuelle Erregung. Der Gedanke, daß im Fötus ein scharfsinniges Bewußtsein existiert, und die Möglichkeit, daß der Fötus alle Nuancen seiner Interaktion mit der Mutter subjektiv wahrnimmt, standen natürlich in scharfem Gegensatz zu den Vorstellungen, die aufgrund meiner medizinischen Ausbildung in mir verankert waren. Die Realität und Konkretheit dieser Erfahrungen und ihre starke Überzeugungskraft brachten den »Wissenschaftler« in mir eine Zeitlang in einen sehr ernsten Konflikt. Dann tauchte ganz plötzlich die Lösung dieses Dilemmas auf; es wurde mir klar, daß es wichtiger war, die Notwendigkeit einer Revision der gegenwärtigen wissenschaftlichen Überzeugungen ins Auge zu fassen — eine solche Revision ist ja im Laufe der Menschheitsgeschichte viele Male erfolgt —, als die Relevanz meiner eigenen Erfahrung in Frage zu stellen.

Als ich es dann fertigbrachte, mein analytisches Denken aufzugeben und die Erfahrung zu akzeptieren, so wie sie war, veränderte sich das Wesen der Sitzung auf dramatische Weise. Die Gefühle von Übelkeit und gestörter Verdauung verschwanden, und ich erlebte einen immer intensiver werdenden Zustand der Ekstase. Hand in Hand damit wurde mein Gesichtsfeld klarer und heller. Es war, als ob vielfache Schichten dicker, schmutziger Spinnweben auf magische Weise zerrissen und aufgelöst würden, oder wie wenn ein schlechtes Film- oder Fernsehbild von einem unsichtbaren kosmischen Techniker korrigiert und scharf eingestellt würde. Die Szenerie öffnete sich, und eine unglaublich gewaltige Flut von Licht und Energie hüllte mich ein und strömte in leichten Schwingungen durch mein ganzes Sein. Auf einer Ebene war ich immer noch ein Fötus, der die absolute Vollkommenheit und Seligkeit eines guten Mutterschoßes erlebt, oder ein neugeborenes Kind, das mit einer nährenden, lebensspendenden Brust verschmilzt. Auf einer anderen Ebene wurde ich zum gesamten Weltall; ich erlebte das Schauspiel des Makrokosmos mit unzähligen pulsierenden und vibrierenden Milchstraßen und *war* zugleich dieser Makrokosmos. Diese strahlenden und atemraubenden kosmischen Bilder waren vermischt mit Erlebnissen des ebenso wunderbaren Mikrokosmos — vom Tanz der Atome und Moleküle bis zu den Ursprüngen des Lebens und der biochemischen Welt der einzelnen Zellen. Zum erstenmal erlebte ich das Universum so, wie es wirklich ist: ein unergründliches Geheimnis, ein göttliches Spiel von Energie. Alles in diesem Universum schien bewußt zu sein. Nachdem ich die Möglichkeit des fötalen Bewußtseins hatte akzeptieren müssen, stand ich nun einer noch verblüffenderen Erkenntnis gegenüber: daß möglicherweise das Bewußtsein alle Existenz durchdringt. Mein wissenschaftlicher Geist wurde durch diese Möglichkeit hart bedrängt, bis ich erkannte, daß zwar viele dieser Erfahrungen mit unserem gesunden Menschenverstand unvereinbar waren, aber nicht notwendigerweise außerhalb des Bereichs der Wissenschaft standen. Diese Enthüllungen waren sicherlich nicht verblüffender als die Implikationen von Einsteins Relativitätstheorie, der Quantenmechanik, verschiedener astronomischer Konzeptionen und moderner kosmogenetischer Theorien. Die pantheistischen Religionen, die Philosophie Spinozas, die Lehren des Buddha, die hinduistischen Vorstellungen von Atman-Brahman, *maya* und *lila*: sie wurden alle plötzlich lebendig und bekamen einen neuen Sinn.

Dieses unglaublich reiche und komplexe Erlebnis dauerte eine Ewigkeit — oder so schien es mir. Ich schwankte zwischen dem Zustand eines bedrängten, sich elend fühlenden Fötus und einer seligen, heiteren intrauterinen Existenz hin und her. Manchmal nahmen die schädlichen Einflüsse die Gestalt archetypischer Dämonen oder böswilliger Geschöpfe aus der Welt der Märchen an. Ich gewann neue Einsichten darüber, warum mythische Geschichten und ihre Gestalten die Psyche des Kindes so faszinieren und gefangennehmen. Manche dieser Einsichten hatten jedoch eine viel umfassendere Relevanz. Die Sehnsucht nach der Wiederherstellung des Zustandes vollkommener Erfüllung, wie er einst im Mutterleib erfahren wurde, war anscheinend die fundamentale Triebkraft eines jeden Menschen. Dieses Prinzip liegt offenbar dem Ablauf der Märchen zugrunde, die unausweichlich einem glücklichen Ausgang zustreben, wie auch dem Traum des Revolutionärs von einem zukünftigen Utopia; dem Bedürfnis des Künstlers nach Anerkennung, Beifall und Geltung; dem ehrgeizigen Wettlauf um Besitz, Rang und Ruhm. Mir wurde klar, daß hier die Antwort lag auf das fundamentale Dilemma der Menschheit: Diese unersättliche Sehnsucht, dieses unstillbare Verlangen kann durch keine Errungenschaft und keinen Erfolg in der äußeren Welt, wie groß sie auch seien, befriedigt werden. Die einzige Antwort ist die Wiederherstellung der Verbindung mit diesem Ort im eigenen Geist, im eigenen Unbewußten. Ich verstand plötzlich die Botschaft so vieler geistiger Lehrer, daß *die einzige Revolution*, die funktionieren kann, die innere Umwandlung aller Menschen ist.

Während der Perioden des anscheinenden Wiedererlebens positiver Erinnerungen an die fötale Existenz erfuhr ich Gefühle der fundamentalen Identität, des Einsseins mit dem Weltganzen; es war das »Tao«, das Jenseits, das im Innern ist, das *Tat tvam asi* (Das bist du) der Upanischaden. Ich verlor mein Individualitätsbewußtsein; mein Ich löste sich auf, und ich umfaßte in mir die Gesamtheit aller Existenz. Manchmal war diese Erfahrung immateriell und inhaltslos, manchmal war sie von vielen schönen Visionen begleitet — archetypischen Bildern des Paradieses, der höchsten Fülle, des Goldenen Zeitalters, der jungfräulichen Natur. Ich wurde zu Fischen, die in kristallklaren Wassern schwimmen, Schmetterlingen, die über Bergwiesen gaukeln, Möwen, die übers Meer hingleiten. Ich *war* das Meer, die Tiere, Pflanzen, Wolken — manchmal alle diese Dinge gleichzeitig.

Bei einer Gelegenheit schien sich die Erfahrung des guten Mutterschoßes ins Zeitliche, anstatt ins Räumliche zu öffnen. Zu meinem äußersten Erstaunen erlebte ich meine eigene Empfängnis und verschiedene Stadien meiner embryologischen Entwicklung wieder. Während ich all die Komplexitäten der Embryogenese erlebte, in Einzelheiten, welche die besten medizinischen Handbücher übertrafen, bewegte ich mich blitzartig in eine noch fernere Vergangenheit zurück und erblickte einige phylogenetische Spuren aus dem Leben meiner tierischen Ahnen. Der Wissenschaftler in mir stieß auf ein weiteres Rätsel: Kann es sein, daß der genetische Code unter bestimmten Umständen in eine bewußte Erfahrung übersetzt wird? Ich beschloß, über diese Probleme später nachzudenken, und überließ mich ganz der verlockenden Entfaltung der Geheimnisse der Natur.

Später an diesem Nachmittag geschah nichts Konkretes mehr, und in den Abendstunden verbrachte ich die meiste Zeit damit, mich eins mit der Natur und dem Weltall zu fühlen, und badete in dem goldenen Licht, das langsam schwächer wurde. Nur widerwillig gab ich dieses Erlebnis auf und kehrte zu meinem gewöhnlichen Bewußtsein zurück. Ich fühlte jedoch, daß an diesem Sitzungstag etwas zutiefst Bedeutsames mit mir geschehen war und daß ich nie wieder der gleiche Mensch wie vorher sein würde. Ich gewann ein neues Gefühl der Harmonie und der Selbstbejahung und ein umfassendes Verständnis des Seins, das schwer zu definieren ist. Lange Zeit hindurch fühlte ich mich, als sei ich aus reiner Energie und reinen geistigen Schwingungen zusammengesetzt, ohne meiner physischen Existenz gewahr zu sein. Spät am Abend kehrte mein Bewußtsein allmählich in einen — wie mir schien — geheilten, gekräftigten und perfekt funktionierenden Körper zurück.

Perinatale Matrix II. Antagonismus mit der Mutter (Kontraktionen in einem geschlossenen uterinen System)

Die zweite perinatale Matrix steht im Zusammenhang mit dem ersten klinischen Stadium des Geburtsvorganges. Die intrauterine Existenz, unter normalen Bedingungen nahezu ideal, ist beendet. Die Welt des Fötus wird gestört, zuerst verstohlen durch chemische Einwirkungen, dann auf grob mechanische Weise durch periodische uterine Kontraktionen. Daraus entsteht eine Situation äußerster Not und Lebensbedrohung, mit den verschiedensten Anzeichen starken physischen Unbehagens. Die Kontraktionen der Gebärmutter bedrängen den Fötus, der Muttermund ist jedoch noch geschlossen und der Weg nach außen noch nicht frei. Mutter und Kind sind füreinander wechselseitig eine Schmerzquelle, sie befinden sich in einem Zustand des biologischen Konfliktes und des Antagonismus.

Die Dauer dieses Stadiums variiert beträchtlich (wie auch die Dauer des gesamten Geburtsvorganges). Es läßt sich vermuten, daß diese Erfahrung dann besonders schlimm ist, wenn es sich um eine pathologische Niederkunft mit verlängertem Ablauf handelt, sei es wegen eines zu schmalen Beckens oder wegen Behinderungen im Becken, anomaler Lage des Fötus, ungenügender Kontraktionen, übermäßiger Größe des Kindes und anderer Arten von Komplikationen. Es ist jedoch denkbar, daß auch die Angst und Verwirrung einer unerfahrenen Mutter oder eine ausgeprägt negative oder stark ambivalente Einstellung der Mutter gegenüber dem ungeborenen Kind oder gegen den Vorgang des Gebärens selbst diese Phase schwieriger machen kann (für die Mutter wie für das Kind). Derartige Gefühle könnten die physiologische Wechselwirkung zwischen den Kontraktionen des Uterus und dem Sichöffnen des Muttermundes störend beeinflussen*.

* In diesem Zusammenhang ist interessant, daß viele meiner weiblichen Testpersonen, die in ihren LSD-Sitzungen die Geburt ihrer Kinder wiedererlebten, Einsichten darüber gewannen, wie ihre negativen Gefühle und Einstellungen den Geburtsvorgang störten.

Elemente von PM II können in LSD-Sitzungen in rein biologischer Gestalt vorkommen, und zwar als realistische Erinnerungen an dieses spezielle Stadium des Geburtsvorganges. Häufiger jedoch hat die Aktivierung dieser Matrix ein recht charakteristisches psychisches Erlebnis von »Eingeschlossensein« (»kein Ausgang«) oder »Hölle« zur Folge. Die Testperson fühlt sich in einer klaustrophobischen Welt eingeschlossen und erlebt unglaubliche physische und psychische Qualen. Diese Erfahrung ist gekennzeichnet durch eine überwältigende Dunkelheit des Gesichtsfeldes und durch unheimliche Farben. Charakteristisch ist, daß diese Situation absolut unerträglich und zugleich endlos und hoffnungslos erscheint; keinerlei Möglichkeit eines zeitlichen oder räumlichen Entrinnens ist erkennbar. Häufig hat die betreffende Person das Gefühl, daß nicht einmal Selbstmord diese Situation beenden und Erlösung bringen würde.

Die charakteristischen Elemente dieses Musters können auf mehreren verschiedenen Ebenen erlebt werden; diese Ebenen können getrennt, gleichzeitig oder abwechselnd vorkommen. Die tiefsten Schichten sind mit Höllenvorstellungen verschiedener Art verknüpft, mit Situationen unerträglichen physischen, psychischen und metaphysischen Leidens, das nie enden wird, so wie sie von verschiedenen Religionen dargestellt worden sind. In einer oberflächlicheren Version des gleichen Erfahrungsmusters ist die Testperson mit der Situation in dieser Welt beschäftigt, die sie in ausgeprägt negativer Weise wahrnimmt. Sie gewahrt selektiv nur die häßlichen, bösen und hoffnungslosen Aspekte des Seins. Unser Planet erscheint in diesem Stadium als ein apokalyptischer Ort, erfüllt von Schrecken, Leiden, Kriegen, Seuchen, Unglücksfällen und Naturkatastrophen. Die Testperson ist unfähig, irgend etwas Gutes im Universum zu finden oder zu würdigen, seien es positive Seiten der menschlichen Natur, angenehme Episoden im Leben, Naturschönheiten oder die Vollkommenheit künstlerischer Schöpfungen. Typisch für diese Erfahrung ist die einfühlende Identifikation mit den Gequälten und Unterdrückten, mit den Hingeopferten. Die Testperson kann sich eins fühlen mit den Abertausenden von Soldaten, die von Anbeginn der Zeiten auf den Schlachtfeldern dieser Erde gefallen sind, mit den gefolterten Opfern der Spanischen Inquisition, den Gefangenen in den Konzentrationslagern, Patienten, die im Sterben liegen, mit alten Menschen, die schwach und hinfällig sind, mit den Müttern und Kindern, die bei der Geburt sterben, oder den Insassen von Irrenhäusern, die in den Abteilungen für chronisch Kranke mißhandelt werden. Eine weitere typische Matrix umfaßt die entmenschlichte, groteske und absonderliche Welt der Automaten, Roboter und mechanischen Geräte, die Sphäre menschlicher Mißgestalten und Anomalien, wie sie in den Schaustellerbuden auftreten, bzw. das Gefühl einer sinnlosen »Spielbuden-« oder »Kartenhaus«-Welt.

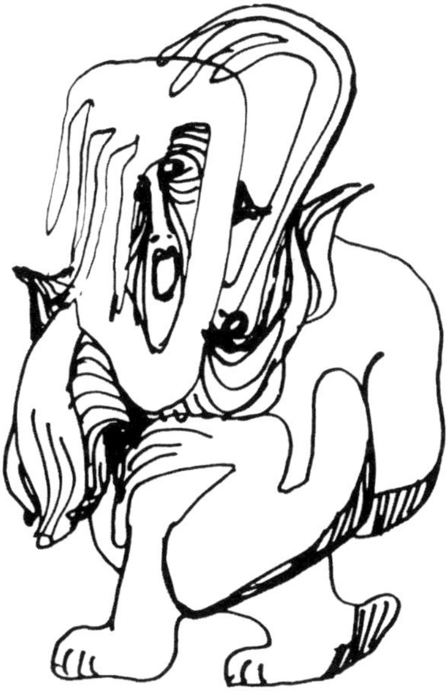

Eine Zeichnung, die das Erlebnis tiefer Depression, Hoffnungslosigkeit und Verzweiflung in einer LSD-Sitzung darstellt.

Einem Menschen, der erfahrungsmäßig auf Elemente von PM II eingestimmt ist, erscheint das menschliche Leben ohne jeden Sinn. Die Existenz erscheint nicht nur unsinnig, sondern monströs und absurd, die Suche nach irgendeinem Sinn im Leben völlig nutzlos und von vornherein zum Scheitern verurteilt. Das Gefühl herrscht vor, daß die Menschen in diese Welt geworfen sind ohne jede Wahl, ob, wo, wann und wem sie geboren werden sollen. Die einzige Gewißheit im Leben scheint die Tatsache zu sein, daß seine Dauer begrenzt ist, daß es einmal enden wird. Die Tatsache der menschlichen Sterblichkeit und der Vergänglichkeit aller Dinge hängt als ein Damoklesschwert in jeder Minute unseres Lebens über uns und macht jede Hoffnung zunichte, daß irgend etwas einen Sinn habe.

Versuchspersonen, die im Rahmen von PM II die Begegnung mit dem Tod erleben, verknüpfen häufig die Qual der Geburt und die Qual des Todes miteinander, was ihren Nihilismus noch verstärkt. Menschen in einer solchen Situation haben das Gefühl, jetzt, in diesem Augenblick, im Sterben zu sein, und sie verstricken sich zutiefst in eschatologische Gedanken. Zugleich können sie das Gefühl haben, daß ihre gegenwärtige Qual identisch ist mit dem Leiden, das sie während ihrer biologischen Geburt erfahren haben. Sie können sich auch in der Zukunft, am Ende ihres Lebens sehen und feststellen, daß die Qual des Todeskampfes mit genau den gleichen Gefühlen verbunden ist. Wir leiden, wenn wir geboren werden, und wir sterben im Leiden; die Qual der Geburt ist identisch mit der Qual des Todes. Nichts, was wir zwischen diesen beiden Punkten zu tun versuchen, kann die Tatsache ändern, daß wir im Tod alle gleich sind und uns in der gleichen Situation befinden wie während der Geburt. Wir kamen in diese Welt hilflos, nackt und ohne eigenen Besitz, und genauso werden wir sie verlassen.

Diese existentielle Krise wird gewöhnlich durch mannigfaltige Visionen illustriert, welche die Sinnlosigkeit des Lebens darstellen und die Absurdität aller Bemühungen, diese Tatsache zu ändern. Solche Visionen können Leben und Tod mächtiger Könige und Gewaltherrscher zeigen, Personen, die außerordentlichen Ruhm gewannen, oder solche, die riesige Reichtümer angesammelt haben. Die ausdrückliche oder implizierte Botschaft dieser Visionen ist die, daß sich diese Personen im Tod in keiner Weise von gewöhnlichen Leuten unterscheiden, von den Einfältigen, den Armen, den Bettelmönchen. Menschen, die aufgrund von LSD diese fundamentale Existenzkrise erlebt haben, sagen häufig aus, diese Erfahrung habe ihnen geholfen, den innersten Sinn von Wendungen zu erfassen wie »memento mori«, »vanitas vanitatum« oder von Aussagen wie: »Denn Staub bist du, und zu Staub sollst du werden«.

Bei Intellektuellen führt diese Erfahrung gewöhnlich zu einem neuen Verständis der Existenzphilosophie und der Werke von Denkern wie Heidegger, Kierkegaard, Camus und Sartre. Sartre und andere existentialistische Philosophen und Schriftsteller scheinen auf diesen Erfahrungskomplex besonders eingestimmt zu sein, ohne daß sie jedoch imstande wären, die einzig mögliche Lösung dieser Situation zu finden, die Transzendenz. LSD-Testpersonen erwähnen oft Sartres Stück *Huis Clos* (*Bei geschlossenen Türen*) als eine glänzende Schilderung der Gefühle, die sie erlebten, als sie sich unter dem Einfluß der Matrix »ausweglos« der PM II mit ihrem Leben und ihren zwischenmenschlichen Beziehungen auseinandersetzten. Manche erwähnen auch das Buch *Reise ans Ende der Nacht* von Louis-Ferdinand Céline als ein ausgezeichnetes Beispiel für die selektive Konzentration auf die negativen Aspekte des menschlichen Daseins.

Quälende Gefühle der Trennung und Entfremdung, metaphysischer Einsamkeit, Hilflosigkeit und Hoffnungslosigkeit, Minderwertigkeits- und Schuldgefühle sind regelmäßige Bestandteile von PM II. Ob die Versuchsperson nun ihre gegenwärtige Situation und ihr gegenwärtiges Verhalten betrachtet oder ihre Vergangenheit erforscht — die Umstände und die Ereignisse ihres Lebens scheinen zu bestätigen, daß sie wertlos, unnütz und schlecht ist. Ihre Schuldgefühle stehen gewöhnlich in gar keinem Verhältnis zu den Geschehnissen, an die sie anknüpfen. Sie scheinen eine primäre Qualität zu besitzen, d. h. der menschlichen Natur wesensmäßig innezuwohnen, und können die metaphysische Dimension der biblischen Ursünde erreichen. Eine weitere wichtige Dimension der Ausweglosigkeit (»kein Ausgang«) ist das Gefühl einer alles durchdringenden Geistesstörung; Testpersonen in dieser Situation haben regelmäßig das Gefühl, daß sie jede geistige Kontrolle verloren haben und unwiderruflich psychotisch werden, oder daß sie zu absoluter Einsicht in die Absurdität des Weltganzen gelangt sind und nie mehr fähig sein werden, zu der gnädigen Selbsttäuschung zurückzukehren, die eine notwendige Voraussetzung geistiger Gesundheit ist.

Die symbolischen Bilder, die die Erfahrungen von PM II begleiten, umfassen ein ziemlich breites kulturelles Spektrum. Am häufigsten sind Visionen von »Höllen«, wie sie von verschiedenen Religionen beschrieben und dargestellt wurden; dazu können traditionelle christliche Höllendarstellungen gehören, die Unterwelt der alten Griechen und vergleichbare Elemente aus der hinduistischen und buddhistischen Tradition. Besonders häufig sind Bezugnahmen auf berühmte Gestalten aus der griechischen chthonischen Mythologie: Sisyphus mit seinen vergeblichen Versuchen, einen schweren Marmorblock auf den Gipfel eines Hügels hinaufzurollen; der an ein rollendes Rad gefesselte Ixion; der von Durst und Hunger gequälte Tantalus, während das Wasser, in dem er steht, und die über ihm hängenden Früchte zurückweichen, sobald er nach ihnen greift; schließlich der an einen Felsen geschmiedete Prometheus, von dessen immer nachwachsender Leber ein Adler Stücke heraushackt. Die griechische Tragödie mit ihren Hauptthemen des fortdauernden, unversöhnlichen Fluches, der Schuld, die sich über Generationen fortpflanzt, und des unausweichlichen Schicksals ist offenbar eng mit diesem Bereich verknüpft und eine wichtige Quelle symbolischer Illustrationen. Ein häufiges Bild aus der gleichen Überlieferung ist das der Erinnyen, die verzehrende Schuldgefühle und Gewissensbisse symbolisieren.

Zu den in diesem Zusammenhang auftretenden biblischen Themen gehören: die Austreibung von Adam und Eva aus dem Paradies, die Visionen Christi im Garten von Gethsemane und besonders seine Verhöhnung und Demütigung (»Ecce homo«), sein Leiden, als er sein Kreuz nach Golgatha trug, und seine biologische und physische Qual während der Kreuzigung selbst (»Mein Gott, warum hast du mich verlassen?«). Die Vorstellung von der »dunklen Nacht der Seele«, wie sie in den Schriften des heiligen Johannes vom Kreuz beschrieben wird, wurde gleichfalls in diesem Zusammenhang gelegentlich erwähnt. Eine weitere interessante Quelle symbolischer Bilder ist das Leben des Buddha, die Bedeutung seiner »vier Erscheinungen«* und die Betonung des Leidens, wie sie in seinen »vier heiligen Wahrheiten« ausgedrückt ist.

Gelegentlich treten Situationen und Gestalten aus der Weltliteratur und bestimmte Werke berühmter Maler in LSD-Sitzungen im Rahmen der zweiten perinatalen Matrix auf. Am häufigsten sind Bezugnahmen auf Dantes Höllenschilderungen in seiner *Göttlichen Komödie*, auf Szenen aus Büchern Emile Zolas, wo dunkle und abstoßende Seiten der menschlichen Natur beschrieben werden, und auf die Romane Dostojewskis mit ihren Gefühlsqualen, der Atmosphäre geistiger Gestörtheit und den Szenen sinnloser Brutalität. Besonders beziehungsvoll scheinen Edgar Allan Poes makabre Erzählungen von unmenschlichen Qualen und Schrecken zu sein. Zu den in diesem Zusammenhang auftauchenden Gemälden gehören Hieronymus Boschs Bilder von unheimlichen, absonderlichen Geschöpfen, Goyas Darstellungen der Schrecken des Krieges, die apokalyptischen Visionen von Salvador Dali und anderen Surrealisten und weltbekannte Darstellungen der Hölle und des Jüngsten Gerichts.

Der in der Situation der »Ausweglosigkeit« gefangene Mensch sieht deutlich, daß die menschliche Existenz sinnlos ist, und empfindet doch das verzweifelte Bedürfnis, einen Sinn im Leben zu finden. Dieser Kampf wird oft so erlebt wie die Versuche des Fötus, aus dem geschlossenen uterinen System zu entkommen und sein Leben zu retten. Die unmögliche Aufgabe, einen Sinn im Leben zu finden, könnte in diesem Zusammenhang als eine notwendige Bedingung erscheinen, ins Leben geboren zu werden und die unerträgliche Situation der »Ausweglosigkeit« zu beenden.

---

* Die sogenannten »vier Erscheinungen« lösten den Entschluß des Buddha aus, seine Familie und sein luxuriöses Leben im Palast aufzugeben, sie waren der Antrieb für seine Suche nach Erleuchtung. Während seiner Wanderungen in der Umgebung der Stadt sah er nacheinander vier Szenen, die einen unauslöschlichen Eindruck auf seinen Geist machten: Zuerst sah er einen alten, hinfälligen Mann mit Zahnstummeln, grauem Haar und gebeugtem, verkrümmtem Körper; in der zweiten Szene einen Menschen, der, von Krankheit gepeinigt, am Straßenrand lag; in der dritten Szene sah er einen Leichnam; und bei seiner vierten Wanderung schließlich begegnete er einem Mönch mit geschorenem Kopf in einem ockerfarbenen Gewand. Es ist sicherlich interessant, daß es offenbar die brutale Begegnung mit den Erscheinungen der Gebrechlichkeit, des Alters, der Krankheit und des Todes (PM II) ist, die bewirkt, daß sich das Interesse der LSD-Testpersonen von ihren weltlichen Ambitionen auf eine geistige Suche verlagert.

Eine interessante Spielart der zweiten perinatalen Matrix scheint gerade mit dem Einsetzen und den Anfangsstadien der Geburt verknüpft zu sein. Diese Situation wird in den LSD-Sitzungen als zunehmendes Gewahrwerden einer unmittelbaren, lebensbedrohenden Gefahr oder als *kosmische Verschlingung* erlebt. Die Testperson empfindet heftige Angst, kann aber ihren Ursprung nicht herausfinden; die Atmosphäre heimtückischer Bedrohung kann zu paranoider Ideenbildung führen. Nicht selten deutet die Testperson diese erschreckenden Gefühle als böse Einflüsse, die von Angehörigen von Geheimorganisationen oder von Bewohnern anderer Planeten ausgehen, als Vergiftung, schädliche Strahlung oder giftiges Gas. Eine Intensivierung dieser Erfahrung führt typischerweise zur Vision eines gigantischen, unwiderstehlichen Strudels, eines kosmischen Wirbels, der den Betroffenen und seine Welt erbarmungslos in sich einsaugt. Eine häufige Variante dieser gefährlichen Erfahrung des Verschlungenwerdens ist die, von einem schrecklichen Ungeheuer verschlungen und einverleibt zu werden, z. B. von einem riesigen Drachen, einer gigantischen Schlange, Krake, Spinne oder einem Wal. Eine weniger dramatische Form dieses Erlebnisses ist das Hinabsteigen in die Unterwelt und die Begegnung mit monströsen Wesen verschiedener Art.

Zu den typischen körperlichen Symptomen, die mit PM II verbunden sind, gehören: äußerst starker Druck auf Kopf und Körper, Ohrensausen (ähnlich den Empfindungen beim Tauchen in großer Tiefe), heftigste Schmerzen in verschiedenen Teilen des Körpers, Atemschwierigkeiten, starke Herzbeklemmung sowie Hitze- und Kältewallungen.

Als Erinnerungsmatrix stellt PM II die Grundlage für die Registrierung aller unangenehmen Lebenssituationen dar, in denen eine überwältigende destruktive Kraft sich der passiven und hilflosen Versuchsperson aufzwingt. Die typischsten und häufigsten Beispiele sind Situationen, die das Überleben und die körperliche Unversehrtheit gefährden. So kommen in diesem Kontext ganz regelmäßig Erinnerungen an Empfindungen vor, die mit bestimmten Operationen zusammenhängen, wie Blinddarm- und Mandeloperationen, Einrichten gebrochener Glieder und schwierige Zahnextraktionen oder sogar das komplexe Wiedererleben der Umstände solcher Prozeduren. Das gleiche gilt für physische Krankheiten, Verletzungen und Unfälle, übergroße Muskelbelastung und Erschöpfung, für Erlebnisse wie Gefangenschaft und brutale Verhöre, langdauernder extremer Hunger und Durst. Es wurde schon oben erwähnt, daß Krankheiten und Situationen, die mit Erstickungsgefühlen verbunden sind, unter diesem Gesichtspunkt offenbar eine besondere Bedeutung zukommt. Bei Personen, die eine dramatische Kriegssituation in passiver Rolle erlebt hatten oder in einer klaustrophobischen Situation gefangen waren (Kohlenbergwerk, Lawine, Trümmer eingestürzter Häuser, ein wasserüberfluteter Gang), kommen die Erinnerungen an solche Ereignisse in LSD-Sitzungen gleichfalls in enger Verknüpfung mit Elementen der PM II vor. Auf einer etwas subtileren Ebene schließt diese Kategorie auch Erinnerungen an psychische Frustrationen ein, wie Verlassenwerden, emotionelle Ablehnung oder Entbehrung, bedrohliche Ereignisse und einengende oder bedrückende Situationen in der Kernfamilie.

Was die Freudschen erogenen Zonen betrifft, scheint diese Matrix mit einem Zustand unlustvoller Spannung in allen diesen Zonen verbunden zu sein. Auf der oralen Ebene sind es Hunger, Durst und schmerzhafte Reize; auf der analen Ebene ist es die Zurückhaltung der Fäzes und auf der urethralen Ebene die Zurückhaltung des Urins. Die entsprechenden Erscheinungen auf der genitalen Ebene sind sexuelle Frustration, übermäßige Spannung und die Schmerzen, die die gebärende Mutter im ersten Stadium der Wehen erfährt. Wenn wir die gesamte Hautoberfläche als eine erogene Zone betrachten, können wir auch physischen Schmerz und unangenehme Empfindungen in verschiedenen Körperteilen dazurechnen.

Die folgende Lehrsitzung eines jungen Sozialwissenschaftlers war fast ausschließlich von Elementen der zweiten perinatalen Matrix beherrscht und ist ein sehr gutes Beispiel für die Phänomenologie dieser Matrix.

In dieser Sitzung schien es sehr lange zu dauern, bis die Drogenwirkung einsetzte. Nach einer Periode der Ungeduld, hinter der sich Angst verbarg, begann ich ein deutliches Unbehagen zu spüren. Das Gefühl des Unwohlseins, das mich umfing, war zuerst ganz schwach. Leichte Gefühle der Übelkeit und Spannung machten sich bemerkbar. Bald jedoch steigerten sich Übelkeit und Spannung bis zu einem Punkt, wo jede Zelle betroffen zu sein schien. Es ist schwer, diese Erfahrung zu beschreiben — sie war allumfassend. Die etwas humoristische Beschreibung, daß ich mich fühlte, als ob ein Zahnarzt in jeder Zelle meines Körpers bohre, ist nur ein Versuch, die Atmosphäre drohenden Unglücks und der Erwartung von Not und qualvollen Schmerzen zu vermitteln, die mir eine Ewigkeit zu dauern schien. Obwohl ich keine Bilder sah, begann ich an Petronius, Seneca, Sartre und andere Philosophen zu denken, die den Selbstmord für den einzig sinnvollen Tod erachteten. Ich hatte die Phantasie, in einem warmen Bad zu liegen, während mein Lebensblut aus meinen Adern ausströmte. Ich bin tatsächlich fest überzeugt, daß ich mich umgebracht hätte, wenn ich in diesem Augenblick die Möglichkeit dazu gehabt hätte. Ich war völlig von einer Situation überflutet, aus der es kein Entrinnen geben konnte, außer durch den Tod. Und so wie das ganze Leben mir absurd erschien, kam mir auch die erschöpfende Anstrengung, meinen schmerzgeplagten Körper durch Tage, Jahre, Jahrzehnte, eine ganze Lebenszeit, weiterzuschleppen, irrsinnig vor. Warum mußte ich in etwas so absolut Nutzloses und zugleich Qualvolles wie das Leben verwickelt sein, nur um dann unter Qualen zu sterben? Dieser Zustand hielt stundenlang an. Ich dachte, ich würde diesen Ort nie mehr verlassen, aber obwohl diesem Bewußtseinszustand etwas Seltsames anhaftete, erkannte ich ihn doch als etwas Vertrautes. Es war ein Zustand, den ich schon früher in verschiedenen Formen erlebt hatte; tatsächlich schien er die Grundmatrix zu sein, die meine Weltanschauung und meine Seinsweise beeinflußt hatte. Diesen Zustand, wenn auch nur für ein paar Stunden, so intensiv zu leben, als eine erweiterte Hölle, aus der es kein Entkommen gab, war eine wichtige Lektion. Ich wußte während des späteren Teils dieser Erfahrung, daß ich nicht mehr bei den Leidensaspekten der Menschheit verweilen wollte, aber hatte ich denn eine Wahl? Ich fühlte, daß ich alles tun würde, um zu entkommen, aber gab es überhaupt einen Weg? Ich erkannte plötzlich, daß ich in dieser Situation auf einer bestimmten Ebene keine Wahl hatte. Ich wurde durch ein tiefinneres, alle meine Zellen durchdringendes Leiden hindurchgetrieben; es wurde mir einfach zugefügt, ich hatte keinen Einfluß darauf. Der Gedanke an das Karma kam mir, und ich versuchte herauszufinden, was in meiner Vergangenheit mich an einen solch ungeheuerlichen Ort geführt hatte. Aber alles Analysieren führte zu keiner Antwort. Ich fühlte mich in einem Labyrinth gefangen, das keinen Ausweg hatte. Ich saß fest, und das war mein Schicksal, ans Rad des Leidens gefesselt zu sein. Ich verabscheute es, so auf das Leiden fixiert zu sein, aber je weniger ich mein Schicksal akzeptieren konnte, desto schwieriger wurde es für mich. Es war, als sei ich gefangen in einem Konzentrationslager, und je hartnäckiger ich mich bemühte, herauszukommen, desto mehr würde man mich schlagen; je mehr ich mich zu befreien versuchte, desto straffer würden die Fesseln. Und doch wußte ich irgendwo tief innen, daß ich kämpfen mußte, daß ich entfliehen mußte und auch würde, aber wie? Diese nicht nachlassende Qual dauerte Stunden und hielt sogar bis in den letzten Teil der Sitzung an. In einem fast schon normalen Bewußtseinszustand fühlte ich mich noch immer von Qualen zerrissen. Ich erkannte die Gefühle, die aus meinem Unterbewußtsein kommen und mein tägliches Leben beeinflussen, jetzt deutlicher; sie hatten sich wie altbekannte Feinde manifestiert. Und ich fragte mich, wann die Schlacht zu Ende sein würde ...

Perinatale Matrix III. Synergie mit der Mutter (Vorwärtsbewegung durch den Geburtskanal)

Diese Matrix ist mit dem zweiten klinischen Stadium des Geburtsvorganges verknüpft. Die Kontraktionen der Gebärmutter gehen weiter, der Muttermund ist aber jetzt weit geöffnet, und der schwierige und komplizierte Prozeß des Vorangetriebenwerdens durch den Geburtskanal kommt allmählich in Gang. Für den Fötus ist damit ein heftiger Kampf ums Überleben verbunden, mit gewaltsamem mechanischen Druck und häufig mit hochgradigem Erstickungszustand. Das System ist jedoch nicht mehr geschlossen, und es besteht jetzt die Aussicht auf eine Beendigung der unerträglichen Situation. Die Anstrengungen und Interessen von Mutter und Kind fallen zusammen; ihr vereintes intensives Streben richtet sich auf die Beendigung dieses oft qualvollen Zustandes. Während der Schlußphasen dieses Stadiums kann das Kind in Berührung mit biologischem Material verschiedener Art kommen, wie Blut, Schleim, Urin und Fäzes*.

Von der Erfahrung her gesehen, ist diese perinatale Matrix recht komplex; sie umfaßt eine Vielzahl von Phänomenen auf verschiedenen Ebenen, die sich zu einer ziemlich typischen Abfolge ordnen lassen. In LSD-Sitzungen wird sie entweder als Wiedererleben der Elemente der tatsächlichen biologischen Situation oder in der symbolischen Form des Kampfes zwischen Tod und Wiedergeburt erfahren bzw. als beides. PM III hat vier deutlich unterschiedene Aspekte: einen titanischen, einen sadomasochistischen, einen sexuellen und einen skatologischen. Es ist wichtig zu betonen, daß trotz dieser phänomenologischen Unterschiedlichkeit das fundamentale Thema der mit PM III verknüpften Erfahrungen die Begegnung mit dem Tod ist. Das Thema nimmt jedoch spezifische Formen an, die deutlich von den unter PM II beschriebenen unterscheidbar sind.

Das wichtigste Charakteristikum dieses Musters ist die Atmosphäre eines *titanischen Kampfes*, der häufig *katastrophale Dimensionen* erreicht. Die Intensität der schmerzhaften Spannung erreicht einen Grad, der weit über das hinauszugehen scheint, was ein Mensch ertragen kann. Die Testperson erlebt Sequenzen einer immensen Verdichtung von Energie und

* Bei Entbindungen außerhalb klinischer Einrichtungen ohne Irrigation und Katheterisierung kommt es häufig zu Kontakten mit Fäzes und Urin. Noch bei vielen Entbindungen in den ersten Jahrzehnten dieses Jahrhunderts war der lateinische Spruch »inter faeces et urinas nascimur« (Zwischen Kot und Urin werden wir geboren) eher eine Beschreibung der klinischen Realität als eine philosophische Metapher.

ihrer explosionsartigen Entladung und gibt dem Gefühl Ausdruck, daß mächtige Energieströme ihren ganzen Körper durchfließen. Die Visionen, die typischerweise diese Erfahrungen begleiten, schließen Naturkatastrophen und die Entfesselung elementarer Kräfte ein, wie Vulkanausbrüche, verheerende Erdbeben, Wirbelstürme und Gewitterstürme, riesige Kometen, aufflammende Novae und kosmische Kataklysmen aller Art. Gleichfalls häufig sind Bilder ähnlicher Ereignisse, die mit menschlichen Aktivitäten, vor allem mit der fortgeschrittenen Technik, zusammenhängen: Explosionen von Atombomben, thermonukleare Reaktionen, riesige Elektrizitätswerke und hydroelektrische Anlagen, Hochspannungsleitungen, elektrische Kondensatoren und Blitzentladungen, der Start von Flugkörpern oder Raumschiffen, das Abfeuern von Kanonen und Raketen, schwere Luftangriffe und andere dramatische Aspekte kriegerischer Zerstörungen. In manchen Fällen werden auch komplexe Katastrophen und Szenen der Zerstörung geschildert, wie der Untergang von Atlantis, das Ende von Pompeji und Herculaneum, die Vernichtung von Sodom und Gomorrha, das biblische Armageddon oder sogar die Invasion von einem anderen Planeten, nicht unähnlich der in dem Roman *Der Krieg der Welten* von H. G. Wells. Bilder von Zerstörungen durch Wasser sind weniger häufig als Zerstörungen durch das Element des Feuers; im ersteren Fall erlebt der Mensch die ungeheure Gewalt von Flüssen bei Überschwemmungen, sturmgepeitschten Ozeanen, von Sturmfluten oder Wasserfällen und häufig natürlich auch die Atmosphäre der biblischen Sintflut.

Ein Aspekt solcher Erfahrungen, die mit PM III zusammenhängen, verdient besondere Hervorhebung: die Tatsache, daß dabei Leiden und Spannung weit über den Grad hinaus gesteigert werden, den der Betroffene bis dahin für menschenmöglich hielt. Wenn die absolute Erfahrungsgrenze erreicht ist, hört die Situation auf, die Qualität von Leiden und Qual zu haben; das Erleben verwandelt sich dann in eine wilde, ekstatische Verzückung von kosmischen Proportionen, die man als »vulkanische Ekstase« bezeichnen kann. Im Gegensatz zu der friedlichen und harmonischen »ozeanischen Ekstase«, wie sie für die erste perinatale Matrix typisch ist, schließt die vulkanische Ekstase eine ungeheure explosive Spannung mit vielen aggressiven und destruktiven Elementen ein. Die Testpersonen erleben gewöhnlich abwechselnd die Angst und das Leiden des Opfers oder der Opfer und die Fähigkeit, sich mit der Wut der Elementarkräfte zu identifizieren und die destruktive Energie zu genießen. Im Zustand der »vulkanischen Ekstase« verschmelzen verschiedene polare Eindrücke und Gefühle zu einem einzigen undifferenzierten Komplex, der die Extreme aller möglichen Dimensionen der menschlichen

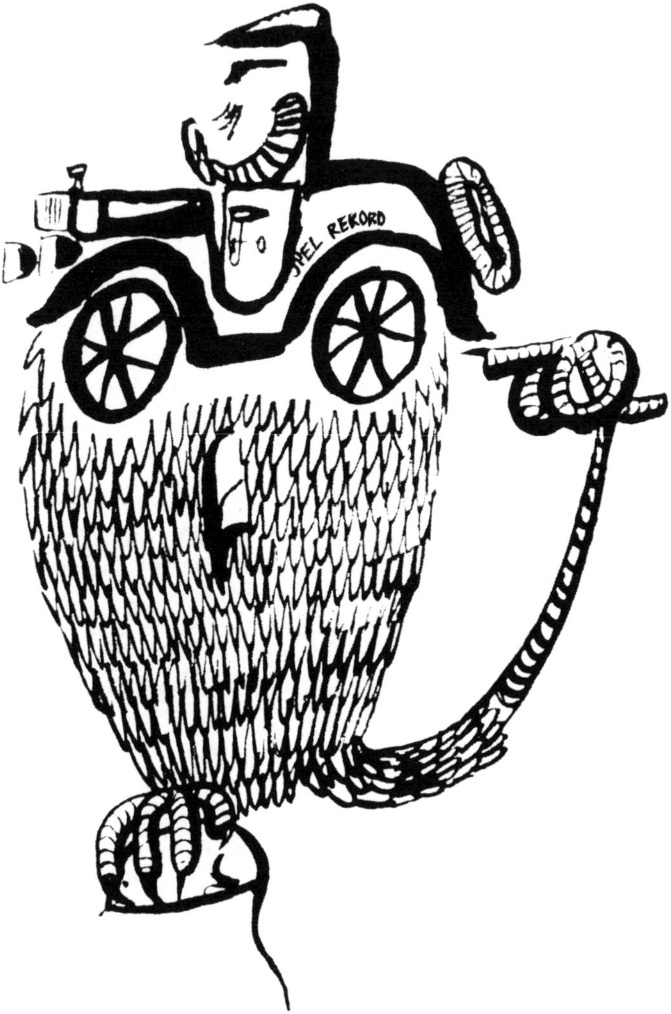

Ein symbolisches Selbstporträt, das ein Patient nach einer seiner LSD-Sitzungen zeichnete, welche von Aggressionen gekennzeichnet war, die sowohl nach außen als auch nach innen gerichtet waren. Ein stilisierter Raubvogel zerquetscht mit seiner rechten Klaue eine hilflose Maus. Die linke Klaue ist zu einer Kanone umgewandelt und richtet sich auf den eigenen Kopf des Räubers. Das altmodische Auto oben reflektiert ein Wortspiel (Selbstporträt = Autoporträt), deutet aber auch auf die Beziehung zwischen diesem Typus von Aggression und rücksichtslosem Autofahren.

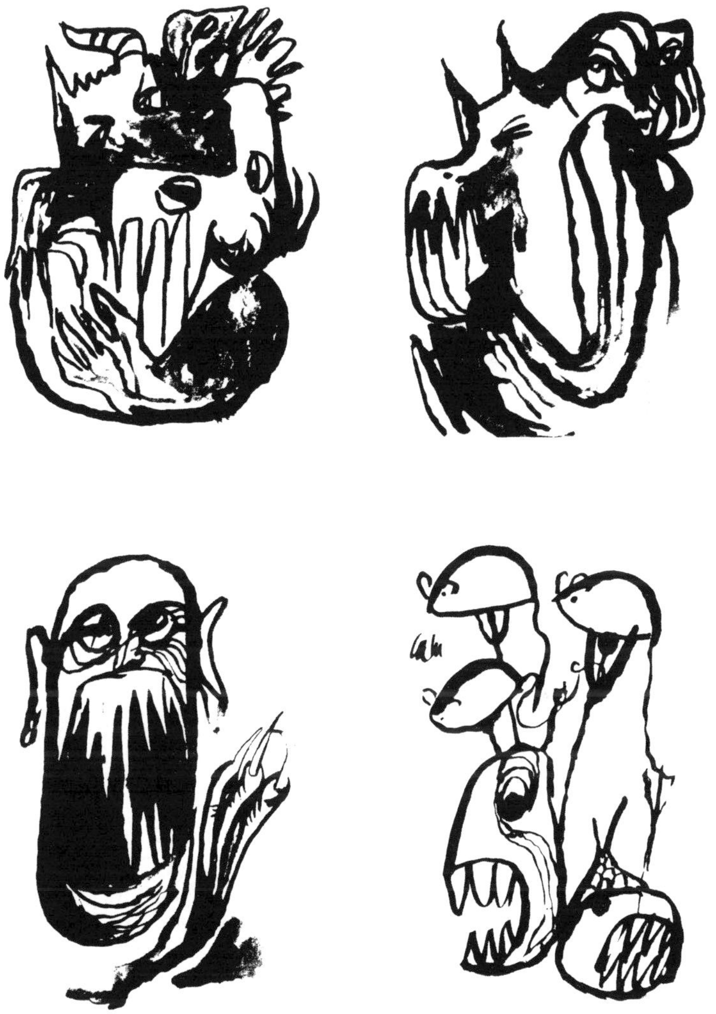

Vier Bilder, die ungezügelte mörderische Aggression darstellen, eine häufige Erfahrung in perinatalen LSD-Sitzungen.

Erfahrung zu enthalten scheint. Schmerz und schweres Leiden lassen sich nicht von äußerster Lust unterscheiden, sengende Hitze von schneidender Kälte, mörderische Aggression von leidenschaftlicher Liebe, nackte Lebensangst von religiöser Verzückung und die Qual des Sterbens von der Ekstase des Geborenwerdens.

Das sadomasochistische Element ist ein hervorstechender und regelmäßig auftretender Zug der Erfahrungen, die mit der dritten perinatalen Matrix zusammenhängen. Die Abfolgen von Szenen, die von ungeheuren Entladungen destruktiver und selbstzerstörerischer Impulse und Energien begleitet sind, können so mächtig sein, daß die Testpersonen sie als »sadomasochistische Orgien« bezeichnen. Es kommen dabei Folterungen und Grausamkeiten aller Art vor, bestialische Morde und Massenexekutionen, blutige Schlachten und Revolutionen, Ausrottungsexpeditionen wie die Kreuzzüge oder die Eroberung von Mexiko und Peru, Verstümmelungen und Selbstverstümmelungen von religiösen Fanatikern, wie z. B. bei den Flagellantensekten oder den russischen Skopzen*, blutige Ritualopfer oder Selbstopferungen, das Kamikaze-Phänomen, allerlei schreckliche Arten von blutigem Selbstmord oder das sinnlose Abschlachten von Tieren. Manche Personen tendieren zur Identifikation mit rücksichtslosen Diktatoren, Tyrannen und grausamen militärischen Führern, die für den Tod von Tausenden oder sogar Millionen von Menschen verantwortlich waren, wie z. B. Kaiser Nero, Dschinghis Khan, Francisco Pizarro, Hernando Cortes, Hitler oder Stalin. Auch Persönlichkeiten, die für ihre sadistischen Perversionen bekannt sind, kommen gelegentlich in diesem Zusammenhang vor: Salome, Cesare Borgia, Vlad Tepes von Transsylvanien (»Graf Dracula«),**, Elisabeth Báthory***, sowie berüchtigte Massenmörder der Gegenwart. LSD-Testpersonen, die auf

---

* Die Skopzen (russisch wörtlich »Widder«) waren eine russische religiöse Sekte, deren Mitglieder sich selbst verstümmelten, vor allem durch Selbstkastration.

** Vlad Tepes, der Woiwode Dracula, war ein kleiner Herrscher, der im 15. Jahrhundert die kleine Provinz Walachei regierte. Sein Spitzname »Tepes« bedeutet wörtlich »der Aufspießer« und bezieht sich auf seine Gewohnheit, hingerichtete Opfer auf zugespitzten Pfählen aufzuspießen. Nach einigen Quellen war er für die Hinrichtung von über hunderttausend Opfern verantwortlich. Der irische Schriftsteller Bram Stoker ließ sich durch ihn für seinen Roman »Dracula« anregen.

*** Elisabeth Báthory war eine ungarische Gräfin im 16. Jahrhundert, die junge Mädchen folterte und dann tötete, um in ihrem Blut baden zu können. Sie war ferner bekannt dafür, daß sie sich mit Vorliebe eines raffinierten Folterapparates bediente, der »Eisernen Jungfrau«.

PM III eingestimmt sind, fühlen, daß sie nicht nur die Motivationen solcher abartigen Persönlichkeiten verstehen können, sondern daß sie auch selbst in ihrem Unbewußten Kräfte der gleichen Art und Intensität bergen und unter bestimmen Umständen ähnliche Verbrechen begehen könnten. Sie können ohne weiteres all die verschiedenen Rollen einnehmen, wie sie in komplexen sadomasochistischen Szenen vorkommen, wie bei der Massenopferung von Christen im alten Rom durch Kreuzigung oder durch Raubtiere in der Arena, den aztekischen Massenopfern, bei denen an einem einzigen Tag Zehntausende von Opfern rituell geschlachtet wurden, der Verbrennung von Ketzern in den Massen-Autodafés der Inquisition oder den kaltblütigen, überlegten Greueltaten der Nazis. Die Machtkämpfe an den Königshöfen und in den politischen Kreisen aller Zeitalter mit ihrer Verschwöreratmosphäre sind weitere häufig vorkommende Symbole dieses Typus.

Wenn die beiden obengenannten Aspekte von PM III, der titanische und der sadomasochistische, in abgemilderter Form erlebt werden, kommt es zu Visionen und Erlebnissen von wilden Abenteuern aller Art. Die typischsten sind: Jagden auf große und gefährliche Tiere, Kämpfe mit riesigen Schlangen, Begegnungen von Tauchern mit Haien, Kraken und anderen gefährlichen Wassertieren, antike Gladiatorenkämpfe, Entdeckungen neuer Kontinente und Kämpfe der Konquistadoren mit den Ureinwohnern, Weltraumflüge und Science-fiction-Abenteuer, akrobatische Kunstflüge, Fallschirmabsprünge, Autorennen, Boxen u. a. gefährliche Sportarten.

Ein weiterer wichtiger Aspekt der dritten perinatalen Matrix ist *übermäßige sexuelle Erregung**. Nach den Schilderungen von LSD-Testperso-

* Es ist ein interessantes theoretisches Problem, warum übermäßige sexuelle Spannung und Erregung eine wichtige und normale Komponente der Geburtserfahrung ist. Beobachtungen aus LSD-Sitzungen wie auch aus mehreren anderen Bereichen scheinen darauf hinzudeuten, daß diese Verbindung eine physiologische Grundlage hat. Daß Erstickung und Ischämie eine starke sexuelle Stimulierung bewirken, wurde an Verurteilten beobachtet, die durch Erhängen hingerichtet wurden (häufiges Vorkommen von Erektion und sogar Ejakulation bei Männern, die am Galgen starben), wie auch bei Personen, die versuchten, Selbstmord durch Erhängen zu begehen, und gerettet wurden. Die enge Verknüpfung zwischen physischem Leiden und sexueller Erregung ist auch aus der Psychopathologie bekannt. Beim Sadomasochismus ist Zufügung oder Erleiden von Schmerz eine notwendige Vorbedingung für sexuelle Befriedigung. Auch Beobachtungen aus extremen Kriegssituationen, wo Gefangene unmenschlichen Qualen ausgesetzt waren, deuten darauf hin, daß die Fähigkeit, übermäßiges Leiden in Lust und sogar in Ekstase zu transzendieren, ein wesentlicher Bestandteil der menschlichen Natur ist.

nen ähneln die dabei auftretenden Empfindungen dem ersten Teil des sexuellen Orgasmus, der durch eine rasche Zunahme der Triebspannung charakterisiert ist. Hier jedoch ist sie unvergleichlich intensiver, sie scheint den ganzen Organismus zu erfassen und sich nicht auf den Genitalbereich zu beschränken. Manche Testpersonen verbringen Stunden in überwältigender sexueller Ekstase, wobei sie ihre Gefühle in orgiastischen Bewegungen ausdrücken. Die sie begleitenden Bilder spiegeln unendlich viele Varianten wilder Orgien, mit allen nur möglichen sexuellen Variationen. Die Testpersonen identifizieren sich z. B. mit Haremsbesitzern, mit Teilnehmern an Phalluskulten und zügellosen Fruchtbarkeitsriten, mit männlichen und weiblichen Prostituierten und Zuhältern oder mit historischen Persönlichkeiten und Gestalten aus der Literatur, die als sexuelle Symbole berühmt wurden, wie Don Juan, Casanova, Rasputin, Abbé Grandier, Maria Magdalena, Maria Theresia und Poppäa. Die Testperson kann Szenen aus Soho, von der Place Pigalle oder anderen Bordell- und Nachtklubvierteln der Welt erleben, an den raffiniertesten Striptease-Shows und Gruppenorgien teilnehmen, an religiösen Zeremonien von babylonischem Ausmaß, mit wahl- und zügellosen Sexualakten, oder an wilden primitiven Riten, sinnlichen, rhythmischen Tänzen mit stark sexuellem Unterton.

Ein Element, das bei diesen Sitzungen besonders häufig vorkommt, ist die Atmosphäre farbenprächtiger, dynamischer und lasziver Karnevalsveranstaltungen mit ihrer charakteristischen Mischung von amüsanten, heiteren und fröhlichen Elementen mit bizarren, grotesken und makabren. Die Entfesselung sonst unterdrückter sexueller und aggressiver Impulse stellt eine weitere Übereinstimmung dar zwischen LSD-Erfahrungen dieses Typus und der Atmosphäre von Karnevalsveranstaltungen wie in Rio de Janeiro, Nizza und Trinidad oder beim Mardi Gras in New Orleans, die von den Versuchspersonen in diesem Zusammenhang so häufig angeführt werden.

Der *skatologische Aspekt* von PM III scheint zum Endstadium des Kampfes um Tod und Wiedergeburt zu gehören und geht oft unmittelbar dem Geburts- oder Wiedergeburtserlebnis voran. Sein wesentliches Kennzeichen ist die nahe Begegnung mit verschiedenen Arten biologischen Materials, wie Schleim, Schweiß, Zersetzungsprodukte, Menstruationsblut, Urin und Kot. Außer visuellen und taktilen Elementen schließt diese Erfahrung auch recht realistische Geruchs- und Geschmacksempfindungen ein. Die Versuchspersonen können die sehr authentische Empfindung haben, Kot zu essen, Blut oder Urin zu trinken oder an eiternden Wunden zu lecken. Ziemlich häufig treten auch Phantasien oder intensive Erlebniseindrücke eines Cunnilingus-Aktes unter ziemlich unhygienischen Bedingungen auf. Zunächst stellt sich bei der Testperson eine stark negative Reaktion den erwähnten biologischen Substanzen gegenüber ein; sie findet sie ekelerregend und widerlich. Es ist jedoch nicht außergewöhnlich, daß sich ihre Einstellung später in passive Hinnahme oder sogar in seltsames primitives Lustgefühl verwandelt*.

Manchmal erscheinen die skatologischen Elemente in symbolischer, bildlicher Gestalt, wie z. B. als Mülltonnen, die widerliche Gerüche ausströmen, Haufen von sich zersetzenden Abfällen oder verfaulenden Fischen, verwesende menschliche Leichname und Tierkadaver, heruntergekommene Schweineställe mit großen Misthaufen und Urinlachen, riesige überquellende Abortgruben und unterirdische Kanäle von städtischen Abwassersystemen. Zu den mythologischen Symbolen, die in diesem Zusammenhang zu beobachten sind, gehören Bilder wie Herkules, der die Augiasställe ausmistet, die Harpyien, die die Nahrung des hilflosen, blinden Phineus vergiften oder besudeln, und die aztekische Göttin des Gebärens und der Fleischeslust, Tlacoltentl, die Schmutzverschlingerin, von der man glaubte, sie nähme die Sünden der Menschheit hinweg.

Noch eine weitere wichtige Erfahrung, die mit der dritten perinatalen Matrix zusammenhängt, ist hier zu erwähnen. Es ist die Begegnung mit dem verzehrenden Feuer, das als reinigend erlebt wird. Der Patient, der in den vorangegangenen Erlebnissen all die häßlichen, abstoßenden, entwürdigenden und erschreckenden Aspekte seiner Persönlichkeit entdeckt hat, fühlt sich in dieses Feuer geworfen oder stürzt sich selbst absichtlich hinein und geht hindurch. Es scheint alles zu vernichten, was faul und verdorben ist, und bereitet den Betroffenen auf das erneuernde, verjüngende Erlebnis der Wiedergeburt vor. Belesene Versuchspersonen erwähnten in diesem Zusammenhang die mittelalterlichen Praktiken der Austreibung böser Kräfte durch die Verbrennung von Ketzern und von Personen, die der Hexerei bezichtigt wurden, die Selbstverbrennung buddhistischer Mönche, ferner die Feuerprobe, die ein Teil der Initiationsriten in der hermetischen Tradition war. Diese Testpersonen berichteten, sie hätten interessante Einsichten in diese Phänomene gewonnen, außer-

---

* Diese Erfahrungen scheinen eng mit gewissen ungewöhnlichen sexuellen Perversionen zusammenzuhängen, wie z. B. Koprophilie (Faszination durch Fäzes oder andere Stoffe, die gewöhnlich als widerlich betrachtet werden), Koprophagie (Essen von Kot innerhalb und außerhalb eines sexuellen Bezugsrahmens) und Urolagnie (Trinken von Urin). Die Beobachtungen aus LSD-Sitzungen erweitern das Verständnis dieser Anomalien um eine neue Dimension. Die tiefste Motivationskraft dieser Abartigkeiten scheint die Assoziation zwischen dem Kontakt mit solchen biologischen Substanzen und der Beendigung des qualvollen Geburtserlebnisses zu sein.

dem ein neues Verständnis für die Symbolik bestimmter Kunstwerke, wie z. B. das verjüngende Feuer, das der Hohepriesterin in Rider Haggards *Sie* ewige Jugend gewährt, und den Tod Siegfrieds und Brünnhildes am Ende von Richard Wagners *Götterdämmerung*, der den Untergang der alten Götter ankündigt. Ein sehr treffendes Symbol, das mit der Idee des reinigenden Feuers verbunden ist, ist der Phönix, der legendäre Vogel, der sein Nest in Brand setzt und den Tod in den Flammen findet; die Hitze des Feuers bewirkt das Ausschlüpfen eines neuen Phönix aus einem Ei in dem brennenden Nest.

Die religiöse Symbolik von PM III steht typischerweise im Zusammenhang mit Religionen, die Blutopfer als wesentlichen Teil ihrer Zeremonien praktizieren und glorifizieren. Sehr häufig wird auf Jahwe Bezug genommen, den schrecklichen, strafenden Gott des Alten Testaments, und auf die Geschichten von Abraham und Isaak, der biblischen Sintflut, der zehn ägyptischen Plagen und der Vernichtung von Sodom und Gomorrha. Auch die Vision Moses' vom brennenden Dornbusch tritt in diesem Zusammenhang manchmal auf; die Zehn Gebote scheinen einen spezifischen Schutz vor all den negativen Aspekten und Versuchungen des Menschen darzustellen, die in PM III so deutlich manifest werden. Die Elemente aus dem Neuen Testament umfassen insbesondere die Symbolik des Abendmahls, die transzendenten Aspekte der Kreuzigung und des Leidens Christi und die positiven Aspekte des Jüngsten Gerichts. Auch die Vorstellung des Fegefeuers in verschiedenen kulturellen Varianten gehört zu dieser Kategorie. Besonders häufig sind Bilder aus präkolumbianischen Kulturen, in deren Mittelpunkt Menschenopfer und Selbstopferung stehen, wie man sie in den Riten der Azteken, der Mayas und der Olmeken findet. Ritueller Kannibalismus wurzelt offenbar gleichfalls in dieser Erfahrungsmatrix. Manchmal schildern Versuchspersonen detaillierte Szenen der Anbetung von blutdürstigen Gottheiten, die Kali, Moloch, Hekate, Astarte, Huitzilopochtli oder Lilith ähneln. Das mehrdeutige Symbol der Sphinx, das sowohl das destruktive weibliche Element als auch die Transzendierung des tierischen Aspektes im Menschen zu repräsentieren scheint, verdient hier besondere Beachtung. Visionen religiöser Feiern, bei denen Sinnlichkeit, sexuelle Erhitzung und wilde rhythmische Tänze eine Rolle spielen, von den Bacchanalen der alten Griechen bis zu den Stammesriten primitiver Völker, sind sehr häufig vorkommende symbolische Illustrationen des Kampfes um die Wiedergeburt. Manche Personen schildern Erlebnisse, die starke Ähnlichkeit haben mit den Erlebnissen, die der Erleuchtung des Buddha vorangingen, insbesondere dem Versuch des »Meistermagiers der Welttäuschung«, Kama-Mara (Begierde-Tod), den Buddha durch sexuelle Versuchung und Todesdrohung von seinem spirituellen Streben abzubringen.

Eine Beobachtung, die Aufmerksamkeit verdient, ist die Relevanz von PM III für das Verständnis von Erscheinungen, die bei der Satansmesse und den Riten der »Schwarzen Messe« auftreten. In diesem Kontext ist das Sexuelle, gewöhnlich in Gestalt von Gruppenorgien, mit extremen sadomasochistischen Elementen kombiniert, darunter Tier- oder Menschenopfer, rituelle Defloration und psychische oder physische Folter. Häufig spielen biologische Substanzen eine wichtige Rolle, wie Blut, Menstruationsfluß, Totgeborene und Gedärm. Die Szenerie ist gewöhnlich morbid und makaber, und es herrscht eine Atmosphäre von Blasphemie, Schrecken und Tod. Eine eigentümliche Mischung von Sexualität, Tod und Skatologie ist offenbar eine recht häufige Erscheinung, wie z. B. Sexualakte inmitten der Eingeweide eines ausgeweideten Tieres oder auf dem Friedhof in einem offenen Grab. Die Kombination von pervertierter Sexualität, Sadomasochismus, Skatologie und Tod mit Blasphemie, invertierter religiöser Symbolik und einer quasireligiösen Atmosphäre ist charakteristisch für PM III. Versuchspersonen, die auf diese Matrix eingestellt sind, berichten häufig von Erlebnissen im Zusammenhang mit der Teilnahme an der Walpurgisnacht, an einer Schwarzen Messe oder an satanischen sexuellen Praktiken. Daraus ergeben sich gewöhnlich auch Einsichten in die Psychologie der Inquisitoren und Hexenjäger. Diese Erfahrungen deuten auf eine weitgehende Ähnlichkeit zwischen dem Geisteszustand derer, die tatsächlich die Schwarze Kunst praktizieren, und dem ihrer fanatischen Verfolger. Das Verhalten beider Gruppen verrät den Einfluß der dritten perinatalen Matrix.

Für PM III typische Elemente sind in LSD-Sitzungen häufig mit Bildern vermischt, die sich auf berühmte Gemälde oder Werke bestimmter Schriftsteller oder Philosophen beziehen. Besonders häufig sind Bezugnahmen auf thematisch verwandte Bilder der phantastischen Realisten und der Surrealisten, auf Leonardo da Vincis Skizzen diabolischer Kriegsmaschinen und seine bizarren Karikaturen von Menschen, auf Peter Paul Rubens' Welt fülliger, sinnlicher mythologischer Gestalten, die sich in üppigen Gelagen und bacchanalischen Orgien ergehen. Viele Gemälde von Vincent van Gogh scheinen abgemilderte Elemente der vulkanischen Ekstase zu enthalten, wie z. B. seine Bilder mit hohen, der glühenden Sonne zustrebenden Zypressen, mit Feldern wogenden reifen Korns und einer von dynamischen Schwingungen erfüllten Luft. Der Geist der Gotik ist für die dritte perinatale Matrix besonders relevant — die kühnen, herausfordernden Formen ihrer Architektur, die ein leidenschaftliches geistiges Streben widerspiegeln, und die hochgewachsenen, schmalen, ekstatischen Gestalten El Grecos, die sich dem Himmel entgegenzurecken scheinen. Gleichfalls häufig sind Anspielungen auf das Purgatorio in Dantes *Göttlicher Komödie*, auf die esoterische Symbolik im zweiten Teil von Goethes *Faust*, auf manche Erzählungen von Edgar Allan Poe und auf die Grundthemen in Richard Wagners Opern, vor allem *Tannhäuser*, *Parsifal* und *Ring des Nibelungen*. In dieser Hinsicht scheint die Erfahrung vulkanischer Ekstase in enger Beziehung zu Nietzsches Vorstellung vom dionysischen Element im Menschen zu stehen. Anspielungen auf Kriminal- und Schauerromane und auf Science-fiction-Bücher sind in diesem Zusammenhang so zahlreich, daß eine ausführliche Behandlung den Rahmen dieser Darstellung sprengen würde.

Die Erlebnisse im Rahmen von PM III sind oft von tiefen Einsichten in die menschliche Natur, Gesellschaft und Kultur begleitet. Sie werfen offenbar ein neues Licht auf die Phänomene Gewalt, Krieg und Revolution, auf die Psychologie der Sexualität und auf vielerlei Aspekte der religiösen und künstlerischen Bewegungen überall auf der Welt. In diesem Kontext überprüft der einzelne in aller Regel das Wertsystem, das bisher sein Leben beherrschte. Er muß die Vernünftigkeit komplizierter Machtsysteme gegenüber einer einfachen, ruhigen Existenz neu abwägen; die Bedeutung der Liebe und der zwischenmenschlichen Beziehungen gegenüber Ambitionen, die auf Stellung, Ruhm und Besitz gerichtet sind; den emotionellen Wert seichter und wahlloser sexueller Abenteuer gegenüber der Bewahrung und Pflege einer einzigen, sinnerfüllten Liebesbeziehung. Gerade im Kontext dieser perinatalen Matrix vollzieht sich offenbar in der Hierarchie der Werte eine tiefe Wandlung und Kristallisation.

Eine typische Zusammensetzung physischer Manifestationen, die das Erlebnis von PM III regelmäßig begleitet, scheint die Verbindung dieser Matrix mit dem biologischen Geburtstrauma zu bestätigen: ein ungeheuer starker Druck auf Kopf und Körper; Würgen, ein Erstickungsgefühl bzw. das Gefühl, erdrosselt zu werden; qualvolle Schmerzen in verschiedenen Teilen des Organismus; schwere Herzbeklemmung; Wechsel von Frieren und Hitzewallungen; Schweißausbrüche; Übelkeit und stoßweises Erbrechen; verstärkte Darmbewegungen; Urindrang, begleitet von Schwierigkeiten, den Schließmuskel des Afters zu kontrollieren; endlich eine allgemeine Mukelspannung, die sich in Zittern, Zuckungen, Schütteln, Krämpfen und komplizierten Verrenkungen entlädt.

Als Erinnerungsmatrix läßt sich PM III mit Erinnerungen an Angriffe in Kriegen und Revolutionen assoziieren, an Jagden auf wilde Tiere, aufregende Erlebnisse als Soldat, riskantes Autofahren, Fallschirmspringen oder Kunst- und Turmspringen, an Ring- und Boxkämpfe mit einem starken Gegner. Eine weitere typische Gruppe von Erinnerungen, die in diesem Zusammenhang wiedererlebt werden, umfaßt Erlebnisse in Vergnügungsparks und Nachtklubs, in ausgelassener Gesellschaft mit übermäßigem Alkoholgenuß und wahllosen sexuellen Abenteuern, wildes Karnevaltreiben und andere stark sinnliche Abenteuer. Urszenen aus der Kindheit, einschließlich der sadistischen Deutung von Geschlechtsakten, der Verführung durch Erwachsene, sexueller Belästigung und Vergewaltigung gehören offenbar ebenfalls zu dieser Kategorie. Häufig wurde beobachtet, daß weibliche Versuchspersonen, die ihre eigene Geburt wiedererlebten, in einer oberflächlicheren Schicht das Gebären ihrer eigenen Kinder noch einmal erlebten. Beide Erfahrungen wurden in der Regel gleichzeitig wiedererlebt, so daß die betreffenden Frauen oft nicht sagen konnten, ob sie gebaren oder selber geboren wurden.

Bezüglich der Freudschen erogenen Zonen scheint PM III mit jenen Aktivitäten verknüpft zu sein, die nach einer langen Zeit der Spannung zu plötzlicher Erleichterung und Entspannung führen. Auf der oralen Ebene ist es der Akt des Kauens und des Verschlingens von Nahrung (aber auch die Beendigung gastrischen Unbehagens durch Erbrechen); auf der analen und urethralen Ebene ist es der Prozeß der Stuhlentleerung und des Wasserlassens nach längerer Zurückhaltung. Auf der genitalen Ebene können wir auffallende Parallelen zwischen dieser Matrix und der ersten Phase des sexuellen Orgasmus wie auch dem Prozeß des Gebärens finden. Statoakustische Erotik — z. B. heftiges Wiegen und Schütteln von Kindern, Gymnastik und Akrobatik — scheint gleichfalls in Beziehung zu PM III zu stehen.

Zumindest ein gewisser Teil der Aggression in allen erogenen Zonen scheint der dritten perinatalen Matrix zu entstammen. Orale Aggression mit Krämpfen der Kaumuskeln läßt sich auf die Frustration der Erlebnisse im Geburtskanal zurückführen, wo die Kiefer des Kindes durch äußeren Druck zusammengepreßt werden. Es läßt sich demonstrieren, daß es Direktverbindungen zwischen den Elementen dieser Matrix und analer, urethraler und phallischer Aggression gibt. Reflexurinieren oder sogar -defäkieren der Mutter und des Kindes während des Geburtsvorgangs deuten auf eine starke Beteiligung dieser Funktionen. Eine Kombination libidinöser Gefühle und schmerzhafter physischer Empfindungen mit extremer Aggression in dieser Phase ist anscheinend die Grundwurzel späterer masochistischer und sadistischer Neigungen.

Wenn auch die Phänomenologie von PM III zu verzweigt und komplex ist, um in ihrer Gesamtheit in einer einzigen LSD-Sitzung manifest zu werden, enthält doch der folgende Bericht über die Lehrsitzung eines klinischen Psychologen und Psychotherapeuten eine genügende Anzahl wesentlicher Charakteristika dieser perinatalen Matrix, um diese Zusammenhänge zu illustrieren.

Das erste, woran ich mich aus dieser Sitzung erinnere, ist, daß ich eine wichtige Beziehung zu Joan (der Kotherapeutin) empfand — daß ich sie auf eine starke und neuartige Weise liebte. Es stellte sich dann heraus, daß ein großer Teil der Liebe, die ich für sie empfand, ein Gefühl des Einsseins mit ihr war und ein Vorgefühl, daß mir in dieser Sitzung etwas sehr Gewaltiges und Schreckliches in bezug auf diese Identifikation mit Joan bevorstand. Es wurde schnell deutlich, daß dieses Gewaltige und Schreckliche das Geburtserlebnis war und daß Stan und Joan meine Eltern waren. Nicht daß ich gedacht hätte, sie wären meine biologischen Eltern — ich wußte, wer sie waren —, aber ich hatte das Gefühl, daß sie meine neuen Eltern waren, die mir dieses zweite Geburtserlebnis vermittelten, und daß Joan mich gebar. Aber die Identität mit ihr bewirkte, daß auch ich sie gebar, daß wir tatsächlich einander gebaren.
Ich hatte das sehr intensive Gefühl, daß ich mit einem der fundamentalsten kosmischen Prozesse Berührung hatte, daß aber da ein seltsames Problem bestand, weil ich ein Mann war, der niemals im biologischen Sinne gebären konnte, daß ich irgendwie den Zyklus unterbrach. Dann verschwand das, und ich erlebte einen alten femininen Archetypus in mir selbst, den der gebärenden Mutter. Lange Zeit hindurch war mir die Rolle der Mutter irgendwie klarer als die Rolle des Kindes. Ich fühlte mich ganz ausgefüllt von meinem Kind, das zugleich ich selbst und Joan war, und war auf die frustrierendste Weise völlig unfähig, zu gebären, mich zu öffnen und loszulassen. Ich war eine Mutter ohne Vagina, eine Mutter ohne den Geburtskanal, eine Mutter ohne jede Möglichkeit, das Leben zu gebären, das in mir pulsierte. Ich kämpfte und kämpfte, um einen Weg zu finden, loszulassen, es hinauszulassen, zu gebären. Es gelang mir nicht.
Das Erlebnis des Geborenwerdens war sehr, sehr verworren. Ich sah den Geburtskanal nie wirklich deutlich oder den Geburtsvorgang oder die glücklich vollzogene Geburt. Ich wußte nur, daß ich geschoben und zusammengezwängt und völlig durcheinandergebracht wurde. Die deutlichste Empfindung meiner Rolle als Kind war, daß ich in etwas eingetaucht war, das mir wie Schmutz und Schleim erschien, das mich überall bedeckte und auch in meinem Mund war und mich zu ersticken drohte. Ich versuchte immer wieder, es auszuspucken, es loszuwerden, und schließlich gelang es mir, mit einem gewaltigen Schrei Mund und Hals frei zu bekommen, und ich begann zu atmen. Das war einer der Hauptmomente erlösender Befreiung in der Sitzung. Ein anderer Aspekt des Geburts-

erlebnisses war die Verwirrung, die aus der Tatsache resultierte, daß Genitalien und Schenkel der Frau der Ort von Sexualität und Liebe waren und zugleich auch der Ort, wo dieser Alptraum von Geburt und Dreck und Kot stattgefunden hatte.

Ich erlebte zahlreiche Bilder, in denen Folterer und Gefolterter die gleiche Person waren, ganz ähnlich wie die Mutter und das Kind die gleiche Person waren. Es gab einen Zeitpunkt, wo ich die Schrecken von Buchenwald erlebte und in Stan einen Nazi sah. Ich empfand keinen Haß gegen ihn, sondern fühlte nur zutiefst, daß er, der Nazi, und ich, der Jude, die gleiche Person waren und daß ich ebensosehr der Folterer und der Mörder war, wie ich das Opfer war; ich konnte mich sowohl als Nazi wie auch als Jude fühlen.

Es gab einen Punkt, wo ich mich selbst als gefährlich empfand und Joan warnte, vor mir auf der Hut zu sein. Ich hatte das Gefühl, daß meine Zähne zu gefährlichen, giftigen Fängen wurden, und wußte, daß ich mich in einen Vampir verwandelte. Ich schwebte in der Luft in einer dunklen Nacht auf großen Fledermausschwingen, die dräuenden Fänge entblößt, die giftigen Krallen ausgestreckt. Ich fühlte mich als eine Hexe, aus einer Gruppe von Hexen, einer Hexenbrut, die durch die Nachtlüfte ritt ... als Tod, der durch die von Sternen funkelnde Nacht ritt, aber kein Mond stand am Himmel — als gefährliches, böses Wesen, das erfüllt war von der Macht der Hexe. Irgend etwas setzte dem ein Ende; ich glaube, es war der Wechsel in der Musik. Die Szene verging, und ich fiel in einen ekstatischen, schwebenden, schimmernden Glanz.

Der nächste Teil der Sitzung war nach meiner Erinnerung dann lange Zeit ungemein erotisch. Ich erlebte eine ganze Reihe sexueller Orgien und Phantasien, in denen ich alle Rollen spielte und an denen Joan und Stan manchmal beteiligt waren und manchmal nicht. Es wurde mir sehr klar, daß es zwischen dem Geburtsprozeß und der Sexualität keinen Unterschied gab und daß die sexuellen Gleitbewegungen mit den Gleitbewegungen der Geburt identisch waren. Ich lernte leicht, daß ich jedesmal, wenn die Frau mich zusammenpreßte, einfach nachgeben und dort hingleiten mußte, wo sie mich hinschob. Ich kämpfte und wehrte mich nicht, das Zusammengepreßtwerden erwies sich als etwas sehr Lustvolles. Manchmal fragte ich mich, ob es ein Ende und keinen Ausgang geben und ob ich ersticken würde, aber jedesmal, wenn ich vorwärtsgeschoben und mein Körper zu einer formlosen Masse zusammengepreßt wurde, gab ich nach und glitt ohne Schwierigkeit dorthin, wohin ich geschoben wurde. Mein Körper war von dem gleichen Schleim bedeckt wie früher in der Sitzung, aber dieser gleiche Schleim war jetzt nicht im geringsten mehr widerlich. Er war das göttliche Schmiermittel, das es so leicht machte, nachzugeben und geschoben und geleitet zu werden. Immer und immer wieder hatte ich das Erlebnis: »Mehr ist also da nicht dran« und: »Es ist alles so unglaublich einfach« — das Erlebnis, daß all die Jahre des Kämpfens, der Schmerzen, des Bemühens zu verstehen, des Bemühens um gedankliche Erfassung einfach absurd gewesen waren und daß die ganze Zeit die Lösung direkt vor mir gelegen hatte, daß es so einfach war. Du gibst einfach nach, und das Leben drückt dich und schiebt dich und geleitet dich sanft hindurch. Erstaunlich, phantastisch, was für ein unglaublicher Witz, daß die Komplexitäten des Lebens mich so zum Narren gehalten hatten! Immer wieder hatte ich dieses Erlebnis und lachte vor hellem Vergnügen.

Perinatale Matrix IV. Trennung von der Mutter (Beendigung des symbiotischen Einsseins und Bildung einer neuen Beziehungsform)

Diese Matrix ist mit der dritten klinischen Stufe des Geburtsvorgangs verknüpft. Der Höhepunkt der qualvollen Erlebnisse wird überwunden, die Ausstoßung durch den Geburtskanal gelangt zum Ende, und der äußersten Steigerung von Spannung und Leiden folgt eine plötzliche Erleichterung und Entspannung. Auch die Periode einer behinderten und in der Regel ungenügenden Sauerstoffzufuhr ist beendet. Das Kind tut seinen ersten tiefen Atemzug, und seine Atemwege öffnen und entfalten sich. Die Nabelschnur wird durchtrennt, und das Blut, das bisher in den Nabelgefäßen zirkulierte, wird in den Lungenbereich umgeleitet. Die physische Trennung von der Mutter ist jetzt vollendet, und das Kind beginnt seine Existenz als anatomisch selbständiges Einzelwesen. Nachdem das volle physiologische Gleichgewicht wiederhergestellt ist, ist die neue Situation unvergleichlich viel besser als die beiden vorangehenden Stufen, jedoch in mehreren wichtigen Aspekten schlechter als das ursprüngliche ungestörte Einssein mit der Mutter. Die biologischen Bedürfnisse des Kindes werden nicht auf einer gleichbleibenden Basis befriedigt, auch ist das Kind nicht automatisch vor starken Temperaturschwankungen, störenden Geräuschen, wechselnder Lichtstärke und unangenehmen taktilen Empfindungen geschützt. Bis zu welchem Grad die Erfahrungen in der postnatalen Periode (PM IV) sich den pränatalen Erfahrungen (PM I) annähern, hängt sehr weitgehend von der Qualität der Betreuung ab.

Wie die anderen Matrizen hat auch PM IV eine biologische und eine geistige Seite. Ihre Aktivierung in LSD-Sitzungen kann zu einem konkreten, realistischen Wiedererleben der Umstände der biologischen Geburt führen. Dieses Wiedererleben enthält manchmal überraschende, ganz spezifische Einzelheiten, die in einigen Fällen durch die unabhängige Befragung von Zeugen verifiziert werden können. Am häufigsten sind Mitteilungen über die Gerüche der verwendeten Anästhetika, die Geräusche der chirurgischen Instrumente, andere Geräusche aller Art, die Beleuchtung im Zimmer oder im Operationsraum und vor allem über gewisse Aspekte der Geburt selbst (Steißlage, Nabelschnur um den Hals gewikkelt, Anwendung der Zange, Wiederbelebungsmaßnahmen).

Die Manifestation von PM IV auf der symbolischen und geistigen Ebene bildet das Erlebnis von Tod und Wiedergeburt; sie stellt die Beendigung und Lösung des Kampfes um Tod und Wiedergeburt dar. Leiden und Qual gipfeln in dem Erlebnis totaler Vernichtung auf allen Ebenen — der physischen, emotionellen, intellektuellen, ethischen und transzendenten. Der Betroffene erlebt seine endgültige biologische Vernichtung, eine emotionelle Niederlage, einen intellektuellen Zusammenbruch und äußerste moralische Demütigung. Dabei tauchen in der Regel schnell aufeinanderfolgende Bilder von Ereignissen aus seiner Vergangenheit wie aus seiner gegenwärtigen Lebenssituation auf. Er hat das Gefühl, in seinem Leben total und unter jedem denkbaren Gesichtspunkt versagt zu haben; seine gesamte Welt scheint zusammenzubrechen, und alle bisher sinnvollen Bezugspunkte gehen ihm verloren. Dieses Erlebnis wird gewöhnlich als *Ich-Tod* bezeichnet.

Nachdem der Erlebende die tiefste, totale Vernichtung erfahren hat und »auf dem kosmischen Tiefpunkt« angelangt ist, wird er von Visionen eines blendenden weißen oder goldenen Lichts überfallen und hat das Gefühl einer ungeheuren Dekompression und Expansion des Raumes. Die allgemeine Atmosphäre ist die der Befreiung, Erlösung, Rettung, Liebe und Vergebung. Der betreffende Mensch fühlt sich gereinigt und geläutert, als habe er eine unglaubliche Menge von »Abfall«, Schuld, Aggression und Angst abgeworfen. Er empfindet eine überwältigende Liebe zu seinen Mitmenschen, eine Hochschätzung warmherziger menschlicher Beziehungen, von Solidarität und Freundschaft. Diese Gefühle sind begleitet von Demut und der Bereitschaft, sich dem Dienst an anderen und karitativen Tätigkeiten zu widmen. Irrationaler und übertriebener Ehrgeiz, Streben nach Geld, Stellung, Ansehen oder Macht erscheinen in diesem Zustand als absurde und kindische Begierden; es fällt dem Betroffenen schwer zu glauben, daß er diese Werte einmal für wichtig gehalten und mit Eifer angestrebt hatte.

Aus dieser Beschreibung wird deutlich, daß gewisse Elemente von PM IV und PM I sich teilweise überschneiden. So folgen auf das Erlebnis der biologischen Geburt und das der geistigen Wiedergeburt häufig Gefühle der kosmischen Einheit. In diesem Kontext verschmelzen transzendente

Erfahrungen mit dem Erlebnis des »guten Mutterschoßes« und der »guten Brust« sowie mit angenehmen Kindheitserinnerungen zu einem einzigen Gesamtkomplex. Die Empfänglichkeit für Naturschönheiten ist erheblich gesteigert, und ein einfaches, unkompliziertes Leben in engem Kontakt mit der Natur erscheint als die begehrenswerteste Daseinsform. Die Tiefe und Weisheit von Gedankensystemen, die diese Lebenseinstellung vertreten — sei es die Philosophie Rousseaus oder seien es die Lehren des Taoismus und des Zen-Buddhismus —, erscheinen offenkundig und unbezweifelbar.

In diesem Zustand sind alle Pforten für Sinneseindrücke weit geöffnet, und die Wahrnehmungsnuancen, die in der äußeren Welt zu entdecken sind, werden mit verstärkter Intensität aufgenommen und genossen. Die Wahrnehmung der Umwelt besitzt eine ursprüngliche, elementare Qualität; jeder Sinnesreiz, ob er nun visuell oder akustisch sei, ob er den Geruchssinn, den Geschmackssinn oder den Tastsinn anspreche, scheint völlig neu und frisch und zugleich als ungewöhnlich erregend und bewegend erfahren zu werden. Personen in diesem Zustand können zum Beispiel äußern, daß sie die Welt zum erstenmal im Leben *wirklich* sehen, daß sie vollkommen neue Arten des Musikhörens entdecken, daß sie einen unendlichen Genuß an Düften und Geschmacksempfindungen verspüren.

Der auf diesen Erfahrungsbereich Eingestimmte entdeckt gewöhnlich in sich selbst echte positive Werte, wie Gerechtigkeitssinn, Freude an der Schönheit, Gefühle der Liebe, der Selbstachtung und der Achtung vor anderen. Diese Werte und der Antrieb, nach ihnen zu streben und in Übereinstimmung mit ihnen zu handeln, erscheinen auf dieser Ebene als untrennbarer Bestandteil der menschlichen Persönlichkeit. Man kann sie nicht in psychoanalytischen Begriffen deuten, als Reaktionsbildung auf gegensätzliche Tendenzen oder als Sublimierung primitiver Triebimpulse. Der betreffende Mensch erlebt sie ohne jeden Konflikt, als einen natürlichen, logischen und untrennbaren Bestandteil einer höheren universalen Ordnung. Es ist in diesem Zusammenhang interessant, auf die auffallenden Parallelen zu Abraham Maslows Konzeption der Metawerte und Metamotivationen hinzuweisen, die aus Beobachtungen von Personen abgeleitet wurde, die in ihrem Alltagsleben spontane »Gipfelerlebnisse« hatten (14).

Bei einem Menschen, der die Erlebnisabfolge von Tod und Wiedergeburt abgeschlossen und unter dem Einfluß von PM IV stabilisiert hat, sind die Gefühle der Freude und Erleichterung begleitet von tiefer emotioneller und physischer Entspannung, Heiterkeit und Gelassenheit. Gelegentlich sind die Gefühle der Befreiung und des persönlichen Triumphes so stark akzentuiert und übersteigert, daß sie zur Karikatur werden. Das Verhalten eines solchen Menschen hat dann etwas Gehetztes und Manisches; er kann nicht ruhig sitzen- oder liegenbleiben, er läuft umher und verkündet laut die überwältigende Schönheit und Bedeutung seines Lebens, er will vielleicht eine große Gesellschaft zur Feier dieses Ereignisses veranstalten und entwirft grandiose Pläne zur Veränderung der Welt. Diese Reaktion zeigt an, daß das Erlebnis der Wiedergeburt noch nicht völlig abgeschlossen ist. Ein solcher Mensch ist seinen Erfahrungen zufolge bereits auf PM IV eingestimmt, steht aber noch unter dem Einfluß ungelöster Elemente von PM III, insbesondere von Angst und Aggression. Wenn diese restlichen negativen Grundgefühle durchgearbeitet und integriert sind, tritt das Erlebnis der Wiedergeburt in reiner Form zutage.

Es kann auch vorkommen, daß die positive Atmosphäre von PM IV plötzlich durch einen spezifischen Komplex unangenehmer Symptome unterbrochen wird. Dabei können schneidende, penetrierende Schmerzen im Nabelbereich auftreten, die gewöhnlich ausstrahlen und auf Harnblase, Penis und Hoden oder auf den Uterus projiziert werden. Sie sind begleitet von Atembeschwerden, von Gefühlen heftiger Qual und Bedrängnis, der Empfindung, daß aufregende Verschiebungen im Körper stattfinden, und von heftiger Todes- und Kastrationsangst. Diese Angst kann zusammengehen mit dem Wiedererleben von Erinnerungen an Ereignisse, die eine Kastrationsdrohung einschlossen oder als solche gedeutet wurden. Das häufigste Ereignis dieser Art ist die Prozedur der Beschneidung; bei nicht beschnittenen Personen sind es andere Eingriffe am Penis (wie z. B. die operative Beseitigung einer Phimose) oder in dessen Nachbarschaft (wie die Einrichtung eines Skrotum- oder Leistenbruchs und schmerzhafte Entzündungen der Vorhaut). Weibliche Versuchspersonen können in diesem Zusammenhang Empfindungen wiedererleben, die mit Dilatation des Muttermunds und Auskratzung verknüpft waren, künstlichen Aborten mit Komplikationen durch Infektionen, schwerer Cystitis und nachgeburtlichen und anderen gynäkologischen Entzündungen. Diese Zwischenerfahrung, die gewöhnlich von kurzer Dauer ist, wurde von einigen Testpersonen als Wiedererleben der Krise bei der Durchtrennung der Nabelschnur identifiziert. Sie läßt sich von ähnlichen Erfahrungen, die mit dem vorhergehenden Stadium (PM III) zusammenhängen, insofern unterscheiden, als Gefühle eines äußeren Drucks völlig fehlen und die Schmerzen im Beckenbereich lokalisiert sind. Beobachtungen aus LSD-Sitzungen zeigen an, daß diese Erfahrung eine tiefe Quelle von Kastrationsängsten darstellt.

Die religiöse und mythologische Symbolik der vierten perinatalen Matrix ist reich und vielfältig und kann wie die anderen Matrizes auf verschiedene kulturelle Traditionen zurückgreifen. Das Erlebnis des Ich-Todes ist häufig mit Bildern von schreckenerregenden, zerstörerischen Gottheiten assoziiert, die wir schon früher erwähnt haben. Die Testperson kann z. B. erleben, daß sie der Göttin Kali geopfert wird; während sie die Todesqual erleidet, muß sie in das schreckliche Antlitz dieser Göttin blicken, das markerschütternde Klappern der Schädel an deren Halsband anhören und ihre blutige Scheide küssen und lecken. Es kommt auch vor, daß sich die Testperson mit einem kleinen Kind identifiziert, das von seiner Mutter in die verzehrenden Flammen geworfen wird, die im Innern eines riesigen Molochs glühen, und mit vielen anderen Kindern zusammen den Tod in diesem Opferritus erduldet. In mehreren Fällen erlebten die Versuchspersonen die endgültige Vernichtung als Zerstampftwerden durch einen mächtigen Schritt Schiwas, des Zerstörers, bei seinem schrekkenerregenden Tanz. Ein anderes häufig vorkommendes Symbol des Ich-Todes ist das Erlebnis, dem aztekischen Sonnengott Huitzilopochtli geopfert zu werden; in diesem Fall hat die Testperson das Gefühl, daß ihr Leib mit einem Messer aus Obsidian aufgeschlitzt und ihr Herz vom Hohepriester herausgerissen wird. Die Erlebnisabfolge von Tod und Wiedergeburt wird oft durch die Identifikation mit ganz bestimmten Göttern symbolisiert, wie z. B. dem präkolumbianischen Gott Qatzalcoatl, der in der Gestalt einer gefiederten Schlange erscheint, oder dem ägyptischen Gott Osiris, der von seinem bösen Bruder Set getötet und zerstükkelt und von seiner Frau und Schwester Isis wieder zusammengesetzt wird. Gelegentlich erscheinen auch andere Götter, die Tod und Wiederauferstehung symbolisieren — unter anderen Dionysos, Orpheus, Persephone und Adonis —, in einem ähnlichen Zusammenhang.

Der wahrscheinlich am häufigsten vorkommende symbolische Bezugsrahmen für dieses Erlebnis sind Christi Tod am Kreuz und seine Wiederauferstehung, das Karfreitagsmysterium und die Enthüllung des Heiligen Grals. Typischerweise sind damit intuitive Einsichten in die fundamentale Bedeutung und Relevanz dieser Symbolik als dem innersten Kern des christlichen Glaubens verbunden. Als Folge solcher Erfahrungen gelangen auch solche Versuchspersonen, die zuvor entschiedene Gegner des Christentums waren, zu einer aufrichtigen Würdigung dieser spirituellen Botschaft. Die perinatalen Wurzeln des Christentums zeigen sich deutlich darin, daß hier gleichzeitig Qual und Tod (Christus am Kreuz), die Gefährdungen des neugeborenen Kindes (die Tötung der Kinder durch Herodes) und mütterliche Sorge und Schutz (Maria und der kleine Jesus) hervorgehoben werden.

Ein Mensch, der all die ungeheuren Nöte und Gefährdungen der Geburtsqual überwunden hat und das Erlebnis der Wiedergeburt genießt, hat gewöhnlich triumphierende, heroische Gefühle, die regelmäßig von Bildern übermenschlicher Leistungen oder eines endgültigen Sieges über mythologische Ungeheuer begleitet sind: z. B. Herkules als Kind, der die riesigen Schlangen bezwingt, die ihn angreifen, oder Herkules als Erwachsener, der schwierige Aufgaben vollbringt; der heilige Georg, der den Drachen tötet; Theseus, der die Minotauren besiegt; Mithras, der den Stier in der Opferhöhle tötet; Perseus, der Medusa überlistet und niedermacht. Andere schreckenerregende Geschöpfe, die in diesem Zusammenhang auftauchen, ähneln der Sphinx, der Hydra, Chimaira, Echidna, Typhon und ähnlichen Vertretern der mythologischen Tierwelt. Die Erfahrung der Wiedergeburt schließt auch das Element des Sieges der Mächte des Guten und des Lichtes über die Mächte des Bösen und der Dunkelheit ein. Dieser Aspekt kann durch den vedischen Gott Indra, der mit seinem Donnerkeil Scharen von Dämonen der Dunkelheit vernichtet, illustriert werden oder den nordischen Gott Thor, der mit seinem Zauberhammer gefährliche Riesen zerschmettert, oder durch den Sieg der Heere von Ahura Mazda über die von Ahriman, wie er in dem alten persischen Zend-Avesta beschrieben wird.

Die befreienden Symbole der Wiedergeburt und der Behauptung der positiven Kräfte im Universum drücken sich häufig durch Visionen eines strahlenden, blendenden Lichtes aus, das etwas Übernatürliches hat und von einer göttlichen Quelle auszugehen scheint. Gelegentlich erscheinen anstelle eines klaren Lichts ein blauer, lichter, himmlischer Dunstschleier, schöne Regenbogen oder Bilder von zarten, komplizierten Mustern, die Pfauenfedern ähneln. Sehr charakteristisch für dieses Stadium sind nichtgegenständliche Bilder Gottes, der als reine geistige Energie, als eine transzendente oder kosmische Sonne wahrgenommen wird. Ein spezieller Typus dieser Erfahrung scheint die Einheit Atman-Brahman zu sein, wie sie in den hinduistischen heiligen Schriften geschildert wird. Der Betroffene fühlt, daß er den innersten göttlichen Kern seines Seins erlebt. Sein individuelles Selbst (Atman) verliert seine scheinbar getrennte Identität und vereinigt sich mit dem, was als seine göttliche Quelle wahrgenommen wird, dem universalen Selbst (Brahman). Das führt zu Gefühlen des unmittelbaren Kontaktes oder der Identität mit dem »Jenseits im Innern«, mit Gott (das »Tat tvam asi«, d. h. »Das bist du«, der Upanischaden). Gleichfalls sehr häufig sind personifizierte Bilder Gottes, wie die traditionelle christliche Darstellung Gottes als gütiger, weiser alter Mann, der auf einem reich geschmückten Thron sitzt, umgeben von Cherubim und Seraphim in strahlendem Glanz. Manche Versuchspersonen erleben an diesem Punkt das Einssein mit der archetypischen Großen Mutter oder einer spezielleren Version, wie der göttlichen Isis der alten Ägypter. Eine andere Darstellung des gleichen Themas ist die Symbolik des Einzugs in Walhalla oder das Erlebnis, zum Mahl der griechischen Götter auf dem Olymp zugelassen zu werden und den Geschmack von Nektar und Ambrosia zu kosten.

Zu der weltlichen Symbolik, die in Verbindung mit PM IV auftritt, gehört der Sturz eines Tyrannen oder despotischen Herrschers, die Niederlage eines totalitären politischen Regimes, das Ende eines langen, aufreibenden Krieges, das Überleben in Naturkatastrophen oder die Beendigung einer gefährlichen, kritischen Situation. Sehr typisch für diese perinatale Matrix sind Visionen von riesengroßen Hallen mit reich verzierten Säulen, gewaltigen Statuen aus weißem Marmor und kristallenen Kronleuchtern.

Die Symbole, die mit Bildern aus der Natur zusammenhängen, verdienen besondere Beachtung. Bevor wir die Elemente erörtern, die im Kontext von PM IV vorkommen, erscheinen ein paar allgemeine Bemerkungen angebracht. Es gibt ganz charakteristische, feste Verbindungen zwischen individuellen perinatalen Matrizes und kosmobiologischen Zyklen, Jahreszeiten und bestimmten Aspekten der Naturerscheinungen. So gehören zu den mit PM II verknüpften Bildern regelmäßig kahle Winterlandschaften, ausgedörrte, unwirtliche Wüsten, die Mondoberfläche und andere lebensfeindliche Szenerien, schwarze, gefährlich aussehende Höhlen, tückische Sümpfe, der Beginn von Gewittern und Meeresstürmen mit wachsender atmosphärischer Spannung und sich verfinsterndem Himmel, Sonnenfinsternis und untergehende Sonne. PM III ist mit Bildern assoziiert, die das Wüten elementarer Kräfte in der Natur zeigen, wie Vulkanausbrüche, Wirbelstürme, Gewitter, Erdbeben und kosmische Katastrophen, ferner gefährlichen Dschungeln und der unterseeischen Welt mit Schwärmen von räuberischen Lebewesen. Die für PM IV charakteristische Symbolik zeigt vor allem Situationen nach elementaren Ausbrüchen und Krisen, wie z. B. Frühlingslandschaften mit schmelzendem Schnee und aufbrechendem Eis auf Flüssen*; üppige Wiesen und idyllische Weiden im Frühling mit flötespielenden Hirten; Bäume, die mit jungen Knospen und Blüten bedeckt sind; die ruhige, friedliche Atmosphäre nach einem Gewitter, mit einem schönen Regenbogen am Himmel; kristallklare Sonnenaufgänge nach kalten Nächten; tiefe Meere, die nach wilden Stürmen zur Ruhe gekommen sind. Besonders charakteristische

* Die explosive Lösung emotioneller und physischer Kräfte der Unterdrückung und Einengung (Befreiung vom »Charakterpanzer«) wird oft symbolisch ausgedrückt in dem Bild zerberstender Eisberge oder schmelzender Schneemassen und des von ihnen entlassenen, frei strömenden Wassers.

und treffende Symbole für PM IV scheinen hohe, schneebedeckte Bergspitzen zu sein, die bis an den blauen Himmel reichen, mit erfrischend kalter Luft und strahlendem Sonnenlicht; die geistige Leistung der Wiedergeburt wird häufig als erfolgreiche Besteigung eines steilen hohen Berges dargestellt. Auch die unschuldige Welt neugeborener Tiere — aus dem Ei schlüpfende Vögel, Tiereltern, die ihre Jungen füttern — erscheint häufig in diesem Zusammenhang. Um die Reihe der Parallelen zwischen perinatalen Matrizes und Naturerscheinungen zu vervollständigen, ist hinzuzufügen, daß Bilder, die für PM I typisch sind, vorwiegend Szenen zeigen, die Naturschönheit mit Geborgenheit, Fruchtbarkeit und Fülle verbinden.

Für PM IV typische körperliche Manifestationen sind langes Atemanhalten, Erstickungsgefühle und verstärkte Muskelspannung, gefolgt von plötzlichem tiefen Einatmen, Erleichterung, Entspannung und dem Gefühl vollkommenen physiologischen Wohlbefindens.

Hinsichtlich der Erinnerung stellt PM IV die Matrix für die Registrierung von Situationen dar, die durch das Entrinnen aus einer Gefahr gekennzeichnet sind. In diesem Zusammenhang erleben die Versuchspersonen z. B. Erinnerungen aus Zeiten unmittelbar nach Kriegen und Revolutionen wieder, wobei vor allem Freudenfeiern im Vordergrund stehen, ferner das Überleben bei Luftangriffen, Unfällen, Operationen, ernsten Krankheiten oder Situationen des Beinahe-Ertrinkens. Bei einer anderen typischen Gruppe von Erinnerungen geht es um schwierige Lebenssituationen verschiedener Art, die der Betreffende durch eigene, aktive Anstrengung und Geschicklichkeit meisterte. Alle größeren Erfolgserlebnisse des ganzen Lebens können im Zusammenhang mit dieser Matrix wie in einer blitzartigen Rückblende erscheinen.

Was die Freudschen erogenen Zonen betrifft, so korrespondiert diese Matrix auf allen Entwicklungsebenen mit dem Zustand der Befriedigung im Anschluß an eine Betätigung, die Spannung entlädt oder reduziert. Auf der oralen Ebene ist es die Stillung von Durst und Hunger (oder die Beendigung heftiger Übelkeit durch Erbrechen) oder das Lustgefühl, das Saugen oder Lutschen begleitet oder auf die orale Vernichtung eines Objekts folgt. Auf der analen Ebene ist es die Befriedigung nach der Stuhlentleerung und auf der urethralen Ebene die Erleichterung, die durch Entleeren der Blase hervorgerufen wird; auf der genitalen Ebene ist es die Entspannung unmittelbar nach dem sexuellen Orgasmus, bei Frauen auch das Lustgefühl, das mit dem Gebären eines Kindes verbunden ist.

Der Übergang von PM III zu PM IV und die Phänomenologie der vierten perinatalen Matrix läßt sich gut durch den folgenden Auszug aus einer LSD-Lehrsitzung eines Geistlichen illustrieren.

Die Musik fing an verzerrt zu klingen und hatte ein sehr schnelles Tempo. Die Crescendi waren wie scharfe Aufwärtsstöße eines Speers. An diesem Punkt geriet ich allmählich in eine starke Verwirrung. Ich war mir noch meiner Identität bewußt und wußte, daß ich auf der Couch im Behandlungszimmer lag. Hitzewellen begannen über mich hinwegzugehen, und ich nahm unbestimmt wahr, daß ich schwitzte. Das Zittern breitete sich noch weiter aus, und ich begann, ein wenig Übelkeit zu verspüren. Dann, ganz plötzlich, setzte meine wilde Symphonie ein. Es war, als ob ich mich zuerst auf dem höchsten Punkt einer Berg-und-Tal-Bahn befand und allmählich in den Abgrund gezogen wurde, die Kontrolle verlor und völlig außerstande war, den Absturz aufzuhalten, den ich vorhersah. Mir fiel der Vergleich ein, daß dies so war, wie wenn man eine Dynamitpatrone schluckt, deren Lunte schon angezündet ist. Die Lunte war unerreichbar, das Dynamit würde explodieren, und ich konnte überhaupt nichts dagegen tun. Ich erinnere mich, daß das Letzte, was ich hörte, bevor mein Wagen abstürzte, Musik war, die klang, als ob sie aus einer Million Kopfhörer käme. Mein Kopf war in diesem Augenblick riesengroß, und ich hatte tausend Ohren, jedes mit einem anderen Hörgerät darauf, und aus jeder Hörmuschel drang wieder eine andere Musik. Das war die größte Verwirrung, die ich je in meinem Leben fühlte. Ich wußte, daß ich auf der Couch lag, ich war im Begriff zu sterben, und ich konnte *nichts* dagegen tun. Jedesmal, wenn ich versuchte, es aufzuhalten, geriet ich in Panik und wilden Schrecken. Das einzig Mögliche war, ihm entgegenzugehen. Die Worte »Vertraue und gehorche«, »Vertraue und gehorche«, »Vertraue und gehorche« drangen zu mir durch, und in Blitzesschnelle (so schien es mir) lag ich nicht mehr auf der Couch und besaß meine gegenwärtige Identität nicht mehr. Mehrere Szenen begannen sich abzuspielen. Es war, als ob sie alle gleichzeitig abliefen, aber ich will sie aneinanderreihen und versuchen, einen gewissen Sinn in ihnen herauszufinden.

Die erste Szene war, daß ich in einen Sumpf fiel, der voll gräßlicher Geschöpfe war. Diese Geschöpfe bewegten sich auf mich zu, waren jedoch nicht imstande, mich zu erreichen. Urplötzlich war der Sumpf dann in einen Kanal in Venedig verwandelt, direkt unter der Seufzerbrücke. Meine Familie, meine Frau und meine Kinder, standen auf der Brücke und schauten auf mich herab, wie ich in diesem Sumpf stand. Ihre Gesichter waren ausdruckslos; sie standen einfach da und schauten auf mich herab.

Am besten könnte man diese Berg-und-Tal-Bahn und das Verlieren der Kontrolle damit vergleichen, daß man sich auf einer rutschigen, sehr rutschigen Oberfläche bewegt. Überall waren Oberflächen, und schließlich wurden sie alle rutschig, und es war nichts da, woran man sich festhalten konnte. Man rutschte und rutschte und fiel immer tiefer in die Vergessenheit hinein. Die Szene, die schließlich meinen Tod vollendete, war eine ganz schreckliche Szene auf einem Platz in einer mittelalterlichen Stadt. Der Platz war umgeben von Fassaden gotischer Kathedralen, und von den Nischen dieser Fassaden und von den Wasserspeiern kamen Tiere, Personen, Geschöpfe, halb Tier halb Mensch, Teufel, Geister — all die Gestalten, die man auf den Gemälden von Hieronymus Bosch sieht — auf den Platz herab und kamen von allen Seiten immer näher auf mich zu. Während die Tiere, die Menschengestalten, die Dämonen mich auf dem Platz vor diesen gotischen Domen immer enger umzingelten, erlebte ich fürchterliche Qualen und Schmerzen, Panik, Schrecken und Entsetzen. Zwischen meinen Schläfen fühlte ich einen heftigen Druck, ich war im Sterben. Ich war dessen absolut sicher — ich war im Sterben und ich starb. Mein Tod war vollendet, als der Druck mich überwältigte, und ich wurde in eine andere Welt ausgetrieben.

Es stellte sich heraus, daß diese äußere Welt eine Fortdauer von Toden sein sollte, jedoch auf einer ganz anderen Ebene. Panik und Schrecken waren jetzt vorbei; alles, was geblieben war, waren der Kummer und der Schmerz, da ich am Tod *aller* Menschen teilhatte. Ich begann die Passion unseres Herrn Christus zu erleben. Ich war Christus, aber ich war auch Jedermann als Christus, und alle Menschen starben, als wir voranschritten auf unserem Trauermarsch gen Golgatha. Zu diesem Zeitpunkt meines Erlebnisses gab es kein verwirrendes Durcheinander mehr; die Visionen waren vollkommen deutlich. Der Schmerz war sehr stark, und meine Qual war einfach herzzerreißend. Das war der Augenblick, da eine blutige Träne vom Gesicht Gottes herabzufließen schien. Ich konnte das Gesicht Gottes nicht sehen, aber diese Träne begann zu fließen und sie begann über die Welt hinaus zu fließen, da Gott selbst am Tod aller Menschen und am Leiden aller Menschen teilhatte. Die Qual dieses Augenblicks ist immer noch so stark, daß es mir schwerfällt, darüber zu sprechen. Wir zogen nach Golgatha, und dort — unter Qualen, die schlimmer waren als alles, was ich je erlebt habe — wurde ich mit Christus und allen Menschen ans Kreuz geschlagen. Ich war Christus, und ich wurde gekreuzigt, und ich starb.

Als alle Menschen am Kreuz starben, begann die himmlischste Musik, die ich je in meinem ganzen Leben gehört habe: sie war unglaublich schön. Es waren Engelsstimmen, die sangen, und wir begannen uns langsam zu erheben. Dies war wiederum fast wie eine Geburt; der Tod am Kreuz vollzog sich, und es gab einen sausenden Laut, als der Wind vom Kreuz in eine andere Welt fuhr. Das allmähliche Sich-Erheben aller Menschen begann. Es gab große Prozessionen in ungeheuren Kathedralen — Kerzen und Licht und Gold und Weihrauch —, alle erhoben sich. Ich hatte zu diesem Zeitpunkt kein Bewußtsein meiner persönlichen Existenz. Ich war in all den Prozessionen, und all die Prozessionen waren in mir; ich war jeder andere, und alle begannen sich zu erheben. Die Ehrfurcht und der Glanz dieser Erhebung waren fast unbeschreiblich. Wir stiegen auf zum Licht, höher und höher, durch majestätische weiße Marmorpfeiler. Wir ließen die blauen, die grünen, die roten und die purpurnen Farben hinter uns, das Gold der Kathedralen und die königlichen Gewänder, die einige der Menschen trugen. Wir stiegen ins Weiße empor; die Säulen, zwischen denen wir aufstiegen, waren weiß und rein. Die Musik war erhaben, alle sangen, und dann kam eine Vision.

Diese Vision hat eine gänzlich andere Gefühlsqualität als alles, was ich in der ganzen LSD-Sitzung erlebte. Ich empfinde es immer noch wie eine Vision — als ob mir tatsächlich eine Vision geschenkt worden wäre —, so wirklich ist es. Das Auferstehungsgewand unseres Herrn berührte mich. Als die Berührung erfolgte, geschahen mehrere Dinge gleichzeitig, wie das viele Male während dieser Erfahrung der Fall war. Wir wurden alle sehr klein — jeder wurde so klein wie eine Zelle, so klein wie ein Atom. Wir wurden alle sehr demütig und beugten uns nieder. Ich war erfüllt von Frieden und von Gefühlen der Freude und Liebe; ich liebte Gott ganz und vollkommen. Die Berührung des Gewands wie die eines Hochspannungskabels. Alles explodierte, und die Explosion schleuderte uns hinauf zum höchsten Ort, den es gibt: dem Ort des absoluten Lichts. Es war still, keine Musik, es war reines Licht. Es war, wie wenn man sich mitten im Zentrum der Energiequelle befände. Es war, wie wenn man in Gott wäre — nicht nur in der Gegenwart Gottes, sondern *in* Gott und teilhabend an Gott.

Dies dauerte nicht lang (obwohl Zeit während dieses Erlebnisses nichts bedeutet), und wir begannen den Abstieg. Es war kein Abstieg in eine jemals gekannte Welt; es war ein Abstieg in eine Welt von sehr, sehr großer Schönheit. Während des Gesangs der Chöre, während des Sanctus, des Gloria und des Hosianna, war gelegentlich die Stimme eines Orakels zu vernehmen: »Wünsche nichts, wünsche nichts!« Ich kann diese Stimme immer noch hören. Ihr folgte eine andere Stimme, die sagte: »Strebe nach nichts, strebe nach nichts!«

Während dieses zentralen Teils der Sitzung gab es noch viele andere Visionen, und ich möchte sie Ihnen mitteilen. Eine der wichtigsten Visionen, die ich hatte, war die, daß ich durch die Erde hindurch auf die Fundamente des Universums hinabblickte. Ich ging hinab in die Tiefen und entdeckte das Geheimnis, daß Gott aus den Tiefen wie aus den Höhen gepriesen wird. Auch in den Tiefen des Alls kann das Licht erblickt wer-

den. In den Tiefen des Universums gibt es viele Gefängniszellen; als ich durch diese Zellen ging, öffneten sich die Zellentüren, und die Gefangenen kamen heraus und priesen Gott.
Eine andere mächtige Vision in dieser Sitzung war die einer Gestalt, die in einem breiten, schönen Fluß in einem tiefen und weiten Tal wandelte. Weiße Lilien wuchsen aus der Oberfläche des Flusses empor, und der Fluß strömte ruhig und sanft dahin. Das Tal war von sehr hohen Bergen umgeben, mit vielen, vielen Wasserläufen, die in den Talgrund mündeten. In diese Szene hinein kommt die Stimme: »Der Fluß des Lebens fließt dem Munde Gottes zu.« Ich hatte den sehr starken Wunsch, in dem Flusse zu sein, und kann doch nicht sagen, ob ich im Fluß ging oder ob ich selber der Fluß war. Der Fluß strömte dahin, und während er dem Munde Gottes zuströmte, kamen Scharen von Menschen und Tieren — die ganze Schöpfung — die Wasserläufe herab und ergossen sich in den Hauptstrom des Lebensflusses.
Als meine Symphonie sich dem Ende zuneigte, fühlte ich, daß ich wach wurde und in den Sitzungsraum zurückversetzt wurde. Ich war immer noch erfüllt von Ehrfurcht und Demut, von Frieden, Seligkeit und Freude. Ich hatte deutlich die Empfindung, mit Gott im Kraftzentrum des Universums gewesen zu sein. Noch immer ist die Überzeugung sehr stark in mir, daß alle Menschen eins sind und der Fluß des Lebens wirklich in Gott mündet, daß es keine Unterschiede zwischen den Menschen gibt — Freunden und Feinden, Schwarzen und Weißen, Männern und Frauen —, daß wir alle eins sind.

Die Bedeutung der perinatalen Grundmatrizen in der LSD-Psychotherapie

Aus didaktischen Gründen haben wir die perinatalen Grundmatrizen hier in der Reihenfolge der ihnen korrespondierenden Phasen des realen Geburtsvorganges beschrieben. Es muß jedoch betont werden, daß in der LSD-Therapie oder in den individuellen LSD-Sitzungen diese natürliche chronologische Ordnung nie eingehalten wird. Perinatale Matrizen kommen in vielerlei Mustern und Abfolgen vor, die eine große interindividuelle und intraindividuelle Variabilität aufweisen. Die vielgestaltigen und vielschichtigen Konfigurationen, die sich bei diesem Prozeß entfalten, sind von einer Reihe von Variablen abhängig, deren offenkundigste die folgenden sind: die Persönlichkeit des Betroffenen und spezifische Aspekte seiner Vorgeschichte, der Typus der klinischen Symptomatologie oder das Fehlen einer solchen, die Umstände seiner gegenwärtigen Lebenssituation, die Persönlichkeit des Therapeuten oder des Sitzungsleiters und die inneren und äußeren Umstände der Ausgangssituation. Bei der psycholytischen Therapie von schwer gestörten psychiatrischen Patienten — insbesondere von Psychoneurotikern — kann ein langer Zeitraum und eine große Anzahl von Sitzungen erforderlich sein, um alle Schichten traumatischer Erfahrungen aus der individuellen Lebensgeschichte durchzuarbeiten. Wenn die psychodynamische Ebene überschritten ist und perinatale Elemente in den Sitzungen auftauchen, sind die Patienten gewöhnlich zuerst mit der Situation der »Ausweglosigkeit« (PM II) konfrontiert. Mit zunehmender Zahl der Sitzungen treten die Erscheinungen, die mit dem Kampf um Tod und Wiedergeburt verknüpft sind (PM III), in den Vordergrund. Gelegentlich kommen in diesem Zusammenhang auch kurze Episoden von Wiedergeburt (PM IV) und kosmischer Einheit (PM I) vor. Schließlich, wenn Ich-Tod und Wiedergeburt in reiner und endgültiger Gestalt erlebt werden, ist der Weg frei für Elemente der ersten perinatalen Matrix und für eindeutig transpersonale dynamische Strukturen verschiedener Art. Im Anschluß daran verschwinden die Erscheinungen, die mit der biologischen Geburt in Verbindung stehen (PM II, PM III und PM IV), gewöhnlich aus den Sitzungen und treten nicht wieder auf, auch wenn das LSD-Verfahren fortgesetzt wird. Alle weiteren Sitzungen bestehen fast ausschließlich aus transpersonalen Erfahrungen mit ausgeprägt religiösem und mystischem Einschlag.

Bei emotionell weniger gestörten Personen und »normalen« Versuchspersonen können positive ekstatische Erfahrungen, die mit PM IV und PM I zusammenhängen, schon in den ersten Sitzungen einer Versuchsreihe auftreten, insbesondere bei der Anwendung höherer Dosierungen. In diesen Fällen sind die ersten Stunden einer Sitzung gewöhnlich von PM II und PM III beherrscht, und die anderen beiden Matrizes (PM IV und PM I) treten in der Schlußphase einer Sitzung auf. In der psychedelischen Therapie werden die perinatalen Schichten bei normalen Versuchspersonen, bei Patienten, die den Tod durch eine unheilbare Krankheit vor Augen haben, und bei den meisten Kategorien psychiatrischer Patienten häufig schon in den ersten Sitzungen erreicht. Es scheint, daß die Anwendung höherer Dosen, spezielle Vorbereitung und therapeutische Techniken, Augenbinden und stereophonische Musik das Eintreten von Erlebnissen der Wiedergeburt und der kosmischen Einheit beschleunigen und erleichtern können.

Die Konzeption der perinatalen Grundmatrizes ist sehr nützlich für das Verständnis der Dynamik von LSD-Sitzungen, bei denen die Tod-Wiedergeburt-Phänomene auftreten, und der Dynamik der korrespondierenden Intervalle nach den Sitzungen. Die Steuerungsfunktion dieser Matrizen ist vergleichbar mit der Rolle der COEX-Systeme auf der psychodynamischen Ebene. Die speziellen klinischen Implikationen dieser Konzeption werden wir im einzelnen in einem eigenen Buch erörtern, das sich primär mit den praktischen Aspekten der LSD-Psychotherapie befaßt. Hier wollen wir die Implikationen nur kurz skizzieren.

Die Aktivierung einer bestimmten perinatalen Matrix beeinflußt die Art, wie die Versuchsperson die bei ihrer LSD-Sitzung anwesenden Personen und ihre unmittelbare Umgebung erlebt; ihre Wahrnehmung wird durch den spezifischen Inhalt der aktivierten Matrix bestimmt. Die Ereignisse am Ende einer Sitzung sind von entscheidender Bedeutung für deren Ergebnis und für die Art, wie die der Sitzung folgende Zeitspanne erlebt wird. Wenn die Versuchsperson zu dem Zeitpunkt, da die pharmakologische Wirkung der Droge abklingt, unter dem starken Einfluß einer der perinatalen Matrizes steht, kann es sein, daß der Betreffende den Einfluß dieser Matrix in gemilderter Form noch Tage, Wochen oder Monate nach Beendigung der Sitzung erlebt. Diese Folgen sind für jede dieser vier perinatalen Matrizes jeweils charakteristisch und deutlich voneinander unterschieden.

Wenn die Endphase einer LSD-Sitzung von PM II gesteuert wird und die Versuchsperson sich unter ihrem Einfluß stabilisiert, ist das der Sitzung folgende Intervall durch tiefe Depression gekennzeichnet. In dieser Situation wird der betreffende Mensch von verschiedenen sehr unangenehmen Gefühlen gequält: Angst, Schuld- und Minderwertigkeitsgefühle und Scham scheinen sein Denken über die Vergangenheit zu beherrschen. Sein gegenwärtiges Leben erscheint ihm unerträglich und mit Problemen belastet, für die er keine Lösung sieht; die Zukunft erscheint völlig hoffnungslos. Das Leben ist ohne jeden Sinn, der betreffende Mensch ist absolut unfähig, an irgend etwas Freude zu haben. Er nimmt die Welt als bedrohlich, unheilverkündend und farblos wahr, und er hat das Gefühl, daß sich alles über ihm zusammenzieht. Die Sehnsucht, sich das Leben zu nehmen, ist in dieser Situation nicht selten; gewöhnlich tritt sie in Gestalt des Wunsches auf, einzuschlafen oder bewußtlos zu sein, alles zu vergessen und nie wieder aufzuwachen. Personen in diesem Geisteszustand haben die Phantasie, eine Überdosis Schlaftabletten oder Narkotika einzunehmen, sich zu Tode zu trinken, Leuchtgas einzuatmen, in tiefem Wasser zu ertrinken oder in den Schnee zu laufen und zu erfrieren (Suizid I). Typische physische Symptome, die diesen Zustand begleiten, sind Kopfschmerzen, Druck auf der Brust, Atemnot, Herzbeschwerden verschiedener Art, Ohrensausen, Verstopfung, Appetitlosigkeit, das Fehlen sexueller Interessen. Sehr häufig sind Gefühle der Erschöpfung und Müdigkeit, Benommenheit und Schläfrigkeit sowie die Neigung, den ganzen Tag im verdunkelten Zimmer im Bett zu verbringen.

Die Stabilisierung einer LSD-Sitzung unter der Hegemonie von PM III führt zu Gefühlen starker aggressiver Spannung, häufig verbunden mit einer starken, aber unbestimmten Befürchtung oder Vorahnung einer Katastrophe. Personen in diesem Zustand vergleichen sich häufig mit einer »Zeitbombe«, die jeden Augenblick explodieren kann. Sie schwanken zwischen destruktiven und selbstzerstörerischen Impulsen und befürchten, andere Menschen oder sich selber zu verletzen. Typisch sind ein hoher Grad von Reizbarkeit und eine starke Neigung, heftige Konflikte zu provozieren. Die Welt wird als ein gefährlicher und unberechenbarer Ort gesehen, wo man ständig auf der Hut sein muß, und immer darauf vorbereitet, um sein Überleben zu kämpfen. Ein schmerzliches Bewußtsein der eigenen, wirklichen oder eingebildeten Schwächen und Grenzen verbindet sich mit übertriebenen Ambitionen und Bemühungen, sich zu beweisen. Im Gegensatz zu der gehemmten und tränenlosen Depression, die mit PM II zusammenhängt, ähneln die Manifestationen auf der Ebene von PM III einer aufgeregten Depression, begleitet von emotioneller Unbeherrschtheit und psychomotorischer Erregung. Selbstmordgedanken und -tendenzen sind recht häufig und folgen einem Muster, das sich deutlich von jenem unterscheidet, das wir für PM II beschrieben haben. Personen in diesem Zustand erwägen blutige und gewaltsame Selbstmordhandlungen, z. B. den Gedanken, sich unter einen Zug zu werfen, aus dem Fenster oder von einer Klippe herabzuspringen, Harakiri zu begehen oder sich zu erschießen (Suizid II). Typische physische Symptome, die mit diesem Syndrom verbunden sind, sind starke Muskelspannung, die häufig zu Zittern, Zuckungen und Krämpfen führt, Kopfschmerzen, Schmerzen in verschiedenen anderen Körperteilen, Übelkeit mit gelegentlichem Erbrechen, verstärkte Darmtätigkeit und Diarrhöe, häufiges Wasserlassen oder Störungen dieser Funktion, Schweißausbrüche. Eine charakteristische Manifestation im sexuellen Bereich ist eine übermäßige Steigerung des libidinösen Triebs, wobei wiederholte Orgasmen keine zufriedenstellende Erleichterung bringen. Bei Männern ist diese Verstärkung der sexuellen Spannung manchmal von Impotenz oder vorzeitiger Ejakulation begleitet, bei Frauen von vormenstrueller emotioneller Turbulenz, Dysmenorrhöe und schmerzhaften genitalen Krämpfen beim Verkehr (Vaginismus).

Personen, deren LSD-Sitzung unter dem Einfluß von PM IV endet, bieten ein völlig anderes Bild. Der bemerkenswerteste Aspekt dieses Zustandes ist die oft dramatische Abschwächung oder sogar das völlige Verschwinden bisher vorhandener psychopathologischer Symptome und eine Reduzierung ihrer emotionellen Probleme. Die betreffenden Menschen haben das Gefühl, daß sie die Vergangenheit hinter sich gelassen haben und fähig sind, ein ganz neues Kapitel ihres Lebens zu beginnen. Das belebende Gefühl, frei zu sein von Angst, Depression und Schuldgefühlen, geht Hand in Hand mit einer tiefen physischen Entspannung und der Empfindung des perfekten Funktionierens aller physiologischen Prozesse. Das Leben erscheint einfach und erregend, und der Betreffende hat das Gefühl einer ungewöhnlichen Fülle von Sinneswahrnehmungen und intensiver Freude.

Was PM I betrifft, so kann sich der einzelne unter dem Einfluß der positiven oder negativen Aspekte dieser Matrix stabilisieren. Im ersteren Fall ähnelt das der Sitzung folgende Intervall dem für PM IV beschriebenen. Alle beteiligten Gefühle sind jedoch sehr viel tiefer und werden in einem religiösen oder mystischen Bezugsrahmen erlebt. Personen unter dem Einfluß von PM I nehmen neue Dimensionen im Universum wahr, sie haben das intensive Gefühl, ein integraler Teil der Schöpfung zu sein, und neigen dazu, gewöhnliche Dinge im alltäglichen Leben — Mahlzeiten, Spaziergänge in der Natur, Spielen mit Kindern oder sexuellen Verkehr — als etwas Heiliges zu betrachten. Das Erlebnis der kosmischen Einheit hat ein ungewöhnlich starkes therapeutisches Wirkungspotential und kann für den einzelnen dauerhafte heilsame Folgen haben. Verbleibt die Versuchsperson nach einer LSD-Sitzung unter dem Einfluß der negativen Aspekte von PM I, so erlebt sie verschiedene Formen und Grade emotioneller und physischer Pein, verbunden mit einer Verwirrung des Vorstellungs- und Begriffsvermögens. Diese Schwierigkeiten werden regelmäßig in einem metaphysischen Bezugsrahmen, in okkulten, mystischen oder religiösen Begriffen gedeutet. Der geschilderte unangenehme Zustand wird feindlichen Schicksalsmächten zugeschrieben, einem »ungünstigen Karma«, böswilligen astrologischen oder kosmobiologischen Einflüssen oder bösen Geisterwesen aller Art. In extremen Fällen kann dieser Zustand psychotische Ausmaße erreichen. Wenn der Betreffende die Erfahrung dann durchgearbeitet und integriert hat, versucht er seine vorherigen Deutungen in vorsichtiger und metaphorischer Weise zu verstehen.

5
Transpersonale Erfahrungen in LSD-Sitzungen

Transpersonale, d. h. die Persönlichkeit übergreifende Erfahrungen kommen in den Anfangssitzungen der psycholytischen Therapie nur selten vor; sie werden jedoch ziemlich häufig in den fortgeschrittenen Sitzungen, nachdem der Patient das Material auf der psychodynamischen und perinatalen Ebene durchgearbeitet und integriert hat. Nach der äußersten Erfahrung von Ich-Tod und Wiedergeburt beherrschen transpersonale Elemente alle weiteren LSD-Sitzungen des Patienten. Gelegentlich kommen transpersonale Erfahrungen auf dem Höhepunkt der ersten Sitzung einer psychedelischen Behandlung mit hoher LSD-Dosierung vor.

Da transpersonale Erfahrungen ein relativ neues Konzept der Psychologie darstellen, schicken wir der detaillierten Erörterung den Versuch einer Definition voraus. Der gemeinsame Nenner dieser im übrigen vielfältigen und verzweigten Gruppe von Phänomenen ist das Gefühl des Individuums, daß sich sein Bewußtsein über die gewöhnlichen Ichgrenzen sowie über die Grenzen von Zeit und Raum hinaus ausgeweitet hat. In den »normalen« oder gewöhnlichen Bewußtseinszuständen erlebt sich der einzelne als innerhalb der Grenzen seines physischen Körpers existierend, die ihn eindeutig von der übrigen Welt abgrenzen. Er ist sich deutlich des Raumes bewußt, den er als physische Entität einnimmt, und ebenso der Grenzflächen gegenüber der äußeren Welt. Seine Wahrnehmung der Umwelt ist durch die physisch bestimmte Reichweite seiner äußeren Wahrnehmungsorgane eingeschränkt. Sowohl die innere Wahrnehmung (Propriozeption) als auch die Wahrnehmung der Umwelt (Exterozeption) ist spezifischen Raum-Zeit-Grenzen unterworfen. Der einzelne kann gewöhnlich nur jene Dinge *erfahren*, die im gegenwärtigen Augenblick und an seinem gegenwärtigen Ort geschehen; *erinnern* kann er sich an Dinge, die zu einem anderen Zeitpunkt und an einem anderen Ort geschehen sind, und *antizipieren* oder *phantasieren* kann er Dinge, die in der Zukunft geschehen werden. Das grundlegende Merkmal transpersonaler Erfahrungen besteht darin, daß eine oder mehrere dieser Begrenzungen anscheinend transzendiert werden. In machen Fällen erlebt die Versuchsperson eine Lockerung ihrer gewöhnlichen Ichgrenzen, ihr Bewußtsein und Selbstgewahrsein scheinen sich auszuweiten und andere Personen und Elemente der Außenwelt einzuschließen und mit zu umfassen. In anderen Fällen erlebt die Testperson weiterhin ihre eigene Identität, doch in einer anderen Gestalt, zu einer anderen Zeit, an einem anderen Ort oder in einem anderen Kontext. In wieder anderen Fällen erlebt das Individuum einen völligen Verlust der eigenen Identität und eine völlige Identifikation mit dem Bewußtsein eines anderen Wesens oder einer anderen Entität. In einer ziemlich breiten Kategorie transpersonaler Erfahrungen schließlich scheint das Bewußtsein des Individuums Elemente mit zu umfassen, die keinerlei Kontinuität mit seiner gewöhnlichen Ich-Identität haben und die nicht einfach als Ausflüsse seiner Erfahrungen in der dreidimensionalen Welt angesehen werden können.

Aufgrund der obigen Darlegungen können transpersonale Erfahrungen definiert werden als »Erfahrungen, bei denen eine Ausdehnung oder Erweiterung des Bewußtseins über die gewöhnlichen Ichgrenzen und über die Grenzen von Zeit und Raum hinaus erfolgt«. Transpersonale Erfahrungen erstrecken sich über ein so breites Spektrum von Phänomenen und weisen so viele Aspekte auf, daß es äußerst schwierig ist, ein geeignetes Principium divisionis zu finden und ein einfaches und umfassendes System für ihre Klassifizierung und systematische Beschreibung aufzustellen. Dieses Problem läßt sich von vielen verschiedenen Gesichtspunkten aus angehen, die alle interessante Alternativen ergeben würden. In diesem Zusammenhang habe ich mich entschlossen, ein Klassifizierungssystem zu verwenden, das sich auf die Unterscheidung gründet, ob der Inhalt einer bestimmten transpersonalen Erfahrung aus Elementen der dreidimensionalen Außenwelt (der »objektiven Realität«), wie wir sie aus unseren gewöhnlichen Bewußtseinszuständen kennen, besteht oder nicht. Einige transpersonale Erfahrungen schließen Phänomene ein, deren Existenz aufgrund übereinstimmender Meinung, empirischer Beweise oder wissenschaftlicher Forschungen allgemein akzeptiert wird. Dies gilt z. B. für embryonale Erinnerungen oder Elemente des kollektiven Unbewußten. Nicht der Inhalt der Erfahrung (die Tatsache der eigenen embryonalen Entwicklung, der genetischen Kontinuität mit menschlichen und tierischen Vorfahren oder der Zugehörigkeit zu einer bestimmten rassischen und kulturellen Gruppe) ist das Ungewöhnliche und Verblüffende, sondern die Existenz von Elementen dieser Erfahrungen im menschlichen Unbewußten und die Tatsache, daß sie unter bestimmten Umständen bewußt in lebendiger, realistischer Weise erlebt werden können. Transpersonale Erfahrungen dieser Art lassen sich weiter danach unterteilen, ob die Bewußtseinserweiterung, die damit verbunden ist, im Sinne einer Veränderung der Dimensionen von Zeit oder Raum erfaßt werden kann oder nicht.

Es gibt ferner eine Gruppe von Phänomenen der »außersinnlichen

Wahrnehmung«, die als transpersonale Erfahrungen klassifiziert werden könnten, deren Inhalt jedoch innerhalb des Bezugsrahmens der »objektiven Realität« verstehbar ist. In den Fällen der Präkognition, des Hellsehens und Hellhörens, des »Zeitreisens«, der Out-of-Body-Experiences (OOBE), des »exkurrierenden Hellsehens«, des »Raumreisens« und der Telepathie ist wiederum nicht der Inhalt der Erfahrungen das Außergewöhnliche, sondern die Art und Weise, wie bestimmte Informationen erlangt oder bestimmte Situationen wahrgenommen werden können, die nach den allgemein akzeptierten wissenschaftlichen Kategorien außerhalb der Reichweite der Sinne liegen.

Die zweite große Kategorie transpersonaler Erfahrungen würde dann jene Phänomene umfassen, die nicht Teil der »objektiven Realität« im Sinne des westlichen Denkens sind. Dies würde für solche Erfahrungen gelten wie die Kommunikation mit den Geistern Verstorbener oder mit übermenschlichen geistigen Wesenheiten, die Begegnung oder Identifikation mit Gottheiten aller Art, archetypische Erfahrungen usw.

Die folgende vorläufige Klassifizierung basiert auf dem oben beschriebenen Prinzip:

Transpersonale Erfahrungen

I. Erweiterung des Erfahrungsbereichs innerhalb des Rahmens der »objektiven Realität«

A. Zeitliche Bewußtseinserweiterung
Embryonale und fötale Erfahrungen
Ahnen-Erfahrungen
Kollektive und rassische Erfahrungen
Phylogenetische (evolutionäre) Erfahrungen
Erfahrungen einer früheren Inkarnation
Präkognition, Hellsehen, Hellhören und »Zeitreisen«

B. Räumliche Bewußtseinserweiterung
Ich-Transzendenz in zwischenmenschlichen Beziehungen und die Erfahrung der dualen Einheit
Identifikation mit anderen Personen
Gruppenidentifikation und Gruppenbewußtsein
Identifikation mit Tieren
Identifikation mit Pflanzen
Einssein mit dem Leben und mit der gesamten Schöpfung
Bewußtsein anorganischer Materie
Planetarisches Bewußtsein

Extraplanetarisches Bewußtsein
Out-of-Body-Experiences (OOBE), exkurrierendes Hellsehen und Hellhören, »Raumreisen« und Telepathie

C. Räumliche Verengung des Bewußtseins
Organ-, Gewebe- und Zellen-Bewußtsein

II. Erweiterung des Erfahrungsbereichs über den Rahmen der »objektiven Realität« hinaus

Spiritistische und mediale Erfahrungen
Erfahrungen der Begegnung mit übermenschlichen spirituellen Wesenheiten
Erfahrungen anderer Universa und Begegnungen mit ihren Bewohnern
Archetypische Erfahrungen und komplexe mythologische Erlebnisabfolgen
Erfahrungen der Begegnung mit Gottheiten verschiedener Art
Intuitives Verstehen universaler Symbole
Aktivierung der Chakras und Erweckung der »Schlangenmacht« (Kundalini)
Bewußtsein des universalen Geistes
Die suprakosmische und metakosmische Leere

Man muß im Auge behalten, daß transpersonale Erfahrungen, vor allem in psychedelischen Sitzungen, nicht immer in reiner Gestalt auftreten. Es wurde schon erwähnt, daß beispielsweise perinatale Erscheinungen häufig von bestimmten Formen transpersonaler Erfahrungen begleitet sind, wie z. B. Identifikation mit anderen Personen, Gruppenidentifikation, manche archetypischen Erfahrungen oder Begegnungen mit Gottheiten verschiedener Art. In ähnlicher Weise können embryonale Erfahrungen gleichzeitig mit phylogenetischen Erinnerungen und mit dem Erlebnis der kosmischen Einheit auftreten. Diese Verbindungen sind ziemlich konstant, und sie spiegeln tiefreichende innere Wechselbeziehungen zwischen verschiedenen Arten psychedelischer Erscheinungen wie auch die vielschichtige Natur der LSD-Erfahrung.
Im folgenden wird jede der oben aufgeführten transpersonalen Erfahrungen kurz beschrieben, und einige von ihnen werden durch typische klinische Beispiele illustriert.

Zeitliche Bewußtseinserweiterung

Embryonale und fötale Erfahrungen

Die ersten transpersonalen Phänomene, die ich in der Anfangszeit der psycholytischen Therapie beobachtete oder erkannte, waren embryonale und fötale Erfahrungen. Ihre Existenz stellt eine ernste Herausforderung für die allgemein akzeptierten wissenschaftlichen Paradigmen dar, obwohl sie sicherlich die am wenigsten kontroversen unter den verschiedenen transpersonalen Elementen sind, die in LSD-Sitzungen auftauchen. Wir erwähnten schon kurz gewisse Aspekte dieser Erfahrungen in Verbindung mit PM I, da sie häufig im Zusammenhang der Entfaltung perinataler Erfahrungen vorkommen. In psychedelischen oder fortgeschrittenen psycholytischen Sitzungen sind lebhafte, konkrete Episoden, die Erinnerungen an spezifische Geschehnisse während der intrauterinen Entwicklung des Individuums zu sein scheinen, ziemlich häufig. Viele von ihnen stehen in Verbindung mit einer psychischen Traumatisierung, als Folge verschiedener schädlicher und störender Reize mechanischer, physischer, biologischer oder biochemischer Natur. Personen, die solche Fälle von Wiedererleben mitteilen, scheinen überzeugt zu sein, daß der Fötus nicht nur grobe Störungen seiner Existenz, wie Abtreibungsversuche, schrille und laute Geräusche, heftige Vibrationen und mechanische Erschütterungen subjektiv erleben kann, sondern auch die mit dem somatischen Zustand der Mutter verknüpfte Pein, wenn sie krank, erschöpft oder berauscht ist. Noch überraschender sind die häufig und unabhängig voneinander geäußerten Behauptungen, daß der Fötus die affektiven Zustände seiner Mutter wahrnehme bzw. teile. Testpersonen haben in diesem Zusammenhang von einer fötalen Teilhabe an den Ängsten der Mutter berichtet, an emotionellen Schocks, Aggressions- oder Haßausbrüchen, depressiven Stimmungen und sexueller Erregung, oder umgekehrt an ihren Gefühlen der Entspannung und Befriedung, der Liebe und des Glücks. Einen anderen interessanten Aspekt dieser Erscheinungskategorie bilden Berichte über den Gedankenaustausch zwischen Mutter und Kind im Mutterleib in Gestalt einer telepathischen Kommunikation. Bei ihrem Erleben der verschiedenen intrauterinen Zustände empfanden viele LSD-Testpersonen, daß während ihrer fötalen Existenz eine vielschichtige Kommunikation mit der Mutter sie deutlich erkennen ließ, ob sie erwünscht und geliebt waren oder unerwünscht und abgelehnt. Bei der Therapie vieler psychiatrischer Patienten war diese Frage von entscheidender Bedeutung, und die Patienten verbrachten in ihren Sitzungen viel Zeit mit dem Durcharbeiten dieses Problems. Jenen Patienten, die Zwillinge waren, erschien das Teilen des Mutterschoßes mit einem Genossen und Rivalen als ein schwieriges und komplexes Problem, das viel komplizierte psychologische Arbeit in den Sitzungen erforderte. Fötale Bedrängnis ist jedoch nicht der einzige Inhalt intrauteriner Erfahrungen; ebenso häufig sind Episoden positiver, ozeanischer Gefühle und seligen Einsseins mit der Mutter, begleitet von einem nährenden Austausch physischer, emotioneller und geistiger Erinnerungen und von tröstenden Gedanken und Einsichten von transzendentaler Relevanz.

Wie im Falle des Wiedererlebens von Kindheits- und Geburtserinnerungen ist die Authentizität von wiederbelebten intrauterinen Geschehnissen eine offene Frage. Es erscheint deshalb sinnvoller, sie als Erfahrungen und nicht als Erinnerungen zu bezeichnen. Ich möchte jedoch betonen, daß ich mich bemüht habe, diesen Phänomenen gegenüber völlig unvoreingenommen zu sein. Wenn immer das möglich war, versuchte ich, solche Episoden objektiv zu verifizieren, so absurd diese Versuche meinen Kollegen erschienen sein mögen. Dies war noch schwieriger, als frühen Kindheitserinnerungen nachzugehen. Es gelang mir jedoch mehrfach, durch unabhängige Befragungen der Mutter oder anderer beteiligter Personen überraschende Bestätigungen zu erhalten, wobei ich betonen möchte, daß diese Befragungen unter allen notwendigen Vorsichtsmaßnahmen durchgeführt wurden, um eine Verfälschung der Daten zu vermeiden. Ein anderer interessanter Aspekt dieser Erfahrungen, den ich ganz außergewöhnlich fand, war die Tatsache, daß Versuchspersonen, wenn sie über diese Erfahrungen sprachen, Spezialkenntnisse aus der Embryologie und der Schwangerschaftsphysiologie vorbrachten, die über ihre bisherige Vorbildung auf diesen Gebieten weit hinausgingen. Häufig beschrieben sie exakt bestimmte Charakteristika der Herztöne von Mutter und Kind; die Natur verschiedener akustischer Phänomene in der Bauchhöhle; spezifische Einzelheiten von Positionen und physischen Merkmalen des Fötus und seines Verhaltens; bedeutsame Fakten über den plazentären Kreislauf; und sogar Einzelheiten über den Blutaustausch zwischen Mutter und Fötus in den Plazentazotten. Manchmal spiegeln sich in den Schilderungen der Schwangerschaft, die in den Berichten von LSD-Testpersonen vorkommen, das Gewahrsein und die Teilhabe des Fötus an den Vorgängen, die sich auf der Ebene der Gewebephysiologie, des Zellaustausches und der biochemischen Reaktionen abspielen. Wissenschaftler aus verschiedenen Disziplinen, wie Psychiater, Psychologen und Biologen, die freiwillig an dem LSD-Programm teilnahmen, gaben ihrem Erstaunen darüber Ausdruck, wie überzeugend und authentisch diese Erfahrungen sein konnten. Diese wissenschaftlich geschulten Versuchsteilnehmer hoben in der Regel auch besonders hervor, daß sich Erfahrungen dieser Art in ihren Sitzungen einstellten, obwohl sie vor den Sitzungen die Möglichkeit vorgeburtlicher Erinnerungen nicht akzeptiert hatten; die Existenz solcher Phänomene stand vielmehr im Widerspruch zu ihren wissenschaftlichen Überzeugungen vor ihrer Teilnahme an dem Versuch.

Manchmal geben Erfahrungen intrauteriner Existenz sehr frühe Stufen der embryonalen Entwicklung wieder. In diesem Fall liegt der Akzent gewöhnlich nicht auf der Interaktion zwischen Mutter und Fötus oder auf der Reaktion des Fötus auf äußere Einflüsse; im Mittelpunkt stehen vielmehr das Wachstum von Geweben, die Differenzierung verschiedener Organe und die biochemischen Prozesse, die bei einem raschen Wachstum stattfinden. Einsichten, die auf dieser Ebene erfahren werden, beziehen sich auf hereditäre geistige und kosmische Faktoren, die die Entwicklung des Embryos mitbestimmen; diese Einsichten schließen ein Gewahrsein genetischer Einflüsse ein, von kosmobiologischen und astrophysikalischen Kraftfeldern, metaphysischen Kräften, archetypischen Konstellationen und dem Wirken des Karma-Gesetzes.

Aus der obigen Erörterung wird evident, daß embryonale und fötale Erfahrungen in engem Zusammenhang mit anderen Arten transpersonaler Phänomene auftreten. Positive intrauterine Erfahrungen können mit Gefühlen der kosmischen Einheit verbunden sein, mit Bildern von segensreichen Gottheiten und gütigen Archetypen, insbesondere der »Großen Mutter« und der »Mutter Natur«. Erfahrungen embryonaler und fötaler Krisen sind von traumatischen Ahnenerinnerungen begleitet, von Visionen, in denen Dämonen und zornige Gottheiten eine Rolle spielen, archetypischen bösen Erscheinungen und negativen Erfahrungen einer früheren Inkarnation. Außerdem werden, wie schon angedeutet, in diesem Zusammenhang ziemlich häufig Elemente eines Gewebe- und Zellenbewußtseins beobachtet. Andere typische Begleiterscheinungen embryonaler und fötaler Erfahrungen sind phylogenetische (evolutionäre) Erinnerungen. Diese Verbindung kommt selbst bei Personen mit bescheidener Vorbildung vor, die nichts von Ernst Häckels biogenetischem Grundgesetz wissen, dem zufolge sich in der embryonalen Entwicklung des Menschen (Ontogenese) die Geschichte seiner Art (Phylogenese) wiederholt.

Wir beschließen diesen Abschnitt mit einem kurzen Beispiel, das das Wesen intrauteriner Erfahrungen veranschaulicht; es handelt sich um eine von mehreren Beobachtungen, bei denen der Versuch einer objektiven Verifizierung positive Ergebnisse erbrachte. Dabei geht es um eine

Episode aus einer fortgeschrittenen LSD-Sitzung Richards, dessen Fall wir schon früher im Zusammenhang mit den COEX-Systemen diskutierten (siehe Seite 69 ff.).

In einer der Sitzungen seiner psycholytischen Serie beschrieb Richard eine recht authentisch wirkende intrauterine Erfahrung. Er fühlte, daß er im Fruchtwasser schwamm, durch die Nabelschnur mit der Plazenta verbunden. Er nahm wahr, daß durch den Nabelbereich Nahrung in seinen Körper floß, und erlebte wundervolle Gefühle der symbiotischen Einheit mit seiner Mutter. Zwischen ihnen beiden fand ein kontinuierlicher Kreislauf statt; eine lebensspendende Flüssigkeit — Blut — schien eine Art von magischer Verbindung zwischen ihm und ihr zu schaffen. Er vernahm zwei Arten von Herztönen mit verschiedenen Frequenzen, die zu einem einzigen wellenförmigen akustischen Muster verschmolzen. Daneben waren eigentümlich hohle, grollende Geräusche zu hören, die er nach einigem Zögern als die Geräusche identifizierte, die von Gasen und Flüssigkeit während der peristaltischen Bewegungen der dem Uterus benachbarten Därme der Mutter hervorgerufen wurden. Er war sich seiner Körpergestalt voll bewußt und erkannte, daß sie sehr verschieden war von seinem Körperbild als Erwachsener: sein Kopf war unverhältnismäßig groß im Vergleich zum Leib und den Extremitäten. Aufgrund von Anzeichen, die er nicht zu identifizieren und zu erklären vermochte, diagnostizierte er sich als einen ziemlich reifen Fötus kurz vor der Geburt.
In diesem Zustand hörte er plötzlich seltsame Geräusche, die aus der Außenwelt kamen. Sie hatten einen sehr ungewöhnlichen, hallenden Klang, als ob sie in einem großen Raum widerhallten oder durch eine Wasserschicht hindurchdrängen. Der daraus resultierende Effekt erinnerte ihn an die Art von Klängen, die Techniker bei modernen Musikaufnahmen durch elektronische Mittel erzielen. Er kam dann zu dem Schluß, daß die Bauchwand und das Fruchtwasser die Verzerrung bewirkten und daß in dieser Abwandlung Geräusche von außen den Fötus erreichten. Er versuchte festzustellen, was die Laute hervorrief und woher sie kamen. Nach einiger Zeit konnte er menschliche Stimmen erkennen, die lachten und riefen, und Klänge, die den Tönen von Karnevalstrompeten ähnelten. Plötzlich kam ihm der Gedanke, daß dies der Jahrmarkt gewesen sein mußte, der in seinem Heimatdorf jedes Jahr zwei Tage vor seinem Geburtstag stattgefunden hatte. Nachdem er die Informationsfragmente zusammengesetzt hatte, kam er zu dem Schluß, daß seine Mutter in einem fortgeschrittenen Stadium der Schwangerschaft den Jahrmarkt besucht haben mußte.
Als Richards Mutter selbst über die Umstände seiner Geburt befragt

wurde — ohne daß sie etwas von seiner LSD-Erfahrung erfahren hatte —, brachte sie von sich aus unter anderem die folgende Geschichte vor: In dem recht langweiligen Dorfleben war der jedes Jahr stattfindende Markt eines der seltenen aufregenden Ereignisse. Obwohl sie sich im letzten Stadium der Schwangerschaft befand, hätte sie um nichts in der Welt diese Veranstaltung versäumt. Trotz nachdrücklicher Einwände und Warnungen von seiten ihrer Mutter und Großmutter verließ sie das Haus, um an dem Fest teilzunehmen. Nach der Meinung ihrer Verwandten hatten die lärmende Umgebung und die damit verbundene Aufregung die Geburt Richards beschleunigt. Richard bestritt, je von dieser Geschichte gehört zu haben, und seine Mutter erinnerte sich nicht, ihm je davon erzählt zu haben.

Ahnen-Erfahrungen

Diese Kategorie transpersonaler Erfahrungen ist charakterisiert durch ein starkes Gefühl der Regression in die historische Zeit, zu Perioden, die vor der Empfängnis des Erfahrenden und seiner embryologischen Entwicklung liegen. Die Testperson fühlt, daß ihre Erinnerung ihre gewöhnlichen Grenzen hinter sich gelassen hat, und daß sie mit Informationen in Kontakt ist, die sich auf das Leben ihrer biologischen Ahnen beziehen. Manchmal beziehen sich solche Erfahrungen auf eine verhältnismäßig kurz zurückliegende Zeit und auf nahe Vorfahren mütterlicher- oder väterlicherseits, wie Eltern oder Großeltern. In extremer Form können sie jedoch viele Generationen oder sogar Jahrhunderte zurückreichen. Allgemein gilt, daß der Inhalt dieser Phänomene stets mit der rassischen Herkunft und dem kulturellen Hintergrund des Betreffenden in Zusammenhang steht. So kann z. B. eine Person jüdischer Herkunft Episoden aus dem Leben des Stammes Israel während der biblischen Zeit erleben und eine intensive Bindung an ihr historisches, religiöses und kulturelles Erbe entwickeln. Eine Person skandinavischer Herkunft mag Szenen von den abenteuerlichen Fahrten und Eroberungszügen der Wikinger erleben, mit genauen, lebendigen Einzelheiten bezüglich der Gewänder, der Waffen, des Schmucks und der Seefahrtstechnik. Ein Afroamerikaner mag Szenenfolgen aus dem Leben seiner afrikanischen Vorfahren wiedererleben, mit Bildern aus dem dörflichen Alltagsleben oder von Festen und Riten; in einem anderen Falle erlebt er vielleicht traumatische Ereignisse aus der Frühgeschichte der Sklaverei wieder. Derartige Erfahrungen sind gewöhnlich mit interessanten psychologischen Einsichten verbunden; die Testperson kann diese archaischen Elemente zu ihrer jetzigen Persönlichkeit in Beziehung setzen und deren Einfluß auf ihr alltägliches Verhalten erkennen.

Ahnen-Erfahrungen sind mannigfaltig und komplex. Manchmal handelt es sich um das reale Wiedererleben kurzer Episoden aus dem Leben der eigenen Vorfahren oder auch um ganze Szenenabfolgen mit einer Fülle von spezifischen konkreten Einzelheiten. In anderen Fällen folgen sie dem Muster der Einstimmung auf eine bestimmte Person aus der eigenen biologischen Ahnenschaft bis zur völligen physischen, emotionellen und geistigen Identifikation mit diesem Menschen. Gelegentlich sind Ahnen-Erfahrungen auch sehr viel diffuserer, allgemeinerer Natur; sie können die Gestalt komplexer Gefühle bezüglich der psychologischen Atmosphäre und der zwischenmenschlichen Beziehungen in der Familie, der Sippe und dem Stamm annehmen oder intuitive Einsichten in kulturelle Einstellungen, Glaubenssysteme, Familienbräuche, Traditionen, Aberglauben und Vorurteile vermitteln. Manche Versuchsteilnehmer berichteten in diesem Zusammenhang, daß sie aufgrund solcher Erfahrungen ein neues Verständnis bestimmter persönlicher Probleme und Konflikte gewannen. Sie konnten diese Probleme auf Reibungspunkte, Unvereinbarkeiten und Inkongruenzen zwischen ihren mütterlichen und väterlichen Vorfahren zurückverfolgen und erkannten, daß Probleme, die sie primär als innerpsychische angesehen hatten, in Wirklichkeit introjizierte, verinnerlichte Generationskonflikte ihrer toten Vorfahren waren.

Es gibt zwei wichtige Merkmale der Ahnen-Erfahrungen, die sie von der nächsten Gruppe, den kollektiven und rassischen Erfahrungen, unterscheiden. Die Personen, mit denen sich der einzelne identifiziert, gehören stets zu seiner eigenen kulturellen Gruppe oder seiner möglichen biologischen Ahnenschaft. Eine noch wichtigere Unterscheidung ist eine bestimmte Erlebnisqualität der Ahnen-Erfahrung: Die Testperson ist überzeugt, daß sie mit Ereignissen konfrontiert ist, die einen Teil ihres Entwicklungsganges bilden, so, als ob sie ihren eigenen genetischen Code lese.

Ein Aspekt der Ahnen-Erfahrungen verdient besondere Aufmerksamkeit: Sorgfältige, unvoreingenommene Untersuchungen bringen manchmal ans Licht, daß sie bestimmte Informationen vermitteln, die der Testperson unbekannt sein mußten, ja, in manchen Fällen zum Zeitpunkt der Sitzung ihr nicht einmal zugänglich waren. Welcher Mechanismus hier im Spiele ist, ist gegenwärtig noch völlig dunkel; keine der Erklärungen, die man heranziehen könnte, scheint alle die ungewöhnlichen Übereinstimmungen zu decken, die ich während meiner LSD-Forschungen beobachten konnte. Die Natur dieses Problems läßt sich durch das folgende typische Beispiel veranschaulichen:

Nadja, eine fünfzigjährige Psychologin, erlebte in ihrer LSD-Lehrsitzung eine sehr realistische Identifikation mit ihrer Mutter und erlebte eine Szene, die sie für eine Episode aus der Kindheit ihrer Mutter hielt. Hier ist ihr Bericht über das wiedererlebte Ereignis: »Zu meiner großen Überraschung war meine Ich-Identität plötzlich verwandelt. Ich war meine Mutter im Alter von drei oder vier Jahren; es muß das Jahr 1902 gewesen sein. Ich hatte ein gestärktes, aufgeputztes Kleid an und verbarg mich unter der Treppe; meine Augen waren weit aufgerissen wie die eines erschreckten Tieres, und ich fühlte mich verängstigt und einsam. Ich hielt die Hand vor den Mund und war mir schmerzhaft bewußt, daß gerade etwas Schreckliches geschehen war. Ich hatte etwas sehr Schlimmes gesagt, wurde gescholten, und jemand hatte mir unsanft die Hand auf den Mund gelegt. Von meinem Versteck aus konnte ich eine Szene mit vielen Verwandten sehen — Tanten und Onkel, die auf der Veranda eines Fachwerkhauses saßen in altmodischen Kleidern, wie sie für diese Zeit typisch waren. Alle schienen zu reden und bemerkten mich offenbar nicht. Ich hatte ein Gefühl des Versagens und fühlte mich überwältigt von den übertriebenen Forderungen der Erwachsenen — brav zu sein, mich gut zu benehmen, zu reden, wie es sich gehört, mich nicht schmutzig zu machen — es schien unmöglich, es ihnen recht zu machen. Ich fühlte mich ausgeschlossen und geächtet und schämte mich.«

Aus fachlichem Interesse wandte Nadja sich an ihre Mutter, um die nötigen Daten über deren Kindheit zu bekommen, über die sie zuvor nie gesprochen hatten. Da sie nicht zugeben wollte, daß sie eine LSD-Sitzung gehabt hatte, was ihre Mutter mißbilligt hätte, erklärte sie, sie habe einen Traum über die Kindheit der Mutter gehabt und wolle gerne wissen, ob er wahr sei. Sie hatte kaum mit ihrer Geschichte begonnen, als ihre Mutter sie unterbrach und die Geschichte fertig erzählte, genau so, wie sie Nadja wiedererlebt hatte. Sie fügte zahlreiche Einzelheiten über ihre Kindheit hinzu, die eine logische Ergänzung der in der LSD-Sitzung erlebten Episode waren. Sie gestand Nadja, wie schroff und streng ihre Mutter zu ihr gewesen war. Sie sprach von den übertriebenen Forderungen ihrer Mutter in bezug auf Reinlichkeit und gehöriges Benehmen. Typisch dafür war der Lieblingssatz ihrer Mutter: »Kinder soll man sehen, aber man darf sie nicht hören.« Nadjas Mutter betonte dann, wie einsam sie sich während ihrer ganzen Kindheit gefühlt hatte, da sie das einzige Mädchen neben zwei viel älteren Brüdern war, und wie sehr sie sich nach Spielkameraden gesehnt hatte. Ihre Beschreibung des Hauses stimmte genau mit Nadjas LSD-Erlebnis überein, einschließlich der großen Veranda und der Stufen, die zu ihr hinaufführten. Sie erwähnte auch die Kleider mit den gestärkten weißen Schürzen, die für ihre Kindheit charakteristisch gewesen waren. Nach der Erzählung der Mutter pflegte ihre Großmutter sonntags zum Familientreffen zahlreiche Verwandte zum Essen einzuladen.

Der Forscher, der transpersonale Phänomene untersucht, die in LSD-Sitzungen auftreten, muß auf viele verblüffende Beobachtungen und Umstände vorbereitet sein, die die herrschenden wissenschaftlichen Überzeugungen auf eine ernste Probe stellen und Zweifel über die Gültigkeit mancher allgemein akzeptierter Prämissen aufkommen lassen. Das folgende Beispiel ist eine der ungewöhnlichen Koinzidenzen, denen ich bei meiner LSD-Arbeit begegnet bin. Die Phänomene, mit denen wir es hier zu tun haben, sind vielschichtig, da sie die kombinierten Merkmale von Ahnen-Erfahrungen und Erfahrungen einer früheren Inkarnation besitzen. Dieses Beispiel zeigt deutlich die Komplexität dieses Forschungsgebiets. Es ist der psycholytischen Behandlung von Renata entnommen (siehe Seite 64 ff.).

In einem fortgeschrittenen Stadium der psycholytischen Behandlung Renatas war eine ungewöhnliche und noch nie vorgekommene Folge von Ereignissen zu beobachten. Vier aufeinanderfolgende LSD-Sitzungen hatten fast ausschließlich Szenen aus der gleichen Geschichtsepoche zum Gegenstand. Renata erlebte eine Reihe von Ereignissen, die im 17. Jahrhundert in Prag stattfanden. Es handelt sich dabei um eine entscheidende Zeit in der tschechischen Geschichte; nach der verhängnisvollen Schlacht am Weißen Berg im Jahre 1620, die den Anfang des Dreißigjährigen Krieges markierte, hörte das Land auf, ein unabhängiges Königreich zu sein, und kam unter die Herrschaft der Habsburgerdynastie. Um das Nationalgefühl auszulöschen und die Kräfte des Widerstands zu besiegen, sandten die Habsburger Söldner aus, die die führenden Köpfe des Adels gefangennehmen sollten. Siebendundzwanzig Adlige wurden gefangengenommen und auf dem Alten Markt in Prag hingerichtet.
Während ihrer »historischen« Sitzungen erlebte Renata eine ungewöhnliche Vielzahl von Bildern und Einblicken, die die Architektur der erlebten Geschichtsepoche, typische Gewänder und Trachten, Waffen und Gegenstände des täglichen Gebrauchs betrafen. Sie war ferner in der Lage, viele der komplizierten Beziehungen zu schildern, wie sie damals zwischen der königlichen Familie und den Vasallen bestanden. Renata hatte diese Epoche nie speziell studiert, und wir konsultierten Spezialwerke, um die von ihr mitgeteilten Informationen zu verifizieren. Viele ihrer Erlebnisse bezogen sich auf verschiedene Perioden im Leben eines jungen Adligen, der einer der siebenundzwanzig Angehörigen des Adels

war, die von den Habsburgern enthauptet wurden. In einer dramatischen Ereignisabfolge erlebte Renata schließlich unter heftiger Gefühlserregung und mit vielen Einzelheiten die tatsächlichen Vorgänge der Hinrichtung wieder, einschließlich der letzten Qual und Todesangst dieses Adligen. Bei vielen Gelegenheiten erfuhr Renata eine völlige Identifikation mit diesem Mann. Sie war sich nicht recht im klaren darüber, welche Beziehung zwischen diesen historischen Erlebnissen und ihrer jetzigen Persönlichkeit bestand und was sie bedeuteten. Im Widerspruch zu ihren Überzeugungen und ihrer Weltanschauung kam sie zuletzt zu der Folgerung, daß diese Erfahrungen ein Wiedererleben von Ereignissen aus dem Leben eines ihrer Vorfahren gewesen sein mußten.
Da ich unmittelbarer Zeuge dieses persönlichen Dramas war, teilte ich Renatas Bestürzung und Verwirrung. Bei meinem Versuch, dieses Rätsel zu entziffern, bediente ich mich zweier verschiedener Methoden. Auf der einen Seite wandte ich viel Zeit und Mühe daran, die in Frage stehenden historischen Informationen zu verifizieren, und ihre Exaktheit beeindruckte mich immer mehr. Auf der andern Seite versuchte ich, den Inhalt von Renatas Geschichten mit psychoanalytischen Methoden zu deuten, in der Hoffnung, sie auf psychodynamischer Ebene als eine symbolische Verkleidung ihrer Kindheitserfahrungen oder von Elementen ihrer jetzigen Lebenssituation erklären zu können. Aber trotz aller meiner Bemühungen ergaben die Erlebnisse unter diesem Gesichtspunkt keinen Sinn, und ich ließ dieses Problem schließlich fallen, als sich Renatas LSD-Erfahrungen auf neue Bereiche verlagerten. Ich konzentrierte mich auf näherliegende Aufgaben und hörte auf, mich mit diesem merkwürdigen Fall zu beschäftigen.
Zwei Jahre später, als ich schon in den Vereinigten Staaten war, erhielt ich einen langen Brief von Renata, mit der folgenden ungewöhnlichen Einleitung: »Lieber Herr Dr. Grof, Sie werden mich wahrscheinlich für völlig verrückt halten, wenn ich Ihnen die Ergebnisse meiner jüngsten privaten Forschungen mitteile.« In dem dann folgenden Text schilderte Renata, wie sie zufällig ihrem Vater begegnet war, den sie seit der Scheidung ihrer Eltern, als sie drei Jahre alt war, nicht mehr gesehen hatte. Nach einem kurzen Gespräch lud ihr Vater sie zum Abendessen mit ihm, seiner zweiten Frau und deren Kindern ein. Nach dem Essen sagte er, er wolle ihr sein Steckenpferd zeigen, das vielleicht von besonderem Interesse für sie sein werde. Während des Zweiten Weltkriegs verlangten die Nazis, daß jede Familie den deutschen Behörden ihren Stammbaum vorlegte, um zu beweisen, daß es in den letzten fünf Generationen keine Personen jüdischer Abstammung in der Familie gegeben hatte. Weil es existenznotwendig war, machte sich Renatas Vater daran, einen solchen

Stammbaum aufzustellen, und war allmählich ganz fasziniert von dieser Arbeit. Nachdem er den geforderten Stammbaum über fünf Generationen für die Behörden fertiggestellt hatte, setzte er die Arbeit aus privatem Interesse fort und verfolgte die Geschichte seiner Familie durch die Jahrhunderte zurück, was aufgrund der fast vollständig erhaltenen Kirchenregister möglich war. Dann zeigte der Vater Renata mit beträchtlichem Stolz einen sorgfältig gezeichneten, verzweigten Stammbaum ihrer Familie, aus dem hervorging, daß sie Nachkommen eines der Adligen waren, die nach der Schlacht am Weißen Berg hingerichtet wurden. Nach der Schilderung dieses Vorfalls gab Renata ihrer Überzeugung Ausdruck, daß emotional hoch aufgeladene Erinnerungen in den genetischen Code eingeprägt und durch Jahrhunderte künftigen Generationen weitergegeben werden können. Die Information, die sie von ihrem Vater erhalten hatte, habe nur ihre schon bestehende Vermutung bestätigt, die sich auf den überzeugenden Charakter der wiedererlebten Erinnerungen gründete.

Nach meiner anfänglichen Verblüffung über dieses höchst ungewöhnliche Zusammentreffen entdeckte ich einen recht gravierenden logischen Widerspruch in dem Bericht Renatas. Eine ihrer Erfahrungen in ihren »historischen« LSD-Sitzungen war das Wiedererleben der letzten Todesangst des Adligen bei seiner eigenen Hinrichtung. Der physische Tod beendet natürlich die biologische Vererbungslinie; ein Toter kann sich nicht fortpflanzen und »genetisch« die Erinnerung seiner letzten Todesangst an künftige Generationen weitergeben.

Bevor wir die in Renatas Brief enthaltene Information als Beweismittel für die Existenz von Ahnen-Erinnerungen indessen völlig beiseite schieben, bedürfen mehrere Fakten ernsthafter Überlegung. Keiner der übrigen tschechischen Patienten, die insgesamt über zweitausend Sitzungen hatten, hatte diese Epoche jemals erwähnt. Im Falle Renatas enthielten vier aufeinanderfolgende Sitzungen fast ausschließlich historische Ereignisse aus dieser Zeit. Die ungewöhnliche Übereinstimmung dieser Erfahrungen mit den Ergebnissen der unabhängigen genealogischen Nachforschungen ihres Vaters macht es ziemlich schwer, diese klinische Beobachtung innerhalb des Rahmens der traditionell akzeptierten Modelle zu deuten.

Kollektive und rassische Erfahrungen

Diese Kategorie transpersonaler Erfahrungen steht in Beziehung zu C. G. Jungs Konzeption des kollektiven und rassischen Unbewußten. Das spontane Auftauchen solcher Erfahrungen bei Personen ohne besondere

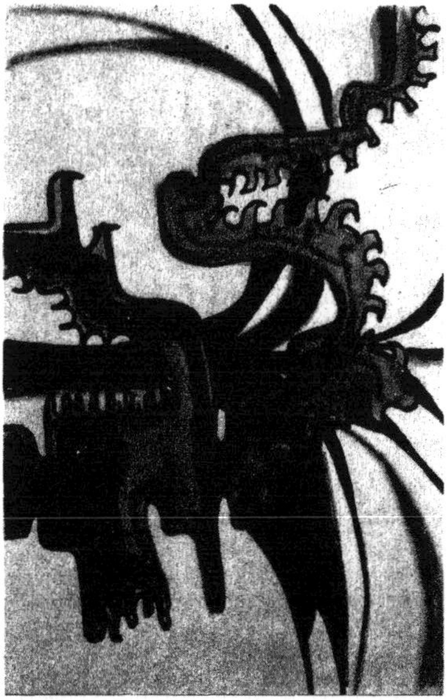

Bilder aus einer fortgeschrittenen LSD-Sitzung, die archetypisches Material und Elemente des rassischen und kollektiven Unbewußten darstellen. Der Maler der Bilder hat sich nie mit dem Studium alter Kulturen befaßt und konnte diese Bilder zu keiner uns bekannten Kultur in Beziehung setzen.

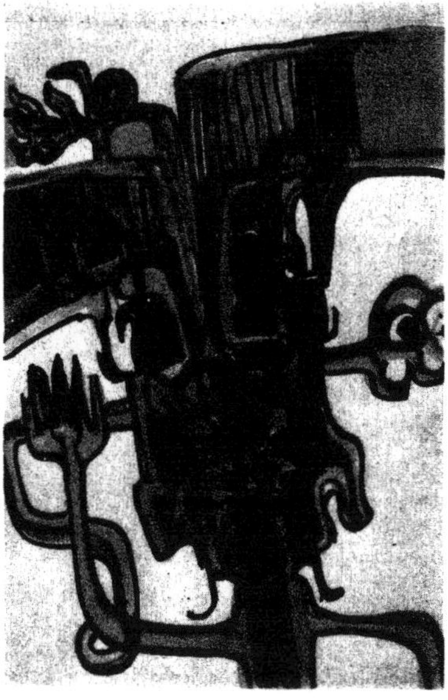

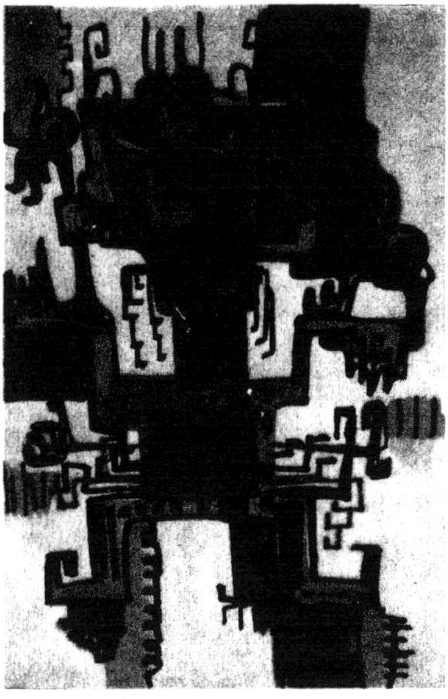

Vorbildung, die die Gedanken Jungs nicht kannten, kann als experimentelle Bestätigung und als wichtiges Beweismaterial für einen der umstrittensten Aspekte der analytischen Psychologie Jungs betrachtet werden. Personen, die auf diese Bezirke des Unbewußten eingestimmt sind, können kurze Episoden oder lange, komplizierte Ereignisabfolgen erleben, die in verschiedenen Ländern und/oder verschiedenen Jahrhunderten stattfinden und verschiedene historische oder zeitgenössische Kulturen abbilden. Manchmal erlebt die Testperson diese Szenen in der Rolle des Beobachters, häufiger jedoch identifiziert sich der Erlebende mit einem bestimmten Repräsentanten der in Frage stehenden Kultur oder mit einer größeren Anzahl solcher Repräsentanten. Damit verbunden sind regelmäßig sowohl globale als auch detaillierte Einblicke in die Sozialstruktur, das religiöse Weltbild, die Kultformen, den Moralkodex, besondere Merkmale der Kunst, die technologische Entwicklung und viele andere Aspekte dieser Kulturen.

Kollektive und rassische Erfahrungen können sich auf alle Länder, Geschichtsperioden und Kulturtraditionen beziehen, obwohl offenbar eine gewisse Vorliebe für alte Kulturen und Länder mit hochentwickelten religiösen, philosophischen und künstlerischen Traditionen besteht. Szenenfolgen mit Bezug auf Ägypten, Indien, Tibet, China, Japan, das vorkolumbianische Mexiko und Peru und das antike Griechenland kommen auffallend häufig vor. Die Auswahl der Kulturen und ihrer speziellen Aspekte scheint völlig unabhängig von der ethnischen Herkunft der Versuchsperson zu sein, von ihrem Ursprungsland, ihrer kulturellen Tradition und selbst von ihrer Vorbildung, ihrer Ausbildung und ihren bisherigen Interessen. Eine Person angelsächsischer Abstammung z. B. kann eine völlige Identifikation mit verschiedenen Epochen aus der Geschichte der Afroamerikaner oder der nordamerikanischen Indianer erfahren und auf diese Weise eine neue Sensibilität und Aufgeschlossenheit für rassische Probleme entwickeln. Ein Mensch jüdischer Herkunft kann sich auf die Kulturen des Fernen Ostens einstimmen und Szenenfolgen aus dem frühen China oder Japan wiedererleben, die sein Verständnis und seine Würdigung der buddhistischen oder der taoistischen Philosophie, der japanischen Musik, der Kriegstechniken und anderer Aspekte dieser orientalischen Traditionen fördern. Ebenso kann jemand von slawischer Herkunft an den asiatischen Eroberungszügen der Mongolenhorden Dschingis Khans teilnehmen oder zum beobachtenden Teilnehmer an den heiligen Zeremonien jener mittelamerikanischen präkolumbianischen Kulturen werden, in deren Religionen Blutopfer und Selbstopferungen dargebracht wurden.

Die Informationen, die diese Erlebnisse vermitteln, sind gewöhnlich völlig zutreffend und lassen sich durch archäologische und anthropologische Quellen verifizieren. Sie schließen häufig spezifische esoterische Details ein; in vielen Fällen ist das Maß an historischem oder ethnographischem Wissen, das hierbei zutage tritt, offensichtlich unvereinbar mit der Vorbildung der Versuchsperson und ihrem Informationsstand auf diesen Gebieten. Es kam vor, daß Personen von bescheidener Bildung Einzelheiten ägyptischer Bestattungszeremonien beschrieben, einschließlich der Form und Bedeutung verschiedener Amulette und Grabbehälter, der Farben von Bestattungskegeln, der Technik der Einbalsamierung und Mumifizierung und der Abfolge der rituellen Prozeduren. Ein Versuchsteilnehmer, der sich in einer seiner LSD-Sitzungen als Einbalsamierer im alten Ägypten erlebte, war in der Lage, Größe und Art der Mumienbandagen zu beschreiben, die Materialien, die zur Befestigung des Mumientuchs verwendet wurden, und die Form und Symbolik der vier Kanopen und der dazugehörigen Kanopenbehälter*. Andere Versuchspersonen gewannen ein intuitives Verständnis für die Funktion verschiedener ägyptischer Gottheiten, der mit ihnen verbundenen Symbolik und der esoterischen Bedeutung der Pyramiden und der Sphinxe. In einem Fall war eine Testperson, die Szenenfolgen aus dem Leben der alten Parsen erlebt hatte, in der Lage, nicht nur das Wesen ihrer Religion und ihre Bestattungsbräuche zu beschreiben, sondern auch spezifische technische Details der zoroastrischen »dakhmas« (Türme des Schweigens), in denen die Toten von Geiern aufgefressen wurden, damit sie nicht die heiligen Elemente Erde und Feuer verunreinigten. In anderen Fällen hatten LSD-Versuchspersonen interessante Einsichten in den Hinduismus und Buddhismus und zeigten ein tiefes Verständnis für die religiösen Praktiken und die Symbolik der Malereien und Skulpturen dieser Religionen. Viele weitere Beispiele, bei denen andere Kulturen im Mittelpunkt standen, könnten in diesem Zusammenhang noch angeführt werden.

Manchmal sind solche Erfahrungen von symbolischen Gesten oder von komplizierten Abläufen motorischer Aktivität begleitet, die ihren Inhalt

* »Kanopen« ist die Bezeichnung für die vier Krüge, in denen die Organe und Eingeweide eines Verstorbenen bestattet wurden. Jeder Krug war einem der vier Genien der ägyptischen Unterwelt gewidmet, war einer der vier Himmelsrichtungen zugeordnet und hatte die Gestalt der Gottheit, der er gewidmet war. Der menschenköpfige Krug (Süden) enthielt den Magen und die großen Eingeweide; der hundeköpfige (Norden) die kleinen Eingeweide; der schakalköpfige (Osten) die Lunge und das Herz; und der falkenköpfige (Westen) die Leber und die Gallenblase. Die Kästen für die Kanopen waren aus Holz und gewöhnlich schwarz angemalt.

ausdrücken oder illustrieren. Es ist nicht ungewöhnlich, daß manche Versuchspersonen in Verbindung mit spezifischen LSD-Erfahrungen die Bedeutung von symbolischen Gesten verschiedener Art (»mudras«) entdecken oder spontan ganz ungewöhnliche Körperhaltungen (»asanas«) einnehmen, die man aus dem Hatha Yoga kennt. In mehreren Fällen empfanden Personen, die in Elemente einer bestimmten Kultur verstrickt waren, ein starkes Bedürfnis zu tanzen. Ohne jede vorherige Schulung oder spezielle Kenntnisse über diese Kulturen waren sie imstande, komplizierte Tanzformen auszuführen. Die Beispiele solchen Verhaltens, die in LSD-Sitzungen beobachtet wurden, erstrecken sich von dem Trancetanz der !Kung-Buschmänner und anderen afrikanischen Stammesriten, Bauchtänzen des Mittleren Ostens und Derwischtänzen der Sufitradition, bis zu indonesischen Kunstformen, wie sie auf Java oder Bali ausgeübt werden, und den symbolischen Tänzen der indischen Kathakali- oder Manipuri-Schule*.

Kollektive und rassische Erlebnisse können mit anderen Arten transpersonaler Phänomene kombiniert sein, die später beschrieben werden. Wie bereits dargelegt wurde, schließen sie oft eine völlige Identifikation mit einzelnen Repräsentanten verschiedener Kulturen oder Elemente eines Gruppenbewußtseins ein. In ihrer extremen Form können sie das Bewußtsein ganzer rassischer Gruppen oder auch der Gesamtheit der menschlichen Rasse umfassen. Eine solche Ausweitung der Erfahrung des einzelnen auf das Bewußtsein der ganzen Menschheit kann dem Jungschen Archetyp des »kosmischen Menschen« nahekommen. Einige dieser Phänomene haben die Qualität des Hellsehens und Hellhörens, des Reise-Hellsehens oder der Reisen in Raum und Zeit. Ein wichtiges Charakteristikum kollektiver und rassischer Erinnerungen ist die Tatsache, daß der einzelne sie als Einblicke in die Vielgestaltigkeit kultureller Gruppen innerhalb des Menschengeschlechts erlebt, als Illustrationen der Menschheitsgeschichte oder als Manifestationen des kosmischen Dramas bzw. des göttlichen Spiels (»lila«). In einer solchen Situation hat der einzelne nicht das Gefühl, daß er seine tatsächliche biologische Geschichte erforscht — ein Aspekt, der für die Ahnen-Erfahrungen wesentlich ist — oder daß

* Kathakali-Tanzen wird an der Malabarküste geübt; es drückt Themen aus, die hinduistischen mythologischen Quellen entnommen sind, wie den großen Epen *Mahabharata* und *Ramayana*. Die prunkvoll gekleideten und geschminkten Darsteller sprechen den Text nicht, sondern mimen ihn. Manipuri-Tänze werden in dem kleinen Königreich Manipur in Assam getanzt. Sie haben eine sehr reiche symbolische Zeichensprache, mit der Geschichten aus dem Leben des Gottes Krischna und seiner Geliebten Radha wiedergegeben werden.

er Szenen aus seinen früheren Lebenszeiten wiedererlebt, wie das für Erfahrungen einer früheren Inkarnation charakteristisch ist.

Phylogenetische (evolutionäre) Erfahrungen

Dieser Erfahrungstypus schließt eine vollständige und ganz realistische Identifikation mit Tieren auf verschiedenen Stufen der phylogenetischen Entwicklung ein. Wie im Falle der Ahnen-Erfahrungen ist auch diese Erfahrung von dem Gefühl des Rückschreitens in der historischen Zeit begleitet; die Testperson hat das sehr lebhafte und überzeugende Gefühl, daß die Tierformen, mit denen sie sich identifiziert, Teil der phylogenetischen Geschichte sind und daß sie dabei die Evolution der Arten in der Natur erforscht. Die Identifikationsobjekte sind in den häufigsten Fällen andere Säugetiere, Vögel, Reptilien, Amphibien und verschiedene Fischarten. Gelegentlich können es auch viel weniger differenzierte Lebensformen sein, wie z. B. Insekten, Gastropoden (Schnecken verschiedener Art), Armfüßer (Schalentiere), Kopffüßer (Krake, Tintenfisch) und Hohltiere (Seeanemonen und Quallen). Der subjektive Identifikationsprozeß, der bei phylogenetischen Erfahrungen stattfindet, ist recht komplex und authentisch; er kann Größe, Körperbild und eine Vielzahl spezifischer physiologischer Empfindungen einschließen, eigentümliche Emotionen und Triebregungen sowie ungewöhnliche Wahrnehmungen der Umwelt.

Evolutionäre Erinnerungen haben spezifische Erfahrungscharakteristika, die sie zu Phänomenen sui generis machen; sie sind deutlich zu unterscheiden von menschlichen Erfahrungen und scheinen oft die Reichweite und die Grenzen der menschlichen Phantasie und Vorstellungsfähigkeit zu übersteigen. Wer eine solche Erfahrung macht, kann z. B. einen Einblick gewinnen, wie sich eine Schlange fühlt, wenn sie hungrig ist, eine Schildkröte, wenn sie sexuell erregt ist, ein Kolibri beim Füttern seiner Jungen oder ein Hai beim Atmen durch die Kiemen. Manche Testpersonen haben berichtet, sie hätten den Trieb erlebt, der einen Aal oder einen Rotlachs auf seiner heroischen Reise gegen die Strömung eines Flusses vorantreibt, die Empfindungen einer Spinne beim Weben ihres Netzes oder den geheimnisvollen Vorgang der Metamorphose vom Ei über die Raupe und die Puppe bis zum Schmetterling.

Die Identifikation mit anderen Wirbeltieren kann gelegentlich spezifische physische Begleiterscheinungen haben, die auch für einen Beobachter erfaßbar sind. Erlebnisse dieser Art können von ungewöhnlichen Innervationen der Skelettmuskeln begleitet sein, von Veränderungen neurologischer Muster und motorischen Aktivitäten, die beim Menschen unter

normalen Bedingungen nicht beobachtet werden. Sie scheinen mit der selektiven Aktivierung und dem automatischen Funktionieren des sogenannten extrapyramidalen Systems und anderer archaischer Nervenbahnen zusammenzuhängen.
Es ist nicht ungewöhnlich, daß Versuchspersonen, die über evolutionäre Erfahrungen berichten, detaillierte Kenntnisse über die Tiere, mit denen sie sich identifizieren, an den Tag legen — über ihre physischen Merkmale, Gewohnheiten und Verhaltensmuster —, Kenntnisse, die über ihre naturwissenschaftliche Vorbildung weit hinausgehen. So gaben in einigen Fällen Testpersonen eine genaue Beschreibung von Werbungstänzen, komplizierten Fortpflanzungszyklen, von Techniken des Nestbaus, Aggressions- und Abwehrmustern und vielen anderen zoologischen und ethologischen Fakten bezüglich der Tiere, die sie in den Sitzungen erlebten. Zur Illustration dieser Kategorie von Erfahrungen geben wir ein Beispiel aus einer fortgeschrittenen LSD-Sitzung Renatas wieder, deren Fallgeschichte schon früher mitgeteilt wurde (Seite 64 ff.).

An einem Punkt ihrer Sitzung hatte Renata das Gefühl der vollständigen Identifikation mit einem Weibchen einer vor Millionen Jahren ausgestorbenen Großreptilien-Art. Sie fühlte sich schläfrig und faul, während sie neben einem großen See auf dem Sand lag und die Sonnenwärme genoß. Während sie dies in der Sitzung erlebte, öffnete sie die Augen und blickte den Therapeuten an, der in ein gutaussehendes männliches Exemplar der gleichen Reptilienart verwandelt schien; ihr Gefühl der Schläfrigkeit verschwand sofort, und sie empfand eine starke sexuelle Erregung und Anziehung. Ihrer Schilderung zufolge hatten diese Gefühle nichts mit menschlicher erotischer und sexueller Erregung zu tun; es war ein ganz einzigartiges und spezifisch »reptilisches« Interesse und Hingezogensein zum andern Geschlecht. Jeder Gedanke an den Mund, die Genitalien oder andere Körperteile, die sie bei einem menschlichen Partner interessiert hätten, fehlte völlig. Sie war fasziniert von schuppigen, facettenartigen Flächen, die sie am Kopf des Therapeuten erblickte. Eine große Fläche dieser Art schien eine Gestalt und eine Farbe zu haben, die sie unwiderstehlich fand; von ihr schienen mächtige sexuelle Schwingungen auszugehen.
Da gewisse Details dieser Erfahrung so ungewöhnlich und konkret waren, beschloß ich, einen guten Freund von mir zu befragen, einen Paläontologen, der als Zoologe ausgebildet und mit tierischem Verhalten vertraut war. Wie ich erwartet hatte, besaß er keine ethologischen Informationen über das Paarungsverhalten antediluvianischer Reptilien. Er zeigte mir jedoch Stellen in der zoologischen Literatur, aus denen

hervorging, daß bei gewissen heute lebenden Reptilien bestimmte, besonders gefärbte Bezirke auf dem Kopf eine wichtige Rolle als Auslöser sexueller Erregung spielen.

Erfahrungen einer früheren Inkarnation

Dies ist wahrscheinlich die interessanteste und rätselhafteste Kategorie transpersonaler Phänomene. Erfahrungen einer früheren Inkarnation bestehen aus Fragmenten von Szenen, aus einzelnen Ereignissen oder vollständigen, ziemlich klaren und logischen Ereignisabfolgen, die sich an einem anderen Ort und in einer anderen geschichtlichen Zeit abspielen. Darin ähneln sie Elementen des kollektiven und rassischen Unbewußten und manchen Ahnen-Erfahrungen. Die Ereignisse sind jedoch sehr dramatisch und von einer ungewöhnlich intensiven emotionalen Aufladung eindeutig positiver oder negativer Qualität begleitet. Ein wesentliches Charakteristikum dieser Phänomene ist etwas, das man als »Erfahrungsqualität einer früheren Inkarnation« bezeichnen könnte. Der diese dramatischen Ereignisse Erlebende behält seine Identität; obwohl er sich in einer anderen Gestalt, an einem anderen Ort, in einer anderen Zeit und in einem anderen Zusammenhang erlebt, fühlt er doch, daß er fundamental die gleiche individuelle Wesenheit wie in seiner gegenwärtigen Existenz ist. Er hat auch das deutliche Gefühl, daß er mit einer *Erinnerung* konfrontiert ist, daß er etwas wiedererlebt, das er bereits gesehen und erfahren hat. Diese Qualität des *déjà vu* und *déjà vécu* ist ganz charakteristisch; der Erlebende fühlt und »weiß« über jeden Zweifel hinaus, daß dieses Erlebnis nicht mit irgendeiner Erfahrung seines gegenwärtigen Lebens zusammenhängt oder davon abgeleitet ist und daß es eine Manifestation einer seiner früheren Inkarnationen ist.

Diese Erlebnisse sind in fortgeschrittenen psycholytischen Sitzungen nicht selten, können gelegentlich aber auch in einer ersten psychedelischen Sitzung mit hoher Dosierung beobachtet werden. Der Glaube an Inkarnation und die Vertrautheit mit dieser Idee sind keine notwendigen Voraussetzungen für das Auftreten solcher Erfahrungen. Man kann sie in Sitzungen von Wissenschaftlern beobachten, die diese Idee bis dahin als einen absurden Aberglauben simpler, ungebildeter Leute betrachtet haben oder als einen primitiven kulturellen Wahn gewisser Gruppen von religiösen Fanatikern in Indien. In mehreren Fällen erlebten Versuchspersonen, die von dieser Idee vorher nichts wußten, nicht nur Erfahrungen einer früheren Inkarnation, sondern auch komplexe und detaillierte Einblicke in diesen Bereich, die eine auffallende Ähnlichkeit mit Beschreibungen in verschiedenen religiösen und okkulten Schriften aufwiesen.

In einem Fall erlebte ein einfacher, ungelernter Arbeiter, der an Krebs im Endstadium litt, in einer LSD-Sitzung detaillierte Einsichten in den Mechanismus einer früheren Inkarnation und die Wirkungsweise des Karmagesetzes. Er hatte in seinem Leben wenig gelesen und gab an, er habe vor seiner psychedelischen Sitzung mit keinem Menschen je über diese Fragen gesprochen; tatsächlich bereitete es ihm zuerst Verlegenheit, seine Erlebnisse dem Therapeuten mitzuteilen, da sie ihm so seltsam und fremd erschienen. Seine Schilderung des Inhalts der betreffenden Sitzung erfolgte sehr zögernd und unter wiederholten Entschuldigungen, und er nahm an, der Therapeut werde ihn für »verrückt« halten. Die Aufschließung dieses transpersonalen Bereichs in seinem Unbewußten half ihm, der düsteren Realität seiner Lebenssituation gegenüberzutreten und schließlich den Tod mit Gleichmut zu ertragen.

Bei Erfahrungen einer früheren Inkarnation treten gewöhnlich eine oder mehrere andere Personen auf; Tiere kommen bei solchen Erfahrungen nur selten als Partner vor. Treten sie doch auf, so fühlt der Versuchsteilnehmer, daß er auf eine Szene »karmisch geprägt« wurde, bei der er von einem Tiger getötet, von einer Giftschlange gebissen, von einem wilden Elefanten zu Tode getrampelt oder von einem rasenden Stier aufgespießt wurde. Gelegentlich ist der Erlebende der einzige Protagonist in den Erfahrungen eines früheren Lebens. Er erlebt Verbitterung, Haß und Neid wieder, die mit einer schmerzhaften, lähmenden Krankheit oder einem Unfall, der ihn zum Krüppel machte, in seiner früheren Inkarnation verbunden waren. Einige Versuchspersonen haben auch die Angst und Todesqual beim Tod durch einen Unglücksfall wiedererlebt, z. B. den gewaltsamen Tod durch einen Erdrutsch, den langsamen Tod in einem Sumpf oder im Treibsand, den Feuertod bei einem Vulkanausbruch oder bei anderen Bränden.

Die karmischen Erfahrungen zerfallen in zwei deutlich voneinander unterschiedene Kategorien, die sich durch die Art der jeweils beteiligten Emotionen unterscheiden. Die Erfahrungen der einen Kategorie spiegeln positive, affektive Bindungen an einen anderen Menschen intensiv wider, vor allem die Formen völligen gegenseitigen Verstehens, nährender und stützender Wechselbeziehungen, Liebesbindungen, enger Freundschaft oder geistiger Partnerschaft. Die zweite Gruppe bilden Szenen mit stark negativen emotionalen Begleiterscheinungen. Die zu dieser Gruppe gehörenden Erfahrungen werfen das Individuum in Situationen eines früheren Lebens zurück, die gekennzeichnet sind durch qualvollen physischen Schmerz, Bitterkeit, Haß und mörderische Aggression, unmenschlichen Schrecken und Angst, gierige Leidenschaft, wahnsinnige Eifersucht oder krankhafte Habgier und Geiz. Von den Testpersonen, die solche Phänomene schilderten, meinten viele, alle oben angeführten Gefühle seien, wenn ihre Intensität einen bestimmten Punkt überschreite, in Wirklichkeit einander ganz ähnlich. Demzufolge gibt es ein universelles Gefühlsmuster, das den gemeinsamen Nenner aller dieser Gefühle darstellt. Es ist ein Zustand hoher emotioneller und biologischer Erregung, in dem alle affektiven Modalitäten konvergieren, ein »Schmelztiegel« von Erfahrungsqualitäten nichtmenschlicher und unmenschlicher Natur und ein Punkt, wo die bestialischen Aspekte des Menschen metaphysische Dimensionen erreichen. Personen mit einschlägiger Vorbildung setzen diese undifferenzierte Erregung mit »trsna« oder »tanha« gleich, der Gier nach Fleisch und Blut, die nach den buddhistischen Lehren die Kraft ist, welche für die Fortdauer des Zyklus von Tod und Wiedergeburt und für alle Leiden verantwortlich ist; es ist diese Erfahrung unspezifischer affektiver Aktivierung, die als unfertige »Gestalt« eingeprägt wird und in späteren Leben Wiederholung und Lösung verlangt. Eine solche karmische Fixierung, wie sie in LSD-Sitzungen auftritt, kann nicht durch das bloße volle Wiedererleben all der peinigenden Gefühle, die mit einer destruktiven karmischen Szene verbunden sind, allein durchgearbeitet werden. Soll das Geschehen zu einem befriedigenden Abschluß kommen, muß der Erlebende es emotionell, ethisch und geistig transzendieren, sich darüber erheben und schließlich vergeben und Vergebung erhalten. LSD-Testpersonen äußerten wiederholt, es mache offenbar keinen Unterschied, ob sie in einer negativen karmischen Situation der Unterdrücker oder das Opfer waren; es scheint so zu sein, daß es das dyadische traumatische Muster ist, das eingeprägt wird. In einer tief unten liegenden Schicht ist der emotionelle Zustand des sadistischen Folterers dem des Gefolterten ähnlich, und der rasende Trieb des Mörders verschmilzt mit der Qual seines sterbenden Opfers. Die Unfähigkeit zu vergeben und das eigene Leiden zu transzendieren, scheint ebenso zur karmischen Prägung zu führen wie die aktive Ungerechtigkeit oder Gewalttat des Unterdrückers.

Der Eröffnung des Bereichs einer früheren Inkarnation in LSD-Sitzungen gehen manchmal komplexe Instruktionen voran, die durch nichtverbale Mittel erfolgen (d. h. auf der Ebene der Intuition) — Instruktionen, die den Erlebenden mit der Tatsache der Reinkarnation vertraut machen, ihn die Verantwortlichkeit für seine früheren Taten erkennen lassen und ihm das Gesetz des Karma als einen bedeutsamen Teil der kosmischen Ordnung vorstellen, die für alle fühlenden Wesen verpflichtend ist. Außer diesen mehr allgemeinen Informationen können solche Einsichten auch Einzelheiten umfassen, welche die beim Prozeß der Wiedergeburt beteiligten Mechanismen und die notwendigen Voraussetzungen für die karmische Befreiung betreffen. Den Berichten der LSD-Versuchspersonen zufolge stehen die Gesetze der Reinkarnation zwar in Zusammenhang mit der biologischen Abstammung des Erlebenden und der genetischen Weitergabe der Erbmasse, vollziehen sich aber praktisch unabhängig davon. Die Zuweisung einer individuellen geistigen Wesenheit an einen bestimmten Körper erfolgt bei der Empfängnis in Übereinstimmung mit ihrer karmischen Vergangenheit; diese Wahl geht jedoch an den Vererbungsgesetzen vorbei.

Die Auflösung eines karmischen Musters und die Befreiung von seinen Fesseln sind mit dem Triumphgefühl verbunden, eine überragende Leistung vollbracht zu haben. Häufig hat der Betreffende das Gefühl, daß er viele Jahrhunderte lang auf dieses Ereignis gewartet und darauf hingearbeitet hat; und daß sein Leben, auch wenn er sonst nichts anderes mehr erreicht, fruchtbar und erfolgreich gewesen ist, weil eine der karmischen Fesseln im Laufe dieses Lebens endlich gesprengt wurde. Die Auflösung eines einzigen karmischen Musters kann so Gefühle unbeschreiblicher Seligkeit hervorrufen; die Relevanz dieses Geschehens erscheint von kosmischen Kräften diktiert und übersteigt das Begriffsvermögen des Erlebenden. In mehreren Fällen war dieses Geschehen von den Erfahrungsphänomenen eines gigantischen »karmischen Sturmes oder Wirbelwindes« begleitet, der durch die Jahrhunderte blies und karmische Fesseln zerriß, verbunden mit Szenen aus verschiedenen Lebenszeiten, die sekundäre Ableitungen und Wiederholungen der in der Sitzung aufgelösten ursprünglichen Einprägung waren. Diese phänomenologischen Ereignisse zeigen eine gewisse Ähnlichkeit mit bestimmten subjektiven Erfahrungen des Buddha bei seinem Streben nach Erleuchtung.

Es erscheint gegenwärtig verfrüht, den Ursprung dieser Erfahrungen und ihre ontologische Bedeutung zu diskutieren. Es besteht jedoch kein Zweifel, daß sie das gleiche Phänomen darstellen, das durch die Jahrhunderte in so unterschiedlichen religiösen, philosophischen und mystischen Zusammenhängen beschrieben wurde, wie den Kosmologien gewisser afrikanischer und amerikanisch-indianischer Kulturen, im Orpheuskult und in der Philosophie Platos, im frühchristlichen Denken und in mehreren großen Religionen Indiens, insbesondere dem Hinduismus, dem Buddhismus und dem Dschainismus.

Präkognition, Hellsehen, Hellhören und »Zeitreisen«

Der charakteristischste Aspekt der Phänomene außersinnlicher Wahrnehmung in dieser Gruppe ist die Transzendierung der gewöhnlichen Zeitgrenzen und die daraus resultierende zeitliche Erweiterung des Bewußtseins. Gelegentlich berichten LSD-Testpersonen, vor allem in fortgeschrittenen Sitzungen einer psycholytischen Serie, über die Antizipation von Ereignissen, die in der Zukunft geschehen werden. Manchmal sind sie Zeuge komplexer und detaillierter Szenen zukünftiger Geschehnisse in lebhaften Hellseh-Visionen und hören sogar die dazugehörigen Geräusche und Töne — von den gewöhnlichen Lauten des Alltagslebens, musikalischen Tonfolgen, einzelnen Wörtern und ganzen Sätzen bis zu Geräuschen von Motorfahrzeugen und akustischen Warnsignalen verschiedener Art (Sirenen von Feuerwehrautos und Ambulanzen oder das Hupen von Autos). Einige dieser Erfahrungen zeigen Übereinstimmungen unterschiedlichen Grades mit später wirklich stattfindenden Ereignissen. Die objektive Verifizierung kann auf diesem Gebiet besonders schwierig sein. Wenn Fälle dieser Art nicht schon während der LSD-Sitzung mitgeteilt und unzweideutig aufgezeichnet werden, ist die Gefahr einer späteren Entstellung der Daten sehr groß. Unexakte Interpretation der Ereignisse, Verzerrungen der Erinnerung und die Möglichkeit von déjà-vu-Phänomenen bei der Wahrnehmung späterer Geschehnisse sind einige der Hauptfehlerquellen. In diesem Zusammenhang ist eine generelle Bemerkung über die Häufigkeit von Phänomenen außersinnlicher Wahrnehmung in LSD-Sitzungen notwendig. Objektive Laboratoriumtests erbringen gewöhnlich keinen Beweis für eine Steigerung der außersinnlichen Wahrnehmung als eines regelhaften, ständigen Aspekts der Wirkung von LSD. Jedoch gehören Zustände, die paranormale Phänomene verschiedener Art begünstigen und durch eine ungewöhnlich hohe Häufigkeitsrate von außersinnlichen Wahrnehmungen charakterisiert sind, zu den vielen alternativen Geisteszuständen, die durch diese Droge ausgelöst werden können.

Ein weiteres interessantes Element in dieser Kategorie ist die Erfahrung des »Zeitreisens«. Hier ist die LSD-Versuchsperson davon überzeugt, daß sie nach Belieben die Grenzen der Zeit überschreiten und in jede beliebige Zeitperiode »reisen« kann, ähnlich den Zeitmaschinen der Science-fiction. Der Betreffende sieht einen Kausalzusammenhang zwischen seiner bewußten Wahl solcher Zeitepochen und den sich anschließenden subjektiven Erfahrungen. Dieses Phänomen verbindet sich gewöhnlich mit einer ähnlichen willentlichen Manipulation der Lokalisierung der Ereignisse. Das Gefühl des Erlebenden, daß er eine freie Entscheidung trifft, unterscheidet diese Erfahrungen von dem spontanen, elementaren und unbeherrschbaren Wiedererleben von Episoden aus der Kindheit, Ahnen-Erfahrungen oder Aspekten des kollektiven und rassischen Unbewußten.

Ich-Transzendenz in zwischenmenschlichen Beziehungen und die Erfahrung der dualen Einheit

Das transpersonale Phänomen dieses Typus ist charakterisiert durch eine Überschreitung der gewöhnlichen räumlichen Grenzen des Bewußtseins. Der Patient erlebt eine mehr oder weniger starke Lockerung bzw. den Verlust seiner Ichgrenzen und die Verschmelzung mit einer anderen Person in einem Zustand der Vereinigung und des Einsseins. Auch wenn der einzelne sich mit seinem Partner völlig verschmolzen fühlt, bewahrt er doch stets zugleich das Bewußtsein seiner eigenen Identität. Dieser Zustand der dualen Einheit kann in LSD-Sitzungen sowohl in bezug auf den Therapeuten erlebt werden als auch in bezug auf Familienmitglieder oder andere an der Sitzung teilnehmende Personen. Der Zustand kann auch völlig im Innern der Testperson, auf rein subjektiver Ebene, auftreten und von den Personen, die tatsächlich während der Sitzung zugegen sind, vollständig unabhängig sein. Typische Beispiele dieser Kategorie von Erfahrungen sind die symbiotische Einheit von Mutter und Kind, die vereinigende Verschmelzung mit einem Sexualpartner (mit oder ohne das Element der genitalen Vereinigung) und das Gefühl des Einsseins mit einem geistigen Lehrer in der Beziehung zwischen Guru und Schüler. Die Erfahrungen der dualen Einheit sind begleitet von intensiven Gefühlen der Liebe und der Heiligkeit der Beziehung.

Identifikation mit anderen Personen

Im Gegensatz zu der eben behandelten Gruppe transpersonaler Phänomene empfindet der Patient hier eine völlige Identifikation mit einer anderen Person und verliert sehr weitgehend das Bewußtsein seiner eigenen ursprünglichen Identität. Diese Identifikation ist total und komplex; sie schließt das Körperbild ein, emotionelle Reaktionen und Einstellungen, psychologische Charakteristika, den Gesichtsausdruck, typische Gesten und Angewohnheiten, Körperhaltungen, Bewegungen und selbst den Stimmklang. Es gibt viele verschiedene Formen und Schichten dieser Erfahrung. So ist das Wiedererleben traumatischer Kindheitserfahrungen, bei denen mehrere Personen beteiligt sind, häufig durch gleichzeitige oder abwechselnde Identifikation mit allen Handlungsteilnehmern charakterisiert; dies kann vielen, sonst typisch persönlichen Erfahrungen einen transpersonalen Einschlag geben. In diesem Zusammenhang, oder auch unabhängig davon, kann sich die Testperson mit den eigenen Kindern, Eltern und anderen nahen Verwandten identifizieren, aber auch mit Freunden, Bekannten und Lehrern. In anderen Fällen bezog sich dieser Prozeß auf prominente Politiker, Wissenschaftler und Künstler oder auf typische Repräsentanten beruflicher, ethnischer und rassischer Gruppen. Ebenso häufig ist die Identifikation mit berühmten historischen Gestalten oder religiösen Lehrern. Eine vollständige Liste der Personen, die in diesem Kontext in den Sitzungen auftauchen, wäre sehr lang; wir wollen nur ein paar der berühmten Figuren erwähnen, die besonders häufig auftreten. Es sind: Albert Einstein, Richard Wagner, Ludwig van Beethoven, Leonardo da Vinci, Michelangelo, Galileo Galilei, Franz Kafka, Dschingis Khan, Nero, Hitler, Stalin, Abraham Lincoln, John F. Kennedy, der heilige Franz von Assisi, die heilige Theresa, Jesus, der Buddha und Sri Ramana Maharischi.

Gruppenidentifikation und Gruppenbewußtsein

Diese Kategorie ist durch eine weitere räumliche Ausdehnung des Bewußtseins charakterisiert; anstatt sich mit einzelnen Personen zu identifizieren, zeigt der Patient ein globales Gewahrsein einer ganzen Gruppe von Menschen. Der gemeinsame Nenner, der die Mitglieder einer solchen Gruppe verbindet, kann ihre Rasse oder Nationalität sein, ihr kulturelles Erbe, Religion, Beruf, gemeinsame Ideologie oder gemeinsames Schicksal. Auf diese Weise kann eine Testperson die Rolle der Juden in ihrer Verfolgung durch die Jahrhunderte erleben, die Christen, die von den Römern gefoltert und umgebracht wurden, die Opfer der spanischen Inquisition oder die Gefangenen in den Konzentrationslagern der Nazis. Jemand kann den religiösen Glaubenseifer aller Moslems fühlen während ihrer Pilgerfahrt nach Mekka, die religiöse Ehrfurcht der Hindus während der Feiern am Ganges oder den Fanatismus extremer religiöser Sekten wie der Flagellanten, der Schlangenbeschwörer oder der russischen Skopzen. In einer LSD-Sitzung ist es möglich, alles Leiden der Soldaten zu erleben, die seit Beginn der Geschichte auf den Schlachtfeldern ihr Leben ließen, die revolutionäre Leidenschaft aller Kommunisten der Welt, die von der Idee des Umsturzes der kapitalistischen Regime besessen sind, oder die Zärtlichkeit aller Mütter, die ihre Kinder lieben und sich um deren Wohlergehen sorgen. In diesen Erfahrungen kann man sich mit ganzen sozialen Klassen oder Kasten identifizieren oder mit der Bevölkerung eines ganzen Landes; in einer extremen Form der Gruppenidentifikation kann die Testperson erleben, daß sich ihr Bewußtsein so weit ausdehnt, daß es alle Mitglieder des Menschengeschlechts, ja, die gesamte Menschheit umfaßt.

Diese häufig vorkommenden Erfahrungen sind in vieler Hinsicht den früher beschriebenen phylogenetischen Erinnerungen ähnlich. Die Identifikation mit Tieren aller Art ist gleichfalls authentisch und realistisch, und beide Erfahrungskategorien können interessante und zutreffende Informationen über Zoologie, Ethologie und Tierpsychologie enthalten. Der Hauptunterschied zwischen ihnen ist, daß die einfache Identifikation mit Tieren nicht von dem Gefühl der Regression in der Zeit und dem Gefühl, die Evolutionslinien der phylogenetischen Entwicklung zu erforschen, begleitet ist.

Es ist wichtig, die echte Identifikation mit Tieren von der sehr viel oberflächlicheren autosymbolischen Verwandlung in ein Tier zu unterscheiden. Letztere ist mit der psychodynamischen Schicht des Unbewußten verknüpft; sie hat eine symbolische Bedeutung, und ihre dynamische Struktur ist der der Traumbilder nicht unähnlich. Die Testperson erkennt sie gewöhnlich als eine verschlüsselte Botschaft über ihre Persönlichkeitsmerkmale oder ihre Lebenssituation und ist einer psychoanalytischen Erkundung dieses Phänomens zugänglich. Die autosymbolische Verwandlung in ein Raubtier, z. B. einen Tiger, einen Löwen oder einen schwarzen Panther, kann als Ausdruck intensiver aggressiver Gefühle des Erlebenden entschlüsselt werden. Die Verwandlung in einen Affen kann polymorph-perverse Tendenzen und ein ungehemmtes Ausleben genitaler und prägenitaler Lustgefühle darstellen. Ein starker Sexualtrieb kann durch einen Hengst oder einen Stier symbolisiert werden; hat der Trieb eine starke Komponente von Lüsternheit und Promiskuität, wird er vielleicht durch Identifikation mit einem wilden Eber dargestellt. Männliche Eitelkeit und sexuell gefärbter Exhibitionismus werden möglicherweise durch die autosymbolische Darstellung des Betreffenden als laut krähender Hahn auf einem Misthaufen verspottet. Das Symbol eines Esels oder eines Ochsen bringt Dummheit zum Ausdruck, ein Maultier störrisches Wesen, und ein Schwein kann Selbstvernachlässigung, Unsauberkeit und moralische Schwächen darstellen.

Echte Identifikation mit Tieren ist eine eindeutig transpersonale Erfahrung und hat eine primäre Qualität; sie ist ein Phänomen sui generis und kann nicht von anderem unbewußtem Material abgeleitet und symbolisch gedeutet werden. Die drei Typen von LSD-Erfahrungen, die mit Tieren in Beziehung stehen — autosymbolische Verwandlungen in Tiere, Identifikation mit Tieren und phylogenetische Erinnerungen —, haben ihre jeweils spezifischen Charakteristika. Personen, die diesen drei Erfahrungsarten begegnet sind, können leicht zwischen ihnen unterscheiden.

Identifikation mit Pflanzen

Die Fälle, in denen das Bewußtsein verschiedener Pflanzenformen erlebt wird, sind im allgemeinen weniger häufig als jene, die das tierische Leben betreffen. Eine auf diesen Bereich eingestimmte Person hat das einzigartige Gefühl, Zeuge der physiologischen Grundprozesse der Pflanzen zu sein und bewußt an ihnen teilzuhaben. Eine Testperson, die diese Erfahrung macht, kann sich selbst als keimendes Samenkorn erleben, als Blatt bei seiner photosynthetischen Tätigkeit oder als Wurzel, die nach Wasser und Nahrung greift. Andere Testpersonen können sich mit einer fleischfressenden Pflanze identifizieren, sie werden zu Plankton im Meer und erleben Zellteilungen, die beim Pflanzenwachstum stattfinden. Wieder andere haben berichtet, daß sie botanische Prozesse auf molekularer Ebene erlebten; sie waren der biochemischen Synthese gewahr, die der Produktion von Auxinen zugrunde liegt, von pflanzlichen Pigmenten, Ölen und Zuckern, aromatischen Substanzen und verschiedenen Alkaloiden.

Die Erfahrungen des Pflanzenbewußtseins stellen eine interessante Kategorie transpersonaler Phänomene dar. Wie phantastisch und absurd ihr Inhalt unserem normalen Verstand auch erscheinen mag, so ist es doch nicht leicht, sie als bloße Phantasien abzutun. Sie kommen unabhängig voneinander bei Menschen von ganz unterschiedlicher Persönlichkeitsstruktur vor und haben einen sehr speziellen Erfahrungscharakter, der sich nicht leicht in Worten mitteilen läßt. Es ist schwierig, ihren Ursprung im Unbewußten zu identifizieren oder sie auf irgendwelche Elemente des vertrauteren unbewußten Materials zurückzuführen; außerdem bleibt es oft völlig dunkel, aus welchem Grunde eine Testperson diese Erfahrungen erlebt.

Elemente des Pflanzenbewußtseins können von philosophischen und spirituellen Gedanken und Einsichten begleitet sein. Mehrere Testpersonen dachten z. B. über die Reinheit und Selbstlosigkeit des Pflanzendaseins nach und sahen im Pflanzenleben ein Modell für ideales menschliches Verhalten; im Gegensatz zu den Tieren und zum Menschen töten die meisten Pflanzen nicht und leben nicht auf Kosten anderer Organismen. Sie stehen in direktem Kontakt mit allen vier Elementen — Erde, Wasser, Luft und Feuer (Sonne) —, und ihre Fähigkeit zur Umwandlung kosmischer Energie ist für das Leben auf unserem Planeten unentbehrlich. Pflanzen sind unbefleckt von der Frage nach einem Zweck, von dem Bewußtsein eines Ziels oder Sorgen um die Zukunft; sie scheinen vielmehr reines Sein im Hier und Jetzt zu sein, jenes Ideal vieler mystischer und religiöser Schulen. Die meisten Pflanzen beuten andere Organismen

nicht aus und schaden ihnen nicht, sondern dienen sich selbst als Nahrung und bringen Schönheit und Freude in das Leben anderer. Mehrere Personen, die Erfahrungen des Pflanzenbewußtseins erlebten, fühlten, daß sie jetzt die Bedeutung der wissenschaftlichen Forschungen verstanden, die sich mit der Empfindungsfähigkeit von Pflanzen befassen, wie zum Beispiel die Arbeiten von Sir Jagadis Chandra Bose in Kalkutta und Darjeeling und die neuen Experimente von Cleve Backster.
Große Bäume, die für ihre Langlebigkeit bekannt sind, wie Sequoien und Redwoodbäume, wurden in den Sitzungen als Repräsentanten eines zeitlosen und selbstzentrierten Bewußtseins erlebt, das von den Wirren und Umwälzungen der äußeren Welt unbeeinflußt ist. Andere Einsichten, die mit ähnlichen Erfahrungen verbunden waren, bezogen sich auf die mystischen Konnotationen und die tiefe religiöse Bedeutung bestimmter Pflanzen. Die herausragendsten Beispiele dieser Art sind die Symbolik des Lotus im Buddhismus, die Bedeutung des Mais in der Kosmologie der nordamerikanischen Indianer, die Vergöttlichung des Soma durch die Arier im Altertum, die Verwendung der Mistel in den druidischen Riten und vor allem die Religionen und Kulte, in deren Mittelpunkt psychedelische Pflanzen stehen, wie z. B. Peyotl, die heiligen Pilze der Mexikaner, und Yajé. In mehreren Fällen hatten diese Erfahrungen praktische Folgen; die Faszination durch die Reinheit des Pflanzenreiches führte, zusammen mit der in den perinatalen Sitzungen hervorgerufenen Abneigung gegen das Töten, zu einer Hinwendung zum Vegetariertum.

Einssein mit dem Leben und mit der gesamten Schöpfung

In seltenen Fällen kommt es vor, daß eine LSD-Testperson das Gefühl hat, ihr Bewußtsein habe sich so weit ausgedehnt, daß es die Gesamtheit des Lebens auf unserem Planeten umfaßt, die gesamte Menschheit und die gesamte Flora und Fauna, von den einzelligen Organismen bis zu den hochdifferenzierten Arten. Der Betreffende kann sich mit der phylogenetischen Evolution des Lebens in all ihrer Komplexität identifizieren und ein intuitives Verständnis der grundlegenden biologischen Gesetze erlangen. Er kann die Faktoren ergründen, die die Entstehung neuer Arten beeinflussen und für ihren Untergang verantwortlich sind, und er kann das Wirken Darwinscher und Lamarckscher Kräfte sehen, die das »Überleben des Tauglichsten« bestimmen. Ähnliche Einsichten können erlebt werden hinsichtlich der Wechselwirkung verschiedener Lebensformen in all den Permutationen ihrer Synergismen und Antagonismen im Gesamtrahmen der planetarischen Ökologie. Das Bewußtsein aller lebenden Materie kann auch mit der Erforschung der dem Leben innewohnenden Widersprüche und Konflikte verbunden sein, mit Versuchen, die relative Macht der Selbsterhaltungskräfte des Lebens gegenüber selbstzerstörerischen Kräften festzustellen, und abzuschätzen, wie stark sich das Leben als kosmisches Phänomen zu behaupten vermag. Erfahrungen dieser Art können eine geschärfte Wahrnehmung und stärkere Beachtung ökologischer Probleme im Zusammenhang mit der technischen Entwicklung und der rasch fortschreitenden Industrialisierung zur Folge haben.

Bewußtsein anorganischer Materie

Die erfahrungsmäßigen Erweiterungen des Bewußtseins in LSD-Sitzungen sind nicht auf die Welt der Biologie beschränkt; sie können auch makroskopische und mikroskopische Phänomene anorganischer Natur einschließen. Wiederholt haben Testpersonen berichtet, daß sie ein Bewußtsein des Ozeans erlebten, das charakterisiert war durch seine Zeitlosigkeit, sein Im-Flusse-Sein, seine allumfassende und besänftigende Qualität und durch die paradoxe Verbindung von Unveränderlichkeit und dynamischem Wandel. In anderen Fällen identifizierten sie sich mit dem, was sie als Bewußtsein des Feuers empfanden, mit seiner unendlichen Wandelbarkeit, Unbeständigkeit, seiner Tendenz, neue Formen zu schaffen und wieder zu zerstören, und seiner Reinigungskraft. Recht häufig ist ein subjektives Gewahrsein der bei Naturkatastrophen entfesselten Kräfte: Die destruktiven wie die schöpferischen, Berge schaffenden Aspekte von Vulkanausbrüchen, die dynamische Spannung und die sich bewegenden Massen bei Erdbeben und die Kraft von Luftströmungen bei Stürmen sind einige wenige markante Beispiele. Moderne technologische Spielarten dieser Erfahrungen wurden in den Sitzungen gleichfalls beschrieben. Es ist möglich, das Bewußtsein eines Computers zu explorieren oder sich mit einer Düsenmaschine auf dem Flug, einem Raumschiff auf seiner Umlaufbahn und anderen modernen Erfindungen zu identifizieren. Viele LSD-Testpersonen geben auch an, daß sie das Bewußtsein eines bestimmten anorganischen Stoffes erlebten; am häufigsten waren Diamant, Granit, Gold und Stahl. Ähnliche Erfahrungen können sogar bis in den Mikrokosmos vordringen und die dynamische Struktur der Atome abbilden, die Natur der dabei beteiligten elektromagnetischen Kräfte, die Welt zwischenatomarer Bindungen oder den Brownschen Tanz der Moleküle.

Angesichts solcher phänomenologischer Regionen erwägen die Testpersonen häufig die Möglichkeit, daß das Bewußtsein vielleicht ein kosmisches Grundphänomen sei, das mit der Organisation der Energie zusammenhängt und überall im gesamten Weltall vorhanden ist; in diesem

Zusammenhang gesehen, erscheint ihnen das menschliche Bewußtsein nur als eine von vielen Spielarten und Ableitungen dieses Grundphänomens. Erfahrungen des Bewußtseins anorganischer Materie können von philosophisch und religiös bedeutsamen Einsichten verschiedener Art begleitet sein; sie können ein neues Verständnis des Animismus und des Pantheismus vermitteln, der Parallelen zwischen geistigen Zuständen und materiellen Substanzen, wie sie in alchemistischen Schriften beschrieben werden, der Lehre des Empedokles von den vier Elementen oder der Bedeutung des Wassers in den taoistischen Lehren. Für Personen, die in das Bewußtsein des Granits oder vulkanischer Prozesse eingetaucht waren, war es leicht zu verstehen, warum die Hindus den Himalaja als eine Darstellung des liegenden Schiwa betrachten oder warum die Hawaianer die den Vulkanausbrüchen innewohnenden Kräfte als die Göttin Pele verehren. Erfahrungen des Bewußtseins besonders stabiler, unveränderlicher und dauerhafter Substanzen werden als hochgeistige Zustände mit einem Element des Heiligen wahrgenommen. Manche Testpersonen gaben der Einsicht Ausdruck, daß der Himalaja in der Sicht der Hindus, die Granitskulpturen der Ägypter oder die präkolumbianischen Goldstatuen in Wirklichkeit nicht Gleichnisse für Gottheiten oder Bilder von Gottheiten darstellten — sie *waren* tatsächlich die Gottheiten. Die Verehrung galt dem unveränderlichen, ewigen und undifferenzierten Bewußtsein dieser Materien, weil es so auffallend anders war als die höchst veränderlichen, jeweils spezifisch ausgerichteten und turbulenten Bewußtseinszustände, die für die Menschen charakteristisch sind.

Planetarisches Bewußtsein

Dies ist ein seltenes Phänomen, das in fortgeschrittenen Sitzungen einer LSD-Serie vorkommt. Bei dieser Erfahrung scheint das Bewußtsein der Testperson alle Aspekte unseres Planeten zu umfassen, einschließlich seiner geologischen Substanz, der anorganischen Materien auf seiner Oberfläche und der Gesamtheit der Lebensformen. Von diesem Blickpunkt aus erscheint die Erde als ein komplizierter kosmischer Organismus, wobei die verschiedenen Aspekte der geologischen, biologischen, kulturellen und technischen Entwicklung als Manifestationen eines Versuchs gesehen werden, eine höhere Stufe der Integration und Selbstverwirklichung zu erreichen.

Extraplanetarisches Bewußtsein

Hier erlebt das Individuum Phänomene, die nicht unseren Planeten, sondern andere Himmelskörper und astronomische Vorgänge betreffen, die innerhalb oder außerhalb unseres Sonnensystems stattfinden. Die Berichte mancher LSD-Testpersonen erwähnen in diesem Zusammenhang Zustände auf der Mondoberfläche, thermonukleare Prozesse im Innern der Sonne, die ungewöhnliche physikalische Beschaffenheit verschiedener Planeten, explodierende Supernovae, Quasare und Pulsare und kontraktierende große Sonnen, die »schwarze Löcher« im Weltall zur Folge haben. Eine spezielle Erfahrungsart in dieser Kategorie ist die des Bewußtseins des interstellaren Raums, wie sie von verschiedenen Testpersonen mitgeteilt wurde. Diese Erfahrung ist charakterisiert durch Gefühle der Unendlichkeit und Ewigkeit, der Ruhe, Gelassenheit, Reinheit und der Einheit aller Gegensätze. Sie scheint ihr geistiges Gegenstück in der später beschriebenen Erfahrung der Leere zu haben.
LSD-Testpersonen mit besonderen mathematischen und physikalischen Kenntnissen berichteten in einigen Fällen, daß viele Konzeptionen dieser Disziplinen, die das rationale Verstehen übersteigen, in veränderten Bewußtseinszuständen leichter erfaßbar werden, ja, tatsächlich erlebt werden können. Diese Einsichten erstrecken sich auf theoretische Systeme wie die nichteuklidische Geometrie, Riemanns Geometrie eines n-dimensionalen Raumes, Minkowskis Raumzeit und Einsteins Spezielle und Allgemeine Relativitätstheorie. Die Relativität von Zeit und Raum, der gekrümmte Raum, die Idee eines unendlichen, aber in sich abgeschlossenen Alls, die Austauschbarkeit von Materie und Energie, verschiedene Ordnungen und Grade von Unendlichkeiten, Nullen verschiedener Größe — alle diese schwierigen Konstrukte der modernen Physik und Mathematik wurden in dem einen oder anderen Fall in psychedelischen Sitzungen verstanden und tatsächlich subjektiv erlebt.

Out-of-Body-Experiences, exkurrierendes Hellsehen und Hellhören, »Raumreisen« und Telepathie

Diese Gruppe von außersinnlichen Erfahrungen läßt sich begrifflich als Bewußtseinserweiterung über die gewöhnlichen räumlichen Grenzen hinaus verstehen. Die Empfindung, den eigenen Körper zu verlassen, kommt in LSD-Sitzungen häufig vor. Manche Personen erlebten sich als völlig losgelöst von ihrem physischen Körper, sie schwebten über dem Körper, beobachteten ihn von einem anderen Teil des Zimmers aus. Gelegentlich kommt es auch vor, daß die Testperson den äußeren Rahmen der Sitzung nicht mehr wahrnimmt und ihr Bewußtsein sich auf verschiedene Erfahrungsbereiche und subjektive Realitäten verlagert, die von der materiellen Wirklichkeit völlig unabhängig zu sein scheinen. In selteneren Fällen hat diese Erfahrung die Gestalt des exkurrierenden Hellsehens und Hellhörens, wobei die Testperson fühlt, daß sie sich an einem anderen Ort in der physischen Welt bewegt und eine detaillierte Schilderung der Situation, der sie begegnet, zu geben vermag. Versuche, eine solche außersinnliche Wahrnehmung zu verifizieren, ergeben manchmal interessante Resultate.

In seltenen Fällen hat der Betreffende das Gefühl, daß er einen solchen Vorgang aktiv kontrollieren, die gewöhnlichen Grenzen des Raumes überschreiten und nach Belieben an jeden von ihm gewählten Platz reisen kann. Im folgenden gebe ich ein Beispiel einer solchen »Raumreise« aus der Lehrsitzung eines Psychiaters wieder. Das Beispiel illustriert die Natur dieser Phänomene und zeigt auch die Schwierigkeiten, die auftreten können, wenn die Testperson versucht, auf der Grenzfläche zweier Wirklichkeiten zu experimentieren und ihre Erfahrung einem strengen Test zu unterwerfen.

Die ersten drei Stunden meiner LSD-Sitzung erlebte ich als einen phantastischen Kampf zwischen den Mächten des Lichts und der Dunkelheit; es war eine prachtvolle Illustration der Stelle aus dem alten persischen Avesta, wo der Kampf zwischen den Heeren von Ahura Mazda und Ahriman geschildert wird. Der Kampf wird auf allen denkbaren Ebenen ausgefochten: in den Zellen und Geweben meines Körpers, auf der Oberfläche unseres Planeten durch die ganze Geschichte hindurch, im kosmischen Raum und auf einer metaphysischen, transzendentalen Ebene. Gelegentlich hatte ich das überzeugende Gefühl, daß die Schlacht, deren Zeuge ich war und die ich erlebte, etwas mit der Beziehung zwischen Materie und Geist zu tun hatte, insbesondere mit der Gefangenschaft des Geistes in der Materie.

Nachdem diese Schlacht vorüber war, befand ich mich in einem recht ungewöhnlichen Geisteszustand: Ich fühlte eine Mischung von Heiterkeit und Seligkeit, mit dem naiven und urtümlichen Glauben der frühen Christen. Es war eine Welt, in der Wunder möglich, akzeptabel und verstehbar waren. Ich war mit den Problemen von Zeit und Raum und den unlösbaren Paradoxen von Unendlichkeit und Ewigkeit beschäftigt, die unsere Vernunft im gewöhnlichen Bewußtseinszustand verwirrend findet. Ich konnte nicht verstehen, wie ich mich durch eine Art von »Gehirnwäsche« verleiten lassen konnte, an die einfältige Vorstellung zu glauben, eindimensionale Zeit und dreidimensionaler Raum seien etwas Unabdingbares und in der objektiven Wirklichkeit Existierendes. Es schien mir auf der Hand zu liegen, daß es im Reich des Geistes keine Grenzen gibt und daß Zeit und Raum willkürliche, konstruierte Gedankengebilde sind. Räume in unbegrenzter Zahl mit verschiedenen Ordnungen von Unendlichkeiten konnten bewußt geschaffen und erfahren werden. Ich dachte über höhere Mathematik nach und erkannte fundamentale Parallelen zwischen verschiedenen mathematischen Konzeptionen und veränderten Bewußtseinszuständen.

In dieser Situation kam mir plötzlich der Gedanke, daß ich nicht durch die Grenzen von Zeit und Raum gebunden zu sein brauche und ganz nach meinem Willen und ohne jede Einschränkung im Kontinuum von Zeit und Raum reisen kann. Dieses Gefühl war so überzeugend und überwältigend, daß ich es durch ein Experiment testen wollte. Ich beschloß, zu versuchen, in meine Geburtsstadt zu reisen, die mehrere tausend Kilometer entfernt war. Nachdem ich mir die Richtung und die Distanz vergegenwärtigt hatte, setzte ich mich in Bewegung und versuchte, durch den Raum zu dem Bestimmungsort zu fliegen. Diese Bemühung erzeugte das Erlebnis, daß ich mit ungeheurer Geschwindigkeit durch den Raum flog, aber zu meiner Enttäuschung gelangte ich nirgendwohin. Ich brach meinen Versuch ab und überdachte die Situation noch einmal; ich konnte nicht verstehen, daß das Experiment nicht funktionierte, trotz meiner Überzeugung, daß solches Raumreisen möglich war. Ich erkannte schnell, daß ich immer noch unter dem Einfluß meiner alten Begriffe von Zeit und Raum stand. Ich dachte immer noch in Richtungen und Entfernungen und ging die Aufgabe dementsprechend an. Plötzlich kam mir der Gedanke, die richtige Methode wäre, mich selber glauben zu machen, daß der Ort der Sitzung in Wirklichkeit mit dem Zielort identisch war. Als ich die Aufgabe in dieser Weise anpackte, erlebte ich eigentümliche, bizarre Eindrücke. Ich befand mich in einem seltsamen, ziemlich überfüllten Raum voll Vakuumröhren, Drähte, elektrischer Widerstände und Kondensatoren. Nach einer kurzen Zeit der Verwirrung wurde mir klar, daß ich in einem Fernsehempfänger steckte, der in einer Zimmerecke der Wohnung in meiner Geburtsstadt stand, wo ich meine Kindheit verbrachte. Ich versuchte, irgendwie die Lautsprecher zum Hören und die Röhre zum Sehen zu benützen. Auf einmal begriff ich dann, daß dieses Erlebnis ein symbolischer Ausdruck war, eine Verhöhnung der Tatsache, daß ich immer noch an meinen früheren Überzeugungen über Raum und Materie festklebte. Der einzige für mich denkbare und annehmbare Weg zur Übermittlung von Bildern über große Entfernungen basierte auf der Anwendung von elektromagnetischen Wellen wie bei Fernsehsendungen. Eine solche Übermittlung ist natürlich durch die Geschwindigkeit der betreffenden Wellen begrenzt. In dem Augenblick, als ich erkannte und fest glaubte, daß ich im Reich des freien Geistes operieren konnte und nicht einmal durch die Lichtgeschwindigkeit oder die Geschwindigkeit anderer elektromagnetischer Wellen eingeschränkt war, veränderte sich das Erlebnis sehr schnell. Ich durchbrach den Bildschirm und fand mich in der Wohnung meiner Eltern umhergehen. Ich spürte zu diesem Zeitpunkt keinerlei Drogenwirkung, und das Erlebnis war so nüchtern und real wie jedes andere Erlebnis in meinem Leben. Ich ging zum Fenster und blickte auf die Uhr an der Straßenecke. Sie zeigte eine Differenz von fünf Stunden zur Uhrzeit in jener Zeitzone, wo das Experiment stattfand. Trotz der Tatsache, daß diese Differenz der tatsächlichen Zeitdifferenz zwischen den beiden Zeitzonen entsprach, fand ich das keinen überzeugenden Beweis. Ich kannte den Zeitunterschied verstandesmäßig, und mein Geist hätte dieses Erlebnis leicht fabrizieren können.

Ich fühlte das Bedürfnis nach einem sehr viel überzeugenderen Beweis, ob das, was ich erlebte, »objektiv wirklich« im gewöhnlichen Sinn war oder nicht. Ich beschloß endlich, einen Test durchzuführen: ein Bild von der Wand abzunehmen und später durch Korrespondenz mit meinen Eltern festzustellen, ob zu dieser Zeit in ihrer Wohnung etwas Ungewöhnliches geschehen war. Ich griff nach dem Bild, aber bevor ich imstande war, den Rahmen zu berühren, überkam mich das immer stärker werdende unangenehme Gefühl, daß mein Vorhaben außerordentlich riskant und gefährlich war. Ich spürte plötzlich den unheimlichen Einfluß böser Mächte und einen Anflug von so etwas wie »schwarzer Magie«; es kam mir vor, als ob ich um meine Seele spielte. Ich hielt ein und begann zu analysieren, was da vorging. Bilder von den berühmten Spielkasinos der Welt blitzten vor meinen Augen auf — Monte Carlo, der Lido von Venedig, Las Vegas, Reno ... Ich sah Roulettekugeln, die mit schwindelerregender Geschwindigkeit herumwirbelten, die mechanischen Bewegungen von Spielautomaten, Würfel, die über das grüne Tuch von Spieltischen rollten, Szenen von Glücksspielern beim Bakkarat und die flakkernden Lichter von Glücksspielmaschinen. Dann kamen Szenen von Geheimsitzungen von Staatsmännern, Politikern, Militärs und Spitzenwissenschaftlern. Ich erkannte, daß ich meine Egozentrik noch nicht überwunden hatte und der Versuchung der Macht nicht widerstehen konnte. Die Möglichkeit, die Grenzen von Zeit und Raum hinter mir zu lassen, erschien mir berauschend und von gefährlicher Verführungskraft. Wenn ich die Herrschaft über Zeit und Raum erlangen konnte, konnte ich auch unbegrenzt über Geld verfügen und damit über alles, was man mit Geld kaufen kann. Dann brauchte man ja bloß ins nächste Spielkasino zu gehen, in die Börse oder in eine Lotterieannahmestelle. Für jemanden, der nach Belieben über Zeit und Raum verfügte, würde es keine Geheimnisse geben; er könnte Gipfeltreffen von politischen Führern belauschen und hätte Zugang zu den geheimsten Entdeckungen. Das würde ungeahnte Möglichkeiten eröffnen, den Lauf der Weltereignisse zu bestimmen.

Ich begann zu begreifen, welche Gefahren mit meinem Experiment verbunden waren. Ich erinnerte mich an Stellen aus verschiedenen Büchern, wo davor gewarnt wurde, mit diesen Mächten zu spielen, bevor man seine Ichgrenzen überwunden und geistige Reife erlangt hat. Es gab jedoch noch etwas anderes, das mir noch bedeutsamer erschien. Ich fand heraus, daß meine Einstellung gegenüber dem Ergebnis meines Tests äußerst ambivalent war. Auf der einen Seite erschien es außerordentlich verlockend, sich von der Knechtschaft von Zeit und Raum befreien zu können. Auf der andern Seite war es offensichtlich, daß so etwas weitreichende und schwerwiegende Folgen hatte und nicht als ein isoliertes Experiment mit der willentlichen Beherrschung des Raumes angesehen werden konnte. Wenn ich die Bestätigung dafür bekommen konnte, daß es möglich war, die physische Umwelt über eine Entfernung von mehreren tausend Kilometern hinweg zu manipulieren, dann würde als Folge dieses Experiments meine ganze Welt zusammenbrechen, und ich würde mich in einem Zustand völliger metaphysischer Verwirrung befinden. Die Welt, wie ich sie kannte, würde nicht mehr existieren; ich würde alle Orientierungsgrundlagen verlieren, auf die ich mich verlassen und mit denen ich mich wohl gefühlt hatte. Ich würde nicht wissen, wer und wo ich wann war, und wäre in einem völlig neuen, erschreckenden Universum verloren, dessen Gesetze mir fremd und unbekannt wären.

Ich konnte mich nicht dazu bringen, das Experiment durchzuführen, das ich vorgehabt hatte, und beschloß, das Problem der Objektivität und Realität meines Erlebnisses ungelöst zu lassen. Das ermöglichte es mir, mit dem Gedanken zu spielen, daß ich die Zeit bezwungen hatte, und erlaubte mir zugleich für den Fall, daß die Sache allzu bedrohlich wurde, die ganze Episode als eine von vielen merkwürdigen Täuschungen anzusehen, die auf die Intoxikation meines Gehirns durch eine hochwirksame halluzinogene Droge zurückzuführen waren. Im gleichen Augenblick, in dem ich das Experiment aufgegeben hatte, befand ich mich wieder in dem Raum, in dem die Drogensitzung stattfand.

Ich habe es mir selber nie verziehen, daß ich ein so einzigartiges, phantastisches Experiment vergeudete. Die Erinnerung an den metaphysischen Schrecken bei diesem Test läßt mich jedoch bezweifeln, ob ich mutiger wäre, wenn mir eine ähnliche Chance noch einmal geboten würde.

Gelegentlich sind in psychedelischen Sitzungen auch telepathische Erfahrungen zu beobachten. Die feste Überzeugung eines unter der Wirkung von LSD Stehenden, daß er die Gedanken der bei der Sitzung anwesenden Personen lesen kann oder daß er sich auf Menschen in anderen Teilen der Welt einstimmen oder in ihre Gedanken einschalten kann, ist häufiger eine Selbsttäuschung als eine objektiv verifizierbare Tatsache. Neben groben Entstellungen und Fehldeutungen gibt es jedoch auch Situationen mit deutlichen Anzeichen dafür, daß eine echte außersinnliche Wahrnehmung vorliegt. So kommt es vor, daß eine LSD-Testperson über die Gedanken und Gefühle des Sitzungsleiters ungewöhnlich genau Bescheid weiß, ohne ihn auch nur anzublicken. Zwei Personen, die gleichzeitig ihre Sitzung haben, können viele Gedanken teilen oder parallele Erfahrungen haben, ohne daß viel verbale Kommunikation und Interaktion stattfinden. In Ausnahmefällen kommt es vor, daß die Behauptung einer Testperson, sie habe telepathischen Kontakt mit einer entfernten Person, durch objektive Beweise aufgrund unabhängiger Nachforschungen bestätigt wird.

Räumliche Einengung des Bewußtseins

Organ-, Gewebe- und Zellenbewußtsein

Bei diesem Erfahrungstypus scheint das Bewußtsein des Individuums auf Bezirke beschränkt zu sein, die kleiner sind als das persönliche Körperbild; in den meisten Fällen handelt es sich um Teile des Körpers der Versuchsperson und um physiologische Prozesse, die unter normalen Bedingungen dem Bewußtsein nicht zugänglich sind. Derartige Phänomene verbinden also eine räumliche Einengung des Bewußtseins mit dessen funktioneller Ausdehnung. Personen in diesem Zustand haben das Gefühl der Einschaltung in das Bewußtsein verschiedener Organe oder Gewebe ihres Körpers. Sie können die Tätigkeit der Herzpumpe miterleben, die Kontraktionen der Herzmuskulatur und das Öffnen und Schließen der Herzklappen. In ähnlicher Weise ist es möglich, die Leberfunktion und die daraus resultierende Produktion und Ansammlung von Galle zu beobachten, die Verdauungsprozesse und die Resorption im Magen-Darm-Trakt oder auch die Funktion jedes anderen Organs. In diesem Zustand scheint das Bewußtsein oft auf die Ebene des Zellenbewußtseins oder sogar subzellularer Prozesse zu regredieren. Es gab Fälle, wo Testpersonen angaben, daß sie sich als Neutronen in ihrem eigenen Gehirn erlebten, als weiße und rote Blutkörperchen, als Gebärmutterepithel oder als Samenzellen. Die häufig berichtete Erfahrung der Identifikation mit

Ovum und Sperma zum Zeitpunkt der Empfängnis gehört zu dieser Erfahrungskategorie. Ein weiteres interessantes Phänomen ist die bewußte Exploration des Zellkerns und der Gene in den Chromosomen; das kann mit dem Gefühl verbunden sein, »den eigenen DNS-Code zu lesen«. Wie im Falle anderer transpersonaler Erfahrungen können Episoden des Organ-, Gewebe- und Zellenbewußtseins mit zahlreichen konkreten Einsichten verbunden sein; Einzelheiten verschiedenster Art bezüglich der Anatomie, Histologie, Physiologie und Chemie des Körpers in den Mitteilungen über derartige Erfahrungen zeigen oft einen Informationsstand, den die Testpersonen vor den Sitzungen nicht besaßen. Einige Phänomene in dieser Erfahrungskategorie weisen eine starke Ähnlichkeit mit verschiedenen Szenen in dem Film *Fantastic Voyage* auf; Bezugnahmen auf diesen Film finden sich häufig in den Schilderungen solcher LSD-Erfahrungen.

Der folgende Auszug aus einer LSD-Lehrsitzung eines Psychiaters enthält mehrere gute Beispiele von Erfahrungen des Zellen- und Gewebebewußtseins.

Die interessantesten Szenen dieser Sitzung sollten noch kommen. Mein Bewußtsein wurde immer undifferenzierter, und ich begann eine seltsame Erregung zu spüren, die anders war als alles, was ich je in meinem Leben empfunden hatte. Der mittlere Teil meines Rückens erzeugte rhythmische Impulse, und ich hatte das Gefühl, durch Raum und Zeit einem unbekannten Ziel entgegengeschleudert zu werden; ich hatte nur eine sehr unbestimmte Ahnung des Zieles, aber die Mission schien mir ungeheuer wichtig zu sein. Nach einiger Zeit entdeckte ich zu meiner Überraschung, daß ich ein Spermatozoon war und daß die explosiven regelmäßigen Impulse von einem biologischen Schrittmacher erzeugt und an eine lange Flagelle weitergegeben wurden, die sich in blitzschnellen Schwingungen bewegte. Ich nahm an einem hektischen Superwettlauf zur Quelle gewisser chemischer Botschaften teil, die etwas Faszinierendes und Unwiderstehliches hatten. Inzwischen war mir klargeworden, daß das Ziel war, das Ei zu erreichen, in es einzudringen und es zu befruchten. Trotz der Tatsache, daß diese ganze Szene meinem nüchternen wissenschaftlichen Verstand absurd und lächerlich erschien, konnte ich der Versuchung nicht widerstehen, an diesem Wettlauf mit allem Ernst und unter Aufbietung aller Energie teilzunehmen.

Während ich mich als Samenfaden im Wettkampf um das Ei erlebte, war ich mir aller beteiligten Vorgänge bewußt. Was da vor sich ging, hatte die Grundmerkmale des physiologischen Geschehens, wie es im medizinischen Studium gelehrt wird; es waren jedoch viele zusätzliche Dimensionen vorhanden, die weit über alles hinausgingen, was man in einem gewöhnlichen Geisteszustand in der Phantasie produzieren könnte. Das Bewußtsein dieses Spermatozoons war ein ganzer autonomer Mikrokosmos, ein selbständiges Universum. Ich war der chemischen Prozesse im Kernplasma deutlich gewahr; in einer nebelhaften Atmosphäre konnte ich die Struktur der Chromosomen, der einzelnen Gene und der Moleküle der D-Nukleinsäure erkennen. Ich konnte wahrnehmen, daß ihre physiochemische Struktur zugleich Elemente von Ahnenerinnerungen, urtümliche phylogenetische Formen, Kernformen historischer Ereignisse, Mythen und archetypischer Bilder enthielt oder vielmehr all dies zugleich war. Genetik, Biochemie, Mythologie und Geschichte schienen unentwirrbar verflochten und waren nur verschiedene Aspekte des gleichen Phänomens. Die Mikrowelt des Spermatozoons war zugleich beeinflußt und gesteuert von irgendwelchen Kräften, die den Ausgang des Wettlaufes modifizierten und bestimmten. Sie schienen die Gestalt karmischer, kosmobiologischer und astrologischer Kraftfelder zu haben.

Die Erregung dieses Wettrennens nahm von Sekunde zu Sekunde zu, und das hektische Tempo schien sich bis zu einem solchen Grad zu steigern, daß es dem Flug eines Raumschiffes glich, der sich der Lichtgeschwindigkeit nähert. Dann kam der Höhepunkt in Gestalt einer triumphalen Explosion und der ekstatischen Verschmelzung mit dem Ei. Während des Sperma-Rennens alternierte mein Bewußtsein zwischen dem des Samens, der seinem Ziel entgegenrast, und dem des Eis mit der unbestimmten, aber intensiven Erwartung eines überwältigenden Ereignisses. Im Augenblick der Empfängnis vereinigten sich diese beiden gespaltenen Bewußtseinseinheiten, und ich war beide Keimzellen zugleich. Sonderbarerweise schienen beide Einheiten das gleiche Ereignis sowohl als individuellen Erfolg wie als gemeinsamen Triumph zu deuten. Beide erfüllten ihren Auftrag — der Same den des Eindringens und der Implosion, das Ei den der Einverleibung. Ein einziger Akt mit zwei Teilnehmern, der die totale Befriedigung auf beiden Seiten bewirkte. Ich fühlte, daß dies ein ideales Modell war, nicht nur für das Zusammenwirken des männlichen und des weiblichen Prinzips im Sexualleben erwachsener Menschen, sondern für zwischenmenschliche Situationen ganz allgemein. Die Aufgabe bestand offenbar darin, die Umstände so zu ordnen, daß alle beteiligten Parteien das Ergebnis als ihren persönlichen Erfolg deuten. Ich erkannte damals, daß die Mannigfaltigkeit und Vielzahl der vorhandenen Interpretationssysteme so etwas möglich machen konnten.

Nach der Verschmelzung der Keimzellen ging das Erlebnis weiter, immer noch in dem gleichen hektischen Tempo wie bei dem Sperma-Rennen. In verdichteter und beschleunigter Form erlebte ich die Embryogenese im

Anschluß an die Empfängnis. Wieder das vollbewußte Gewahrsein der biochemischen Vorgänge, der Zellteilungen und des Gewebewachstums. Zahlreiche Aufgaben mußten bewältigt und kritische Perioden überwunden werden. Ich war Zeuge der Differenzierung von Geweben und der Bildung neuer Organe. Ich wurde zu den Kiemenbögen, zu dem pulsierenden Herzen des Fötus, den Leberzellen und den Zellen der Magen- und Darmschleimhaut. Eine ungeheure Entladung von Energie und Licht begleitete die embryonale Entwicklung. Ich fühlte, daß dieser blendende, goldene Glanz etwas mit der biochemischen Energie zu tun hatte, die bei dem rapiden Wachstum von Zellen und Geweben wirksam ist. An einem bestimmten Punkt hatte ich das ganz deutliche Gefühl der Vollendung der fötalen Entwicklung; dies wurde wiederum als eine große Leistung erlebt — als individueller Erfolg und zugleich als Triumph der Schöpferkraft der Natur.

Auch als ich dann zu meinem gewöhnlichen Bewußtseinszustand zurückkehrte, hatte ich das Gefühl, daß diese Erfahrung eine bleibende Wirkung auf mein Selbstgefühl haben werde. Gleich, wie mein Lebensgang weiter verlaufen wird, hatte ich doch bereits zwei eindeutige Erfolge gehabt: Ich hatte das Sperma-Rennen im Wettkampf mit vielen Millionen anderer Keimzellen gewonnen und die komplizierte Aufgabe der Embryogenese erfolgreich erfüllt. Obwohl mein Verstand mich zu einem herablassenden Lächeln zwang, als ich diese Gedanken dachte, waren doch die dahinterliegenden Gefühle stark und überzeugend.

Erweiterung des Erfahrungsbereichs über den Rahmen der »objektiven Realität« hinaus

Spiritistische und mediale Erfahrungen

Diese seltenen Erfahrungen haben eine starke Ähnlichkeit mit Phänomenen, die aus spiritistischen Seancen und der okkulten Literatur bekannt sind. Die LSD-Testperson kann z. B. plötzlich in einen Zustand eintreten, der der Trance eines Mediums ähnlich ist; der Gesichtsausdruck des Betreffenden ist auffallend verwandelt, seine Haltung und seine Gesten erscheinen fremd, und seine Stimme ist völlig verändert. Er kann in einer fremden Sprache sprechen, automatisch Texte niederschreiben und undeutbare hieroglyphische Zeichen entwerfen oder seltsame Bilder und unverständliche Schnörkel zeichnen. Andere Erfahrungen aus dieser Kategorie können die Form von Begegnungen mit Astralkörpern oder Geistwesen verstorbener Personen haben sowie der außersinnlichen Kommunikation mit ihnen. Einige dieser Phänomene haben die Merk-

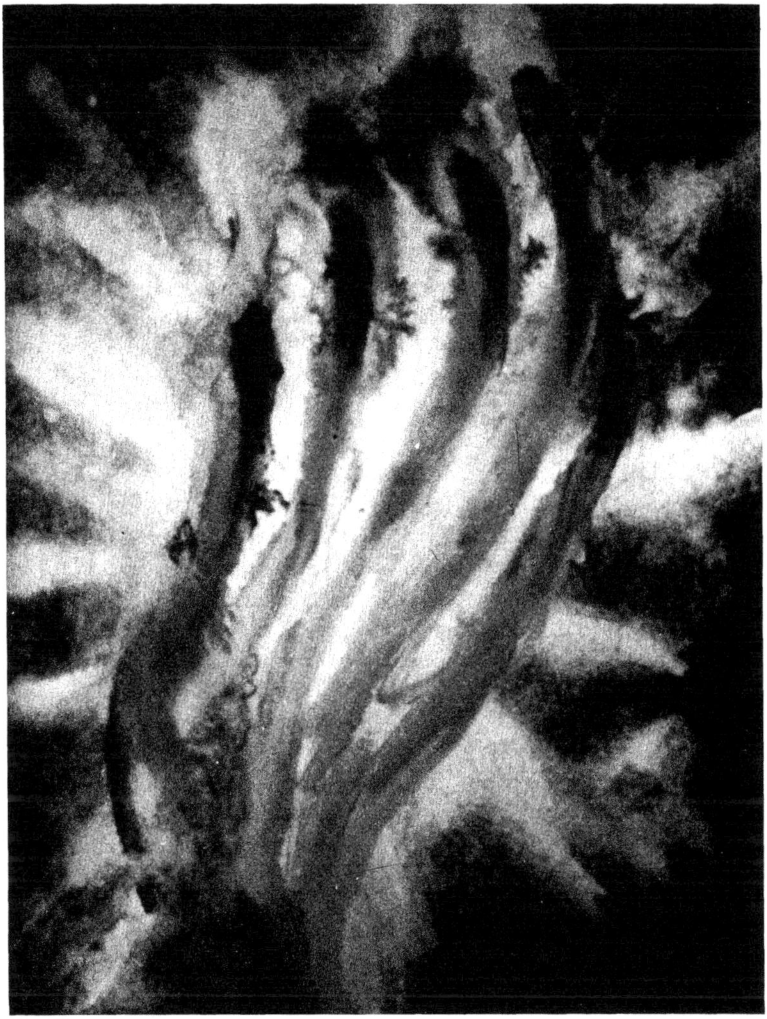

Ein Bild, das Danas »spiritistische« Erfahrung in einer ihrer LSD-Sitzungen wiedergibt. Sie erlebte den Todeskampf ihres Vaters wieder, den sie als Kind mitangesehen hatte; nachdem sie zuerst nur Beobachterin war, erfuhr sie später eine vollständige Identifikation mit ihrem Vater in dieser Situation. Als sie den Augenblick des Todes durchlaufen hatte, befand sie sich in einer unheimlichen, von fluoreszierendem Äther erfüllten Welt. Seelen von Verstorbenen schwebten im Raum und traten mit ihr in telepathische Kommunikation. Als sie ihre Hand anblickte, sah sie, daß die Astralhand ihres toten Vaters darüberlag.

male des Besessenseins von Geistern, wie es in einer Reihe von mittelalterlichen Quellen oder auch von Anthropologen beschrieben wird, die religiöse Praktiken verschiedener Kulturen untersuchten.
Die folgende Episode aus einer fortgeschrittenen Sitzung einer psycholytischen Serie im Psychiatrischen Forschungsinstitut in Prag ist ein Beispiel einer aufwühlenden, erschütternden spiritistischen Erfahrung. Sie ergab sich im Verlauf der Behandlung von Dana, einer neurotischen Patientin, die schon früher kurz erwähnt wurde (siehe Seite 75 ff.).

In einer ihrer Sitzungen erlebte Dana eine außerordentlich qualvolle, traumatische Episode aus ihrer Kindheit wieder. Ihr Vater war wegen einer schweren Psychose viele Jahre lang in einer Nervenklinik. Als Dana zehn Jahre alt war, erlitt er einen Gehirnschlag und wurde aus der Klinik entlassen, um daheim zu sterben. Dana mußte das Dahinsiechen ihres Vaters mitansehen und saß während seines Todeskampfes an seinem Bett. In der LSD-Sitzung regredierte sie buchstäblich zu dieser Situation und wurde wieder zu dem erschreckten kleinen Mädchen, das den Todeskampf des Vaters mit ansah. Zuerst war sie nur Beobachterin dieser Todesqual, später begann sie jedoch selber Todesqualen zu erdulden; in vollständiger Identifikation mit dem Vater näherte sie sich dem Augenblick des physischen Todes. Als sie die Grenze zwischen Leben und Tod in dieser eigentümlichen dualen Einheit überschritten hatte, verfiel Dana in einen Zustand fast unkontrollierbarer Panik. Mindestens zwei Stunden lang war es unmöglich, mit ihr in Kommunikation zu treten.
Als der Kontakt wiederhergestellt war, war sie fähig, ihre Erfahrung rückblickend zu beschreiben: »Nachdem wir die Schwelle vom Leben zum Tod überschritten hatten, befand ich mich in einer unheimlichen, erschreckenden Welt. Sie war erfüllt von einem fluoreszierenden, sonderbar grausigen Äther. Es war nicht erkennbar, ob der Raum endlich oder unendlich war. Zahllose Seelen von verstorbenen Menschen schwebten in diesem lumineszierenden Äther; in einer Atmosphäre eigentümlicher Bedrängnis und beunruhigender Erregung sandten sie durch irgendwelche, nicht feststellbare außersinnliche Kanäle nichtverbale Botschaften aus. Sie wirkten ungewöhnlich fordernd, und es schien, als ob sie etwas von mir brauchten. Allgemein erinnerte die Atmosphäre mich an die Beschreibungen der Unterwelt, die ich in der griechischen Literatur gelesen hatte. Aber die Wirklichkeit und objektive Gegebenheit der Situation überstiegen mein Phantasievermögen: Sie riefen einen Zustand nackten, absoluten metaphysischen Schreckens hervor, den ich nicht einmal andeutungsweise beschreiben kann. Mein Vater war in dieser Welt als Astralleib zugegen; da ich diese Welt vereint mit ihm betreten hatte, war es, als ob

sein Astralleib meinen eigenen Körper überlagere. Ich war nicht fähig, mit Ihnen (dem Therapeuten) irgendwie in Verbindung zu treten, und im übrigen erschien mir das auch als ganz zwecklos. Ich wußte sicher, daß Sie über diese unheimliche Welt ebenso wenig wußten wie ich und mir deshalb auch in keiner Weise helfen konnten. Es war das weitaus schrecklichste Erlebnis meines Lebens; in keiner meiner früheren LSD-Sitzungen war mir etwas begegnet, das dem nahegekommen wäre.«

Erfahrungen der Begegnung mit übermenschlichen geistigen Wesenheiten

Das uralte Thema der Begegnung und Interaktion mit geistigen Wesenheiten als Führer, Lehrer und Beschützer ist eine der wertvollsten und befriedigendsten transpersonalen Erfahrungen in LSD-Sitzungen. Wer diese Erfahrung macht, der nimmt diese Wesen als übermenschliche oder geistige Wesenheiten wahr, die auf einer höheren Bewußtseins- und Energieebene existieren. Nur ausnahmsweise ist diese Erfahrung von einer realen bildlichen Erscheinung oder von einer Kommunikation in verbaler Form begleitet. Manchmal stellen sich diese Wesen als eine Licht- oder Energiequelle dar, mit oder ohne damit einhergehenden Schwingungen von hoher Frequenz; gewöhnlich spürt der Betreffende lediglich ihre Gegenwart und empfängt Botschaften, Weisungen und Erklärungen durch außersinnliche Kanäle verschiedener Art. Typischerweise bleibt die Ich-Identität dessen, der eine solche Erfahrung macht, erhalten, und er erlebt diese Wesenheiten als von ihm selbst getrennt; es kommt jedoch auch vor, daß er eine mehr oder weniger starke Verschmelzung oder sogar eine völlige Identifikation mit ihnen erlebt.
Geistige Führer treten in den Sitzungen in verschiedenen Eigenschaften auf; manchmal geben sie eine Erklärung dessen, was geschieht, oder Ratschläge, wie die LSD-Erfahrung aufgenommen werden sollte. In anderen Fällen begleiten sie den Erlebenden durch schwierige Erfahrungen, wie den Vergil in Dantes *Göttlicher Komödie*, geben ihm intellektuellen und spirituellen Beistand oder erschaffen sogar Schutzschilde positiver Energie, die ihn vor den destruktiven Einflüssen böser Wesenheiten schützen. Manchmal geben solche Führer auch spezielle Anweisungen und Anregungen für die gegenwärtige Lebenssituation des Erlebenden oder für sein Leben allgemein. In manchen Fällen bleiben die spirituellen Helfer unerkannt; in anderen Fällen werden sie als verschiedene Aspekte des eigenen höheren Selbst identifiziert oder als körperlose religiöse Lehrer und erleuchtete Wesen wie Sri Ramana Maharischi, Ramakrischna, Sri Aurobindo, Gandhi oder Jesus Christus.

Die Phänomenologie dieser Erfahrungskategorie hat John C. Lilly in seinem Buch *The Center of the Cyclone* sehr eindrucksvoll beschrieben (12). Lilly schildert in seinem Bericht seine eindringlichen Begegnungen mit zwei Wächtern aus höheren Bewußtseinsebenen, die in verschiedenen kritischen Perioden seines spirituellen Suchens eine wichtige Rolle spielten.

Erfahrungen anderer Universa und Begegnungen mit ihren Bewohnern

Die seltsamen, fremden Welten, die LSD-Testpersonen bei dieser Art von Erfahrungen entdecken und erkunden, scheinen ihre eigene Realität zu besitzen, die jedoch außerhalb des Bereichs unseres Kosmos liegt; sie existieren anscheinend in anderen Dimensionen, in Welten, die neben unserer Welt existieren. Wer eine solche Erfahrung macht, der kann Wesenheiten begegnen, die eine absonderliche körperliche Gestalt haben, die aufgrund undurchschaubarer Gesetze operieren und deren Stoffwechselprozesse und physiologische Vorgänge von unseren eigenen völlig verschieden sind. Sie werden als offensichtlich vernunftbegabte Geschöpfe wahrgenommen, aber ihre Gedanken und Gefühle haben keine Ähnlichkeit mit irgend etwas dem Menschen Bekanntem. In mehreren Fällen berichteten LSD-Testpersonen von Kontakten oder Begegnungen mit »fliegenden Untertassen« und anderen Arten außerirdischer Raumfahrzeuge. Manchmal wurden sie als Besuche von fernen Teilen unseres Weltalls oder als astrale Expeditionen aus anderen Dimensionen und Parallelwelten betrachtet. Solche fremden Universa, wie sie in LSD-Sitzungen erlebt werden, können viel kleiner oder unendlich viel größer sein als unseres und können von uns unbekannten Energien gesteuert werden. Personen, die diese außergewöhnlichen kosmischen Abenteuer durchgemacht hatten, verglichen sie mit den phantastischsten Science-fiction-Erzählungen, die je geschrieben wurden. Manche zogen *Gullivers Reisen* von Swift zum Vergleich heran; andere wieder verglichen sie mit verschiedenen Folgen der amerikanischen Fernsehserie »Star Trek«.

Archetypische Erfahrungen und komplexe mythologische Erlebnisserien

Eine wichtige Gruppe transpersonaler Erfahrungen in LSD-Sitzungen sind Phänomene, für die C. G. Jung die Begriffe Urbilder, Dominanten des kollektiven Unbewußten oder Archetypen verwendet hat. Sie kommen immer wieder vor, sowohl in Sitzungen von Personen, die mit dieser Konzeption vertraut sind, als auch in Sitzungen von Personen, die vorher von den Gedanken Jungs noch nichts gehört hatten. In seinem weitesten

Sinn kann der Terminus »Archetypus« für alle statischen Muster und Konfigurationen wie auch für dynamische Geschehnisse überindividueller und universeller Art innerhalb der Psyche verwendet werden. Diese Beschreibung und Definition der Archetypen würde auf viele der Kategorien von Phänomenen zutreffen, die im gesamten fünften Kapitel geschildert werden. In diesem Abschnitt wollen wir nur die Gruppe transpersonaler Erfahrungen archetypischer Natur erörtern, die generalisierte biologische, psychologische und soziale Typen und Rollen darstellen.

Eine Person unter der Einwirkung von LSD kann z. B. eine völlige Identifikation mit den folgenden Archetypen erfahren: dem Märtyrer, dem Flüchtling, dem Ausgestoßenen, dem erleuchteten Herrscher, dem Tyrannen, dem guten Samariter, dem alten Weisen, dem Geizhals, dem Asketen oder dem Einsiedler. Diese Erfahrungen sind nahe verwandt, aber nicht identisch mit den früher beschriebenen Elementen des Gruppenbewußtseins. Aufgrund der letzteren fühlt sich die Testperson mit allen einzelnen Mitgliedern einer bestimmten Gruppe gleichzeitig identifiziert; die archetypischen Erfahrungen stellen personifizierte Konzepte der betreffenden Rollen dar (also z. B. alle Juden, im Gegensatz zu *dem* Juden). Archetypische Phänomene dieser Art können verschiedene Ebenen der Abstraktion und verschiedene Grade der Verallgemeinerung widerspiegeln. In einigen der universellen Archetypen kann sich die Testperson mit den Rollen »Mutter«, »Vater«, »Kind«, »Frau«, »Mann« oder »Liebhaber« identifizieren. Viele stark universalisierte Rollen werden als heilig empfunden, wie sich an den folgenden Archetypen zeigt: die »Große Mutter«, die »Schreckliche Mutter«, die »Mutter Erde«, die »Mutter Natur«, der »Große Hermaphrodit«, der »Kosmische Mensch«. Archetypen, die bestimmte Aspekte der Persönlichkeit der Testperson darstellen, wie der »Schatten«, Animus und Anima oder Persona, kommen gleichfalls in fortgeschrittenen LSD-Sitzungen häufig vor. Die Bilder des »Goldenen Zeitalters« oder des »Dunklen Zeitalters«, wie auch die Vision des Stroms aller aufeinanderfolgenden Hindu-Yugas, können als Beispiele reicher, extensiver und generalisierter Archetypen angeführt werden.

Statt der oben beschriebenen individuellen und gewöhnlich statischen archetypischen Bilder erleben manche LSD-Testpersonen Themen und komplexe Ereignisse aus Legenden, aus der Mythologie oder den Märchen. Einige dieser Motive sind ziemlich einfach und wohlbekannt, wie das der bösen Stiefmutter und der mißhandelten Stieftochter, des guten und des bösen Bruders, der großen durch unglückliche Umstände oder Intrigen gefährdeten Liebe. Andere wieder sind sehr viel spezifischer und ungewöhnlicher; dazu gehört das Motiv der ewigen Verdammnis, das man in den Geschichten von Tantalus, Sisyphus, Prometheus, Ahasver und dem Fliegenden Holländer findet, das Motiv von Tod und Wiedergeburt des Helden, Legenden von Ehrgeiz und Wissensdurst des Menschen, wie in den Geschichten von Dädalus, Ikarus oder Faust, und der Mythos vom Über-Helden, der schwierige Aufgaben bewältigt oder eine gefangene, in Gefahr befindliche Frau erlöst und befreit. Nicht selten berichteten Personen mit sehr bescheidener Vorbildung Geschichten, die starke Ähnlichkeit mit antiken mythologischen Themen aus Mesopotamien, Indien, Ägypten, Griechenland, Mittelamerika und anderen Ländern der Welt hatten. Diese Beobachtungen sind eine deutliche Parallele zu den Schilderungen C. G. Jungs, der das Auftreten relativ unbekannter, aber eindeutig archetypischer Themen in den Träumen von Kindern und ungebildeten Patienten wie auch in der manifesten Symptomatologie mancher Schizophrenen beobachtete.

Erfahrungen der Begegnung mit Gottheiten

Diese Kategorie von Erfahrungen ist mit der vorhergehenden nahe verwandt. Im strengen Sinne Jungs wären Begegnungen mit Gottheiten verschiedener Art und/oder der Identifikation mit ihnen als archetypische Erfahrungen anzusehen. Aber die mit den Theorien Jungs vertrauten Mediziner und Psychologen, die freiwillig an einer LSD-Reihe teilnahmen, unterschieden offenbar deutlich zwischen den Archetypen in Gestalt generalisierter Rollen und universeller Prototypen und Erfahrungen der Begegnung mit konkreten Gottheiten aus bestimmten Kulturen. Manchmal sind Testpersonen mit den Göttern oder den Dämonen, die sie erleben, vertraut, können sie mit Namen nennen und den entsprechenden Kulturen zuordnen. Es ist dann die Aufgabe des Therapeuten, sich die notwendigen Informationen zu beschaffen und festzustellen, bis zu welchem Grad ihre Einsichten zutreffend sind. Es gibt ferner Situationen, in denen die Identität einer solchen Erscheinung dunkel oder unsicher bleibt, trotz der vereinten Bemühungen der Testperson und des Therapeuten, sie aufzuklären.
Die meisten Gottheiten, die in LSD-Sitzungen erscheinen, fallen in zwei ziemlich scharf umrissene Kategorien: Die erste Gruppe schließt all jene Gottheiten ein, die mit den Mächten des Lichts und des Guten verbunden sind; die zweite setzt sich aus Gottheiten des Dunkels und des Bösen zusammen. Typische Repräsentanten seliger und gütiger Gottheiten sind Isis und Osiris, Ahura Mazda, Apollo, Bodhisattwa und Krischna; Beispiele zorniger Gottheiten wären Set, Hades, Ahriman, Kali, Moloch, Astarte, Huitzilopochtli oder Satan. In LSD-Reihensitzungen erscheinen

diese Gottheiten gewöhnlich zum erstenmal in der perinatalen Phase. In diesem Kontext sind die Bilder jener Götter, die dunkle Mächte repräsentieren, mit der Geburtsqual von PM II und III verknüpft; selige Gottheiten begleiten in dieser Phase die ekstatischen Erfahrungen von PM I und IV. Später kommen solche Bilder von Gottheiten selbständig vor, entweder in der Form statischer Visionen oder als Teil der im vorangehenden Abschnitt erwähnten mythologischen Erlebnisserien. Gelegentlich erleben LSD-Testpersonen ganze kosmologische Dramen, wie z. B. die Schlacht zwischen den Streitkräften von Ahriman und Ahura Mazda, den Krieg zwischen den Göttern und den Titanen, den Sturz Luzifers und anderer Engel, verschiedene Versionen der Weltschöpfung, die biblische Sintflut und das Jüngste Gericht oder Armageddon.

Intuitives Verstehen universaler Symbole

Visionen universaler Symbole verschiedener Art bilden einen wichtigen Teil von LSD-Sitzungen. Sie können selbständig vorkommen oder auch in Verbindung mit verschiedenen anderen Arten transpersonaler Phänomene. Die Erfahrungen universaler Symbole werden gefolgt oder begleitet von einem intuitiven Verständnis der verschiedenen Schichten ihrer esoterischen Bedeutung. Viele Personen, die eine LSD-Behandlung machten, hatten Visionen von komplizierten geometrischen Kompositionen, die große Ähnlichkeit mit orientalischen Mandalas hatten; manche Patienten waren sogar in der Lage, sie zu zeichnen und die verschiedenen Aspekte ihrer Zeichnung ganz detailliert zu erklären. Es kommt ziemlich häufig vor, daß Personen, die mit der Literatur des Orients und der Mystik in keiner Weise vertraut sind, Deutungen universaler Symbole vorbringen, die mit den einschlägigen esoterischen Texten übereinstimmen. Die in den Sitzungen am häufigsten beobachteten Symbole waren das Kreuz, der sechszackige Stern Davids, die indoiranische Swastika, das alte ägyptische »ankh« (Nilkreuz oder »crux ansata«), die Lotusblüte, das taoistische »yin und yang«, der hinduistische heilige Phallus (»Schiwa lingam«), der Diamant und andere Edelsteine, das buddhistische Rad von Tod und Wiedergeburt und der Kreis (häufig in Gestalt der archetypischen Riesenschlange Ouroboros, die ihren Schwanz verschlingt).
Wir erwähnten an anderer Stelle, daß manche Patienten aufgrund von LSD-Sitzungen Einsichten in ganze Systeme esoterischen Denkens gewannen. So hatten Personen, die von der Kabbala nichts wußten, Erlebnisse, die in den Schriften Sohar und Sepher Jesirah beschrieben sind, und zeigten eine verblüffende Vertrautheit mit kabbalistischen Symbolen. Andere spielten spontan mit der transzendentalen Bedeutung von

Zahlen und kamen zu Schlüssen, die eine Parallele zur pythagoreischen Algebra oder Zahlenkunde darstellten. Testpersonen, die sich zuvor über Astrologie lustig machten und eine herablassende Einstellung gegenüber der Alchimie hatten, entdeckten einen tieferen Sinn in diesen Systemen und gelangten zu einer vertieften Würdigung ihrer metaphysischen Relevanz. Ein solches neues Verständnis wurde auch bezüglich verschiedener antiker Formen der Divination (z. B. I Ging und Tarot) beobachtet.

Aktivierung der Chakras und Erweckung der »Schlangenmacht« (Kundalini)

Viele Erfahrungen aus transpersonalen LSD-Sitzungen zeigen eine auffallende Ähnlichkeit mit Phänomenen, wie sie in verschiedenen Schulen des Kundalini-Yoga als Zeichen der Aktivierung und Öffnung der einzelnen Chakras beschrieben werden*. Diese Parallelen sind nicht nur bei Erfahrungen positiver Natur vorhanden; Phänomenologie und Folgen schlecht durchgeführter oder ungenügend integrierter LSD-Sitzungen sind den Komplikationen sehr ähnlich, die im Laufe unbeaufsichtiger und amateurhafter Kundalini-Übungen auftreten**. Versuchspersonen, die mit den Philosophien und Religionen Indiens vertraut sind, nehmen in ihren Beschreibungen dieser Erfahrungen häufig auf die »Schlangenmacht« Bezug, auf verschiedene Chakras und auf Tantra-Praktiken. Verstandesmäßiges Wissen über diesen Bereich ist jedoch keine notwendige Voraussetzung für diese Erfahrungen; sie können bei völlig naiven Personen vorkommen. In den letzteren Fällen waren die Testpersonen in der Lage, erstaunlich detaillierte Schilderungen ähnlicher Erfahrungssequenzen und manchmal sogar der korrespondierenden theoretischen Systeme zu geben, natürlich ohne Verwendung der Sanskrit-Terminologie. Allgemein scheint das Chakra-System sehr nützliche Landkarten des Be-

---

* Chakras (ein Sanskritwort für »Räder«) sind hypothetische Zentren der Ausstrahlung von Urenergie (»prana«), die annähernd bestimmten Ebenen des Rückenmarks und bestimmten Körperorganen entsprechen. Die meisten Systeme unterscheiden sieben Chakras: 1) Wurzel-Chakra (»muladhara«); 2) Genital-Chakra (»svadhistana«); 3) Nabel-Chakra (»manipura«); 4) Herz-Chakra (»anahata«); 5) Hals-Chakra (»vishuddha«); 6) Stirn-Chakra (»ajna«); 7) Kronen-Chakra (»sahasrara«). Der Strom von »prana« wird durch eine zentrale Leitung (»sushumna«) und zwei seitliche Leitungen (»ida« und »pingala«) vermittelt.

**Gopi Krishna gibt bei der Schilderung seines spirituellen Weges in seinem Buch *Kundalini: The Evolutionary Energy in Man* (7) zahlreiche Beispiele für die negativen Nebenwirkungen von naiven Experimenten dieser Art.

wußtseins zu liefern, die für das Verständnis und die begriffliche Erfassung vieler ungewöhnlicher Erfahrungen in LSD-Sitzungen außerordentlich hilfreich sind. Eine detaillierte Behandlung dieser interessanten Parallelen würde den Rahmen dieses Kapitels sprengen und muß deshalb einer künftigen Publikation vorbehalten bleiben.

Eine äußerst seltene und ungewöhnliche Erfahrung, die in fortgeschrittenen LSD-Sitzungen vorkommen kann, ist die der Erweckung des Kundalini im heiligen Teil des Rückenmarks und das Aufwärtsfließen spiritueller Energie mit der darauffolgenden Aktivierung aller Chakras. In seiner vollständigen Gestalt kann dieser Prozeß zu einer profunden transzendentalen Erfahrung ekstatischer und integrierender Natur führen, die mit dem höchsten Chakra, der tausendblättrigen Lotosblüte, verknüpft ist.

Ich möchte in diesem Zusammenhang eine sehr interessante Diskussion erwähnen, die sich an meine Darlegungen auf der Ersten Konferenz für wissenschaftlichen Yoga im Dezember 1971 in Neu-Delhi anschloß, in denen ich die Parallelen zwischen LSD-Erfahrungen und den indischen Religionen beschrieb. Die Zuhörerschaft von über zweihundert Personen repräsentierte viele verschiedene spirituelle Richtungen, die es im heutigen Indien gibt, einschließlich mehrerer Gruppen tibetischer Buddhisten, die nach dem chinesischen Einmarsch aus Tibet geflohen waren. Die Diskussionsteilnehmer schienen sich in dem Punkt zu treffen, daß von allen Yogasystemen der Kundalini-Yoga die größte Ähnlichkeit mit der LSD-Psychotherapie aufweist. Beide Methoden führen zu einer augenblicklichen, ungeheuren Entladung von Energie, erzeugen tiefe und dramatische Erlebnisse und können in relativ kurzer Zeit eindrucksvolle Ergebnisse erzielen. Auf der andern Seite schließen sie das größte Risiko ein und können sehr gefährlich sein, wenn sie nicht unter sorgfältiger Überwachung und verantwortungsvoller Anleitung praktiziert werden.

Bewußtsein des universalen Geistes

Dies ist eine der tiefsten und umfassendsten Erfahrungen, die in LSD-Sitzungen zu beobachten sind. Derjenige, der die Identifikation mit dem Bewußtsein des universalen Geistes erlebt, spürt, daß seine Erfahrung die Gesamtheit des Seins umschließt. Er fühlt, daß er zu der Wirklichkeit vorgedrungen ist, die allen Wirklichkeiten zugrunde liegt, und dem höchsten und letzten Prinzip gegenübersteht, das alles Sein darstellt. Die Illusion von Materie, Raum und Zeit und unendlich viele andere subjektive Realitäten werden vollständig transzendiert und endgültig auf diese eine Bewußtseinsform zurückgeführt, die ihr gemeinsamer Ursprung und

Nenner ist. Diese Erfahrung ist grenzenlos, unergründlich und unbeschreiblich; sie ist die Existenz selbst. Verbale Kommunikation und die symbolische Struktur unserer Alltagssprache erscheinen als lächerlich unzulängliche Mittel, um das Wesen und die Qualität dieses Erlebnisses einzufangen und mitzuteilen. Die Erfahrung der Erscheinungswelt und was wir normale Bewußtseinszustände nennen, erscheinen in diesem Zusammenhang nur als sehr begrenzte, subjektiv-persönliche und partielle Aspekte des allumfassenden Bewußtseins des universalen Geistes. Dieses Prinzip ist eindeutig jenseits allen rationalen Begreifens, und doch befriedigt schon eine kurze erfahrungsmäßige Begegnung mit ihm die intellektuelle, philosophische und spirituelle Begierde des betreffenden Menschen. Sämtliche Fragen, die je gestellt wurden, erscheinen beantwortet, und es gibt keinen Grund mehr, weiter zu fragen.

Der beste Weg, zu einem annähernden Verständnis der Natur dieser Erfahrung zu gelangen, ist vielleicht, sie anhand des Begriffs »sat-cit-ānanda« zu beschreiben, dem man in den religiösen und philosophischen Schriften Indiens begegnet. Dieses zusammengesetzte Sanskritwort besteht aus drei verschiedenen Wurzeln: »sat« bedeutet Existenz oder Sein, »cit« Bewußtsein und Intellekt und »ānanda« Glückseligkeit. Das formlose, dimensionslose und immaterielle Prinzip, das sich einem Menschen als der universale Geist mitteilen kann, ist durch unendliches Sein, unendliches Bewußtsein und Wissen und unendliche Seligkeit charakterisiert. Bei allen Beschreibungen und Definitionen verwenden wir jedoch notwendigerweise Worte, die wir mit Erscheinungen der dreidimensionalen Welt assoziieren; wir sind deshalb unfähig, die eigentliche Essenz dieses höchsten transzendentalen Prinzips auszudrücken. Bei der Diskussion über Erfahrungen dieser Art äußerten sich Testpersonen oft dahin, daß die Sprache der Dichter, wenngleich immer noch höchst unvollkommen, doch ein angemesseneres und geeigneteres Ausdrucksmittel für dieses Phänomen darstelle. Man kann verstehen, warum so viele große Seher, Propheten und religiöse Lehrer sich der Dichtung, der Parabel und des Gleichnisses bedienten, um ihre transzendentalen Visionen mitzuteilen.

Die Erfahrung des Bewußtseins des universalen Geistes ist nah verwandt mit der Erfahrung der kosmischen Einheit, die wir schon früher beschrieben haben, sie ist jedoch nicht identisch mit ihr. Eine wichtige Begleiterscheinung ist die intuitive Einsicht in den Prozeß der Erschaffung der Erscheinungswelt, wie wir sie kennen, und in die buddhistische Vorstellung des Rades von Tod und Wiedergeburt. Diese Einsicht kann in dem Betreffenden das vorübergehende oder bleibende Gefühl entstehen lassen, daß er ein umfassendes nichtrationales und transrationales Verständnis der fundamentalen ontologischen und kosmologischen Probleme erlangt habe, die der menschlichen Existenz eigen sind.

Die suprakosmische und metakosmische Leere

Das letzte und ausgesprochen paradoxe transpersonale Phänomen, das in diesem Zusammenhang zu behandeln ist, ist die Erfahrung der suprakosmischen und metakosmischen Leere, der uranfänglichen Leere, des Nichtseins und der Stille, welche der letzte Ursprung und die Wiege aller Existenz und des »ungeschaffenen und unaussprechlichen Höchsten« ist. Die Termini »suprakosmisch« und »metakosmisch«, die von belesenen LSD-Testpersonen in diesem Zusammenhang gebraucht wurden, beziehen sich auf die Tatsache, daß diese Leere der Erscheinungswelt sowohl übergeordnet als auch zugrundeliegend zu sein scheint. Sie ist jenseits von Zeit und Raum, jenseits jeder Gestalt oder erfahrungsmäßigen Differenzierung und jenseits aller Polaritäten wie Gut und Böse, Licht und Dunkelheit, Stabilität und Bewegung, Qual und Ekstase.
Die Leere schließt ferner die Transzendenz unseres gewöhnlichen Kausalitätsbegriffes ein. In einigen Fällen berichteten LSD-Testpersonen, daß sie das Auftauchen von »sat-cit-ānanda« aus der Leere als dessen erste Formulierung erlebten, oder umgekehrt als dessen Rückkehr in die Leere, als sein Verschwinden. Dieses Phänomen war nicht mit den lähmenden Gefühlen der Absurdität verbunden, die man in gewöhnlichen Bewußtseinszuständen erfahren würde bei der Betrachtung der Möglichkeit, daß etwas aus dem Nichts entsteht oder spurlos verschwindet. Ebensowenig wird die Tatsache, daß etwas ohne vorausgehende ausreichende Ursache oder einen entsprechenden Anstoß geschieht, auf dieser Ebene von der betreffenden Person in Frage gestellt. So paradox das auch erscheinen mag: Die Leere und der universale Geist werden als identisch und frei austauschbar wahrgenommen; sie sind zwei verschiedene Aspekte der gleichen Erscheinung. Die Leere erscheint als formenträchtige Leere, und die subtilen Formen des universalen Geistes werden als absolut inhaltslos erlebt.

Die Bedeutung transpersonaler Erfahrungen in der LSD-Psychotherapie

Das Verständnis der Dynamik transpersonaler Erfahrungen ist für die LSD-Psychotherapie wichtig, da bestimmte transpersonale Phänomene spezifische Folgen für die Zeit nach der Sitzung haben. Der dabei wirksame Mechanismus ist dem ähnlich, den wir bezüglich der COEX-Systeme für die psychodynamische Ebene und bezüglich der perinatalen Matrizen für die perinatale Ebene beschrieben haben. Nach einer LSD-Sitzung mit transpersonalen Elementen scheint die Testperson unter dem Einfluß der dynamischen Struktur zu bleiben, welche die Schlußphase dieser Sitzung beherrschte.

So kann z. B. ein Patient im Anschluß an eine LSD-Erfahrung, in der er schwere embryonale Krisen nicht gelöst hat, tage- oder monatelang an schwierigen Symptomen verschiedener Art leiden; die Natur der Probleme hängt davon ab, welche Art fötaler Bedrängnis er erlebt hat: panische Angst, paranoide Gefühle oder die Erwartung einer Katastrophe, wenn er einen Abtreibungsversuch »wiedererlebt« hat; oder Übelkeit, Magen-Darm-Beschwerden und das Gefühl, vergiftet zu sein, im Falle toxischer Einflüsse während der Schwangerschaft. Ausnahmsweise kann er auch Elemente der symbiotischen Vereinigung mit der Mutter, die er auf den Therapeuten (oder Sitzungsleiter) projiziert, erleben; seine Ichgrenzen sind dann unstabil und gefährdet, und er hat Schwierigkeiten, seine eigenen Gefühle und Gedanken von denen des Therapeuten zu differenzieren. Es kann sich in ihm die wahnhafte Überzeugung bilden, daß er die Gedanken des Therapeuten lesen könne und dieser seinerseits Zugang zu den Gedanken des Patienten habe. Es kann vorkommen, daß der Patient den Therapeuten verdächtigt, ihn telepathisch oder durch Hypnose beeinflussen zu wollen. Episoden dieser Art sind bei der psycholytischen Behandlung Schizophrener besonders häufig. In einem späteren Buch über die praktischen Aspekte der LSD-Psychotherapie werde ich dies im einzelnen erörtern. Die Zeit im Anschluß an die Sitzung ist dagegen gewöhnlich durch Entspannung, Freude und Gelassenheit charakterisiert, wenn der Patient während der Sitzung im Zusammenhang mit der Erfahrung einer ungestörten embryonalen Existenz auf die Gefühle ozeanischer Seligkeit eingestimmt war. Ein solcher Mensch hat auch nach der Sitzung die Empfindung, daß die Welt ein sicherer und freundlicher Aufenthaltsort ist. Im Falle phylogenetischer Erinnerungen und der Identifikation mit Tieren können ungewöhnliche und oft bizarre anatomische und physiologische Gefühle und Empfindungen, die einen integralen Bestandteil dieser Phänomene in der LSD-Sitzung bildeten, auch nachdem die eigentliche Wirkung des LSD aufgehört hat, noch unterschiedlich lange anhalten.

Erfahrungen einer früheren Inkarnation, die in LSD-Sitzungen aktiviert und nicht aufgelöst wurden, können in der Zeit nach der Sitzung eine sehr starke Wirkung auf den Patienten ausüben. Der spezifische Inhalt eines karmischen Musters beeinflußt oft die Selbstwahrnehmung des Patienten, die Wahrnehmung seiner gegenwärtigen Lebenssituation und seiner sozialen Verflechtungen; ferner wird sein Verhalten in der Richtung verändert, die durch den Inhalt der Erfahrung einer früheren Inkarnation diktiert wird. Umgekehrt kann die Auflösung einer karmischen »Gestalt« in einer LSD-Sitzung bei dem Patienten selbst und in seinen zwischenmenschlichen Beziehungen sehr positive Veränderungen bewirken. Die Vereinfachung, Klärung und Verbesserung der zwischenmenschlichen und situationsbedingten Probleme nach einem solchen Wiedererleben vollziehen sich manchmal höchst eindrucksvoll. In manchen Fällen erstrecken sich solche Veränderungen auf Umstände, die jeder denkbaren Einwirkungsmöglichkeit des Betreffenden entzogen sind und deshalb von ihm und seiner neuen geistigen Verfassung nicht direkt beeinflußt werden konnten. So vollzogen sich spezifische Veränderungen im Leben und im Verhalten von Menschen, die nach der Schilderung des Patienten Teil eines bestimmten karmischen Musters waren, das in einer LSD-Sitzung durchgearbeitet worden war. Diese Personen waren bei der Sitzung nicht zugegen und wußten auch nichts von ihr, ja, manchmal spielten sie nicht einmal in der unmittelbaren Lebenssituation der betreffenden Testperson eine Rolle; sie hielten sich an verschiedenen entfernten Orten auf, und zwischen ihnen und der Testperson bestand kein wirklicher Kontakt. Der Zeitpunkt der Veränderungen in ihrem Leben fiel genau mit der Manifestation, Entfaltung und Auflösung des karmischen Musters in der LSD-Sitzung zusammen. Dieses ungewöhnliche Zusammentreffen (Koinzidenz), das bei der Arbeit mit LSD im Zusammenhang mit Erfahrungen einer früheren Inkarnation beobachtet wurde, scheint anzuzeigen, daß die Ereignisse in den Sitzungen Teil eines umfassenderen Musters sind, dessen Reichweite über das Energiefeld der betreffenden Testperson hinausgeht. Man muß in diesem Zusammenhang an Jungs Gedanken der Synchronizität denken (10). Es scheint, daß der Ansatz Jungs in vielen Fällen transpersonaler Phänomene nützlich sein kann, in denen die Anwendung des Kausalitätsprinzips offensichtlich keine befriegenden Antworten liefert. In diesem Zusammenhang ist noch eine weitere Beobachtung zu erwähnen. Ein Mensch, der die Aktivierung eines starken karmischen Musters oder dessen endgültige Auflösung erfahren hat, kann die ungeheure Bedeutung dieses Musters qualvoll empfinden; er kann das Gefühl haben, von der Last des »schlechten Karma« erdrückt zu werden, und von dem Verlangen getrieben werden, die bösen Folgen seiner früheren Taten ungeschehen zu machen. In ähnlicher Weise haben auch andere Arten transpersonaler Phänomene Folgen für die zwischen den einzelnen LSD-Sitzungen liegende Zeit.

Die Erfahrung dualer Einheit mit einer anderen Person kann in Gestalt tiefer Sympathie, von Einfühlung, Liebe und Verstehen weiterdauern. Die auffallendsten Beispiele dieses Phänomens wurden bei Ehegatten und

sexuellen Partnern beobachtet, deren Intimleben nach einem solchen Erlebnis eine Umwandlung in Richtung ozeanischer und tantrischer Sexualität erfuhr.
Ähnliches läßt sich im Falle archetypischer Erfahrungen beobachten. Wenn ein starker Archetypus die Endphase einer Sitzung beherrscht, kann dessen Einfluß auf den Patienten fortdauern, auch nachdem die Wirkung der Droge abgeklungen ist. Die Selbstwahrnehmung der Testperson, ihr Verhalten und ihre Umwelt können durch den spezifischen Gehalt dieses Archetypus in starkem Maße beeinflußt werden. Hat eine solche archetypische Struktur die Gestalt einer bestimmten Gottheit, eines Dämons oder einer anderen individuellen Wesenheit, kann dies zu einem Zustand führen, der von dem der Besessenheit nicht zu unterscheiden ist. Ein Mensch, der eine solche Erfahrung gemacht hat, kann das Gefühl haben, die betreffende Wesenheit habe die Herrschaft über ihn erlangt und bestimme seine Gedanken, seine Gefühle und sein Verhalten.
Viele transpersonale Erfahrungen haben auch einen starken Einfluß auf die Wertbegriffe, Einstellungen und Interessen der betreffenden Testperson. So können z. B. Erfahrungen des kollektiven und rassischen Unbewußten eine sensitive Aufgeschlossenheit gegenüber den Bedürfnissen und den Problemen einer anderen Kultur erzeugen und ein tiefes Verständnis für Religion, Kunst und Weltanschauung dieser Kultur hervorrufen. Elemente des Tier- und Pflanzenbewußtseins können die Naturliebe eines Menschen steigern und ihn für ökologische Probleme aufgeschlossen machen. So tiefe transzendentale Erfahrungen wie die Aktivierung des Kundalini, des Bewußtseins des universalen Geistes oder der Leere haben nicht nur einen sehr heilsamen Einfluß auf das physische und psychische Wohlbefinden dessen, der diese Erfahrungen gemacht hat, sie erwecken in der Regel in ihm auch ein lebhaftes Interesse für religiöse, mystische und philosophische Fragen und ein starkes Bedürfnis, die Dimension des Spirituellen in seine Lebensweise zu integrieren.

Transpersonale Erfahrungen und heutige Psychiatrie

Nachdem wir die transpersonalen Erfahrungen definiert und ihre wichtigen Typen, wie sie in LSD-Sitzungen vorkommen, erörtert haben, folgen nun einige allgemeine Bemerkungen über ihren Platz in der modernen Psychiatrie und Psychotherapie. Die Situation bezüglich dieser Erscheinungen ist eine ganz ähnliche, wie wir sie in bezug auf die perinatalen Erfahrungen bereits geschildert haben. Es ist sicherlich nicht das erste Mal, daß Verhaltenswissenschaftler und Psychiater mit transpersonalen

Erfahrungen konfrontiert worden sind, auch ist die Anwendung psychedelischer Substanzen nicht der einzige Rahmen, in dem sie zu beobachten sind. Viele dieser Erfahrungen sind seit Jahrhunderten oder Jahrtausenden bekannt. Schilderungen solcher Erfahrungen finden sich in den heiligen Schriften aller großen Weltreligionen wie auch in den schriftlichen Dokumenten zahlloser kleinerer religiöser Gruppierungen, Sekten und Bewegungen. Sie spielten ferner eine entscheidende Rolle in den visionären Zuständen einzelner Heiliger, Mystiker und religiöser Lehrer. Ethnologen und Anthropologen haben transpersonale Erfahrungen bei den heiligen Riten von Urvölkern, in ekstatischen und mystischen Religionen, bei den Heilpraktiken von Eingeborenen und den Initiationsriten verschiedener Kulturen beobachtet und beschrieben. Psychiater und Psychologen beobachten transpersonale Phänomene immer wieder in der täglichen Praxis, bei vielen psychotischen Patienten, vor allem bei Schizophrenen, ohne sie als solche zu identifizieren und zu benennen. Historiker, Religionswissenschaftler, Anthropologen und experimentell arbeitende Psychiater und Psychologen wissen, daß es eine Vielzahl alter und moderner Techniken gibt, die das Eintreten transpersonaler Erfahrungen begünstigen; es sind die gleichen Verfahrensweisen, die wir weiter oben geschildert haben und von denen wir feststellten, daß sie zum Auftauchen perinataler Elemente beitragen.

Trotz der Häufigkeit dieser Erscheinungen und ihrer offensichtlichen Bedeutung für viele Bereiche des menschlichen Lebens wurden in der Vergangenheit überraschend wenig ernsthafte Versuche unternommen, sie in der Theorie und Praxis der zeitgenössischen Psychiatrie und Psychologie zu integrieren. Die Haltung der meisten Fachleute schwankte zwischen mehreren, deutlich zu unterscheidenden Verhaltensweisen gegenüber diesen Erscheinungen. Einige Fachleute kommen nur am Rande mit transpersonalen Erfahrungen der einen oder anderen Art in Berührung und schenken ihnen wenig oder gar keine Beachtung. Sie sind der Meinung, daß solche Phänomene in Wirklichkeit nur wenig praktische oder theoretische Bedeutung haben, und wenden ihre Aufmerksamkeit anderen Bereichen der Psychologie und Psychopathologie zu, die sie für wichtig zum Verständnis des gesunden und des kranken menschlichen Geistes halten.

Für eine andere große Gruppe von Fachleuten sind transpersonale Erfahrungen offensichtlich ein zu wunderliches Phänomen, als daß sie sie noch im Rahmen der Varianten des normalen geistigen Funktionierens betrachten würden. Jede Manifestation dieser Art wird deshalb ohne weiteres mit dem Etikett »psychotisch« versehen, ob sie nun bei einem schizophrenen Patienten auftritt, bei einer normalen Testperson nach der

Verabreichung einer halluzinogenen Droge, bei einem Menschen, der mehrere Stunden in einem Kasten zur Abschirmung vor Sinneseindrükken verbracht hat, bei einem Zen-Schüler während eines »Zazen« oder bei Mystikern und religiösen Lehrern vom Format eines Sri Ramana Maharischi, Sri Aurobindo oder Jesus. Von diesem Standpunkt aus gesehen, gibt es keinen praktischen Grund, Wesen und Dynamik dieser Erscheinungen zu untersuchen, und es sind keine größeren heuristischen Durchbrüche von einem solchen Unternehmen zu erwarten. Diese Einstellung schließt notwendigerweise ein Werturteil ein — die Annahme, daß transpersonale Phänomene mit einem »normalen geistigen Funktionieren« unvereinbar sind und deshalb unterdrückt werden müssen. Wenn die Wissenschaft das Geheimnis einer erfolgreichen Psychosenbehandlung einmal entdeckt habe, werde es möglich sein, alle diese Symptome geistiger Dysfunktion total zu beseitigen, ungefähr so wie Malariaanfälle. Eine praktische Konsequenz dieser Denkweise ist die Tendenz, bei der Behandlung aller Personen, die transpersonale Erlebnisse haben, Beruhigungsmittel zu geben; das Grundprinzip dieses Vorgehens ist der Gedanke, wenigstens die Symptome unter Kontrolle zu bringen, wenn schon die Ursache des pathologischen Prozesses selbst sich der wissenschaftlichen Erklärung noch entzieht.

Wieder eine andere Gruppe von Fachwissenschaftlern interessiert sich lebhaft für bestimmte Aspekte des transpersonalen Bereichs und unternimmt ernsthafte Versuche, theoretische Erklärungen und Konzeptualisierungen zu finden. Diese Gruppe erkannte jedoch nicht die Einzigartigkeit und die spezifischen Charakteristika dieser Phänomene. Sie erklärt transpersonale Erfahrungen in den Begriffen alter und weithin akzeptierter Paradigmata. In den meisten Fällen werden transpersonale Erfahrungen auf biographisch determinierte psychodynamische Phänomene reduziert. So werden intrauterine Erfahrungen (und ebenso die perinatalen Elemente), die in Träumen und freien Assoziationen vieler Patienten auftreten, gewöhnlich als bloße Phantasien behandelt; religiöse Gedanken und Gefühle verschiedener Art werden aus ungelösten Konflikten mit der elterlichen Autorität erklärt; Erfahrungen der kosmischen Einheit werden als Anzeichen eines primären infantilen Narzißmus gedeutet; manche archetypischen Bilder werden als symbolische Maske für die Vater- oder Mutterfigur des Patienten betrachtet; und Erfahrungen einer früheren Inkarnation werden als Reaktionsbildung auf die eigene Furcht vor Vergänglichkeit und Tod betrachtet oder als eine kompensatorische Wunschphantasie angesehen, welche die Unzufriedenheit mit verschiedenen Aspekten der eigenen gegenwärtigen Existenz widerspiegelt.

Nur einige wenige Wissenschaftler, die eher eine Außenseiterrolle spielen, zeigen ein echtes Interesse für transpersonale Erfahrungen und würdigen sie als eigenständige Phänomene. Sie haben den heuristischen Wert dieser Erfahrungen und ihre Relevanz für ein neues Verständnis des Unbewußten, der Möglichkeiten und der Natur der Menschen erkannt und anerkannt. Aus dieser Gruppe verdienen William James, Roberto Assagioli, Carl Gustav Jung und Abraham Maslow besondere Erwähnung.

Das durch die Entdeckung von LSD ausgelöste Interesse für psychedelische Drogen in der Wissenschaft und in der allgemeinen Öffentlichkeit hat das Problem der transpersonalen Erfahrungen stärker in den Vordergrund gerückt. Die Beobachtungen, die Patienten, Testpersonen und illegitim mit LSD experimentierende Personen in LSD-Sitzungen gemacht haben, zeigen deutlich die Grenzen der alten Denkansätze in bezug auf ein Verständnis transpersonaler Bereiche. Darüber hinaus haben zahlreiche Fachleute die Gelegenheit gehabt, in eigenen Lehrsitzungen transpersonale Phänomene zu erleben, und deren ungewöhnliche und spezifische Natur erkannt. Die so gesammelten Daten bildeten eine der heuristischen Hauptströmungen, aus denen die transpersonale Psychologie als neue, selbständige Disziplin entstand.

Während der vielen Jahre meiner Forschungen auf dem Gebiet der LSD-Psychotherapie verbrachte ich Tausende von Stunden damit, transpersonale Phänomene in den Sitzungen anderer wie auch in meinen eigenen Sitzungen zu beobachten und zu analysieren. Heute habe ich kaum noch einen Zweifel, daß sie Phänomene sui generis darstellen, die ihren Ursprung im tiefsten Unbewußten haben, in Regionen, die die klassische Freudsche Psychoanalyse nicht erkannt und anerkannt hat. Ich bin überzeugt, daß sie nicht auf die psychodynamische Ebene reduziert und innerhalb des Freudschen Begriffssystems angemessen erklärt werden können. In diesem Zusammenhang habe ich häufig einen Einwand gegen das in LSD-Sitzungen auftauchende Material gehört, der besondere Beachtung verdient. Manche Fachleute, die Zugang zu Material aus der LSD-Psychotherapie hatten, gaben der Meinung Ausdruck, daß die Unterschiede in den Erfahrungen der Testpersonen sich aus der starken Beeinflußbarkeit des LSD-Zustandes und aus der impliziten oder expliziten Indoktrination durch den Therapeuten erklären lassen. Dieser Kritik zufolge tendiert ein psychoanalytisch orientierter Therapeut dazu, von seinen Patienten Freudsche Erfahrungen zu erhalten, während ein Anhänger der Lehren C. G. Jungs zumeist archetypisches Material beobachtet. Es besteht kein Zweifel, daß der Therapeut ein wichtiger Faktor in der LSD-Psychotherapie ist und daß er bestimmte Typen von Erfahrungen begünstigen kann. Richtig ist ferner, daß es im allgemeinen möglich ist, den gleichen Inhalt im Freudschen wie im Jungschen Sinne zu deuten. Ich glaube jedoch, daß die psychodynamische und die transpersonale Ebene ihre jeweils eigenen spezifischen Charakteristika und eine selbständige Existenz besitzen und nicht auf einen Nenner gebracht werden können. Wenn ein Therapeut Freudscher Richtung und ein Therapeut Jungscher Richtung die gleiche Erfahrung verschieden deuten, jeder nach seinem eigenen Begriffssystem, dann hat einer von ihnen notwendigerweise die Natur des zur Diskussion stehenden Materials nicht erfaßt. Einer der beiden Therapeuten hat sehr wahrscheinlich bestimmte phänomenologische und empirische Charakteristika der Erfahrung vernachlässigt oder nicht erkannt und/oder den Kontext, in dem sie auftrat, außer acht gelassen. Eine sorgfältige Analyse, die alle diese Faktoren einbezieht, macht es fast immer möglich, das Wesen eines bestimmten Phänomens und die Bewußtseinsschicht, der es entstammt, zu identifizieren.

Die Geschichte meiner eigenen LSD-Forschungen kann als Argument gegen den obengenannten Einwand dienen, die spezifischen Unterschiede bei LSD-Erfahrungen seien auf Indoktrination durch den Therapeuten zurückzuführen. Ich begann meine eigenen klinischen Experimente mit LSD als Mitglied der Prager psychoanalytischen Gruppe und überzeugter Freudianer. Meine Ablehnung der Ideen Ranks war noch verstärkt durch das, was ich im Medizinstudium über die Myelinisierung der Großhirnrinde gelernt hatte*. Ich fand, daß die Schriften C. G. Jungs zwar eine unerschöpfliche Quelle faszinierender Informationen über die menschliche Kultur waren, teilte aber die Ansicht vieler Freudianer, seine Ideen seien eine Manifestation von Mythomanie, und ihr wissenschaftlicher Wert sei gering, wenn nicht gleich Null. In den psycholytischen LSD-Sitzungen ließen alle meine Versuchspersonen früher oder später den engen psychodynamischen Rahmen hinter sich und traten in perinatale und transpersonale Bereiche ein. Dies geschah trotz meiner intensiven Bemühungen und meines Bedürfnisses, das, was sich in den Sitzungen abspielte, psychodynamisch zu verstehen. Es war die jahrelange tagtägliche Beobachtung transpersonaler Erfahrungen, die mich schließlich zwang, meinen theoretischen Begriffsrahmen auszuweiten. Während dieses Prozesses erkannte ich nicht nur die theoretische Relevanz des transpersonalen Bereichs, sondern auch seine unmittelbare klinische Bedeutung. Diese umfassenderen Implikationen der LSD-Forschung faßte ich in einem Aufsatz zusammen, der vor wenigen Jahren erschienen ist und

* Ein häufiger Einwand gegen die Existenz von intrauterinen Erinnerungen und Geburtserinnerungen ist der Hinweis auf den noch unfertigen Zustand des Gehirns des Neugeborenen und die unvollständige Myelinisierung der kortikalen Neuronen.

den Titel trägt »Theoretical and Empirical Basis of Transpersonal Psychology and Psychotherapy: Observations from LSD Sessions« (»Theoretische und empirische Grundlage der Transpersonalen Psychologie und Psychotherapie: Beobachtungen aus LSD-Sitzungen«) (8). Dieses Gebiet wird in einem künftigen Band ausführlich behandelt werden.
Ich will diesen Abschnitt mit einem kurzen klinischen Beispiel abschließen, das einige Punkte der obigen Ausführungen veranschaulicht.

Vor mehreren Jahren wurde ich als Berater bei einem Patienten zugezogen, der wegen eines durch LSD ausgelösten psychotischen Zusammenbruchs in stationärer Behandlung war. Trotz eines enormen Zeit- und Energieaufwands von seiten des Klinikstabs war in den sechs Monaten seit seiner Aufnahme kein wesentlicher therapeutischer Fortschritt erzielt worden. Der Patient sagte mir, er habe den Inhalt seiner 25 unbeaufsichtigten LSD-Sitzungen sowie einige der ungewöhnlichen Erlebnisse, die er seit seiner letzten Sitzung, die seinen psychotischen Zusammenbruch auslöste, im täglichen Leben gehabt hatte, mit seinem Therapeuten durchgesprochen. Er beklagte sich, daß der Therapeut das Wesen der Phänomene, über die sie diskutierten, nicht verstehe und nicht wirklich wisse, wovon er — der Patient — rede. Der Patient hatte keine Achtung vor diesem Therapeuten, hielt ihn für einen Ignoranten und konnte keine richtige Beziehung zu ihm finden. Der allgemeine Eindruck, den der Patient von dem therapeutischen Verfahren hatte, war der, als ob »ein völlig Blinder versuche, einen Einäugigen zu führen, der ernste Sehschwierigkeiten mit seinem einzigen Auge hat«. Er hatte das Gefühl, daß er bei dem Versuch, Regionen des Geistes zu erkunden, von denen der Therapeut nichts wußte, ja, an deren Existenz er nicht einmal glaubte, die Richtung verloren und Schiffbruch erlitten hatte.
Eine kurze Diskussion brachte ans Licht, daß der Patient in seinen ersten Sitzungen viele ästhetische und psychodynamische Erfahrungen erlebt hatte, daß seine späteren Sitzungen jedoch vorwiegend perinataler und transpersonaler Natur gewesen waren. Das Problem, das seinen psychotischen Schub ausgelöst hatte, war offenbar seine Unfähigkeit gewesen, dem Ich-Tod ins Auge zu sehen. Während der therapeutischen Gespräche bemühte sich der Therapeut unaufhörlich, zahlreiche mystische, religiöse und archetypische Phänomene aus den LSD-Sitzungen des Patienten auf der Grundlage des Freudschen Systems zu deuten. Wo dies nicht möglich war, bezeichnete er die Erscheinungen einfach als psychotisch, womit sie praktisch aus weiteren Diskussionen ausgeschlossen waren.
Viele Stunden lang drehten sich die Diskussionen um eine Vision, die der Patient in seiner letzten LSD-Sitzung gehabt hatte; er bezeichnete sie als

eine Szene, bei der der »kosmische Phallus« angebetet wurde. Diese Szene ereignete sich in einem typisch Jungschen Rahmen, war von einer Reihe archetypischer Erlebnisse begleitet und hatte einen ausgeprägt religiösen und mystischen Akzent. Um mir eine lange, komplizierte Beschreibung zu ersparen, will ich nur darauf hinweisen, daß diese symbolische Vision eng mit der hinduistischen Idee von »Schiwa lingam« verwandt zu sein schien. Der Analytiker unternahm zahlreiche Versuche, den Patienten davon zu überzeugen, seine Vision sei ein klarer Hinweis darauf, daß er irgendwann in seiner Kindheit den traumatischen Anblick des Penis eines erwachsenen Mannes erlebt habe; er versuchte immer wieder, dem Patienten die Deutung einzureden, er müsse seinen Vater einmal unter traumatischen Umständen nackt gesehen haben, und in der LSD-Sitzung habe sich dieses Erlebnis dann in das Bild des kosmischen Phallus verwandelt. Als der Patient diese Deutung nicht akzeptierte, verbrachte der Therapeut viele Stunden mit frustrierenden Versuchen, seinen angeblichen Widerstand zu analysieren.

Als ich die transpersonale Natur dieses Symbols erkannte und anerkannte und darüber in angemessenem Zusammenhang mit dem Patienten sprach, entwickelte er schon bald eine positive Beziehung, zeigte sich an der therapeutischen Arbeit interessiert und war recht kooperativ. Er war bereit, sich nach sorgfältiger Vorbereitung einer überwachten LSD-Sitzung zu unterziehen, um das zugrundeliegende Problem durchzuarbeiten; nach dieser Sitzung besserte sich seine klinische Symptomatologie so weitgehend, daß er aus der Klinik entlassen werden konnte.

6

Die mehrdimensionale und mehrschichtige Natur der LSD-Erfahrung

Im vorangehenden Text wurde die Phänomenologie des LSD-Zustandes aus didaktischen Gründen aufgegliedert; die Darstellung konzentrierte sich auf die verschiedenen Schichten des Unbewußten und die einzelnen Erfahrungstypen, die in den Sitzungen zutage treten. Nun ist es notwendig, die Komplexität und die mehrdimensionale Natur der LSD-Reaktion nochmals hervorzuheben, einige ihrer generellen Merkmale zu beschreiben und sie stärker ganzheitlich zu betrachten. Aus theoretischen und praktischen Gründen ist es wichtig, zu erfassen, wie die verschiedenen Schichten des Unbewußten, die sich in der Sitzung manifestieren, mit der Persönlichkeit des Patienten, seiner gegenwärtigen Lebenssituation, seinen psychologischen Problemen und dem allgemeinen Kontext, in dem eine solche Sitzung stattfindet, zusammenhängen. Ferner muß man all die Variablen im Auge behalten, die für Natur und Verlauf der LSD-Erfahrung und die Hauptquellen des zutage tretenden Erfahrungsmaterials ausschlaggebend sind. Der Inhalt von LSD-Sitzungen ist stets hoch spezifisch für denjenigen, der diese Erfahrung macht, und drückt in verdichteter, symbolischer Dramatisierung die psychophysiologischen, emotionellen, intellektuellen, weltanschaulichen und spirituellen Probleme aus, die zum Zeitpunkt der Sitzung besonders relevant für ihn sind. Dies ist besonders offensichtlich bei Sitzungen von psychodynamischem Charakter, wo die LSD-Erfahrungen mehr oder weniger direkt mit den gegenwärtigen Lebensumständen und den biographischen Daten des Betreffenden verknüpft sind. Eine ähnliche Spezifität läßt sich jedoch auch für verschiedene Aspekte perinataler Erfahrungen und selbst transpersonaler Phänomene nachweisen. Dies gilt nicht nur für Ahnen-Erinnerungen und Erinnerungen an die rassische Vergangenheit, sondern auch für die archetypische Dynamik und die Erfahrungen einer früheren Inkarnation. Sie alle haben offenbar eine unmittelbare Relevanz für den Patienten als komplexe psychobiologische und soziale Wesenheit und stehen in einem sinnvollen Zusammenhang mit seiner gegenwärtigen Lebenssituation. Es gibt wenige Ausnahmen von dieser Regel: Bestimmte transpersonale Phänomene fortgeschrittenen Grades, wie die Erfahrung des universalen Geistes oder der Leere, haben einen so hohen Allgemeinheitsgrad, daß sie auf die Probleme des einzelnen nur in der allgemeinen, unspezifischen Form philosophischer oder spiritueller Leitlinien anwendbar sind.

Ein sehr wichtiges Prinzip, das die Auswahl der unbewußten Elemente zum Zweck der Veräußerlichung und bewußten Darstellung einer bestimmten LSD-Sitzung beeinflußt, ist die eindeutige Vorliebe für Material, das emotional stark aufgeladen ist. Es scheint, daß die unbewußten Elemente, die zu diesem Zeitpunkt mit dem intensivsten negativen oder positiven Affekt verknüpft sind, durch die Droge aktiviert werden, ins Bewußtsein treten und zum manifesten Inhalt der LSD-Erfahrung werden. Diese spezifische Affinität von LSD zu emotional hoch aufgeladenen dynamischen Strukturen hat wesentliche diagnostische und therapeutische Implikationen. Dieser ungewöhnlichen Eigenschaft wegen kann LSD als eine Art von »innerem Radar« angewandt werden, der das Unbewußte abtastet, die Bereiche hoher affektiver Spannung feststellt und sie an die Oberfläche bringt. LSD hilft dem Patienten und dem Therapeuten, bedeutsames Material von banalem und unwichtigem zu unterscheiden, richtige Prioritäten herzustellen und die Bereiche zu erkennen, die der therapeutischen Arbeit am dringendsten bedürfen. Die Phänomenologie der LSD-Sitzungen reflektiert also die Schlüsselprobleme des Patienten und legt die Wurzeln und Quellen seiner emotionellen Schwierigkeiten auf psychodynamischer, perinataler und transpersonaler Ebene bloß. Dies kann in direkter, unmittelbar verständlicher Weise geschehen, die keiner weiteren Klärung und Deutungsarbeit bedarf. In anderen Fällen sind die Zusammenhänge zunächst nicht offenkundig; in solchen Fällen ist es notwendig, freie Assoziationen und erklärende Kommentare des Patienten heranzuziehen, ähnlich wie das bei der psychoanalytischen Deutung von Träumen geschieht. Durch die Anwendung dieser Methode in der Sitzung und vor allem bei der sich an die Sitzung anschließenden Analyse des Materials ist es in der Regel möglich, die kunstvolle Struktur der Symbolsprache des LSD-Zustandes zu entziffern. Die Assoziationen eines Patienten zu verschiedenen Aspekten seiner LSD-Sitzung können in erstaunlich kurzer Zeit zu sehr wichtigem unbewußtem Material hinführen. Freud sagte einmal von den Träumen, sie seien die »via regia«, der Königsweg, zum Studium des Unbewußten; dies trifft offenbar für die LSD-Erfahrung in noch stärkerem Maße zu.

Diese ungewöhnliche Tendenz von LSD, selektiv wichtige, konfliktbeladene emotionale Themen ans Licht zu bringen, läßt sich an dem Fall Ottos demonstrieren, bei dem sich die Phänomenologie einer Sitzung mit hoher Dosis auf eine einzige Manifestation beschränkte.

Otto war ein 31 Jahre alter Techniker mit schizoider Persönlichkeit und vielen aus dem Rahmen fallenden Interessen. Seine stationäre Aufnahme in unsere Abteilung erfolgte wegen schwerer Depressionen, übermäßigem Alkoholgenuß, Angstanfällen und einer Tendenz zu absonderlichen Phantasien. Seiner ersten LSD-Sitzung ging eine lange Periode intensiver Medikation mit Niamid voran, einer antidepressiven Droge aus der Gruppe der Monoaminooxidase-Hemmstoffe; die Droge wurde erst drei Tage vor der Sitzung abgesetzt. Wie wir später entdeckten, verstärkt eine längere Vorbehandlung mit Niamid die Resistenz gegen LSD enorm und macht den Patienten nahezu immun gegen dessen Wirkungen.* Otto erlebte nur eine einzige, sehr kurze, ungewöhnliche Erfahrung im Laufe des ganzen Sitzungstages, obwohl die LSD-Dosis sukzessiv bis auf 350 Mikrogramm gesteigert wurde. Obwohl die Sitzung selbst im ganzen ziemlich enttäuschend und ereignislos verlief, erbrachte die Analyse dieses isolierten Phänomens nach der Sitzung doch interessante Resultate.

Während der Vorbereitung für diese Sitzung hatte Otto wiederholt über seine beiden immer von neuem wiederkehrenden Angstträume gesprochen. Im ersten Traum wurde er angeklagt und abgeurteilt, weil er einen Mann durch Kopfabhacken ermordet hatte; Otto hatte den Verdacht, das Opfer könne sein Vater gewesen sein. Im zweiten Traum näherte sich ihm ein Fremder und fing an, seine Geschlechtsteile zu berühren. Zuerst streichelte der Mann nur sanft seinen Penis; später begann er, seine Hoden zusammenzudrücken und zu quetschen. Otto fürchtete, diese Träume seien Anzeichen einer latenten sexuellen Anomalie, und bat um Überprüfung hinsichtlich einer eventuellen Homosexualität.

Wie schon erwähnt, hatte Otto auf eine sehr hohe Dosis LSD nicht reagiert; die einzige Wahrnehmungsveränderung, die er während der ganzen Sitzung bemerkt hatte, war ein sehr lebendiges, konkretes und realistisches Gefühl, daß seine Hände sich in die Hände seines Vaters verwandelten. Aus Gründen, die er zuerst nicht verstand, fand er dieses Erlebnis sehr erschreckend und empfand ein starkes Bedürfnis, Wesen und Ursprung seiner Furcht zu verstehen. Er wurde aufgefordert, sich auf das Phänomen der Verwandlung seiner Hände zu konzentrieren und seine Assoziationen mitzuteilen. Nach vielem Zögern und unter starker affektiver Betroffenheit schilderte Otto mühsam und widerstrebend die

* Unser kurzer Aufsatz über diese Erkenntnis (9), die wir für theoretisch interessant, hinsichtlich unserer Forschungsbemühungen jedoch für wenig bedeutsam hielten, löste eine unerwartete Reaktion aus. Obwohl der Artikel in einer wenig bekannten Zeitschrift veröffentlicht wurde, erhielten wir binnen einiger Wochen buchstäblich Hunderte von Bitten um Nachdruckgenehmigungen von militärischen Zentren aus der ganzen Welt. Wir erkannten daraus, daß die Anwendung von LSD für andere Zwecke als den der Intensivierung und Beschleunigung der psychotherapeutischen Behandlung ernsthaft in Betracht gezogen wurde.

quälenden inzestuösen Probleme, unter denen er viele Jahre lang in der Beziehung zu seiner Mutter gelitten hatte. Nach dem Tod seines Vaters wurde dieses Problem besonders bedrängend und zum beherrschenden Thema in Ottos Leben. Seinen Schilderungen zufolge war das Verhalten seiner Mutter ihm gegenüber sehr verführerisch und sexuell aufreizend. Sie bestand darauf, ein Doppelbett mit ihm zu teilen, benützte jede Gelegenheit zu engem physischem Kontakt und blockierte systematisch seine Bemühungen zu heiraten. Sie schlug auch wiederholt vor, sie sollten für den Rest ihres Lebens zusammenleben, und erbot sich, für sein kleines nichteheliches Kind zu sorgen. Nach weiteren Diskussionen wurde deutlich, daß das einzige Symptom in Ottos LSD-Sitzung viele seiner tiefreichenden Konflikte in bezug auf Aggression, Sexualität und Inzest in verdichteter Form ausdrückte. Die Hände spielten eine entscheidende Rolle als Instrumente in einer sexuellen Beziehung, welche die Stufe genitaler Vereinigung nie erreicht hatte und nie erreichten durfte. Die Verwandlung von Ottos Händen in die seines Vaters drückte seinen Wunsch aus, in sexueller Beziehung an dic Stelle seines Vaters zu treten. Sie stellte eine Brücke dar zu seiner Mutter, legitimierte die Annäherung an sie als erotisches Objekt und respektierte doch zugleich das Inzest-Tabu hinsichtlich des tatsächlichen sexuellen Verkehrs. Die Hände waren ein wichtiger Bestandteil in beiden wiederkehrenden Träumen. Diese Verknüpfung enthüllte, daß Ottos starke Ambivalenz gegenüber seinem Vater eine wichtige Wurzel und Determinante seiner verstümmelten LSD-Erfahrung war. Die dabei beteiligten Gefühle erstreckten sich von dem Verlangen, daß sein Vater sich ihm sexuell nähere (Streicheln des Penis), bis zu heftigen Mordimpulsen (Vatermord durch Enthaupten) und Kastrationsängsten mit Elementen der Selbstbestrafung (Zerquetschen der Hoden). Ottos übermäßige und schuldbeladene Masturbation stellte das Bindeglied dar zwischen den Traumthemen und der Verwandlung der Hände in der LSD-Sitzung. An diesem Punkt gewann Otto plötzliche Einsichten in einige seiner ausgefallenen Gewohnheiten, insbesondere das Sammeln absonderlicher Dinge. Im Laufe vieler Jahre hatte er eine höchst seltsame Sammlung zsammengetragen, die mehrere Räume eines Lagerhauses einnahm. Dessen düstere Mauern bargen eine einzigartige Mischung von Drehorgeln, Dampfpfeifenorgeln und Musikmaschinen aller Art, selbstbewegliche Figuren und andere kunstvolle Automaten, ferner Totenschädel und Skelette auf schwarzem Samt. Das Glanzstück dieses Panoptikums war jedoch eine Sammlung von Wachsnachbildungen, die auf dunklen Regalen in dämmrigem Licht ausgestellt waren. Die wichtigsten Stücke dieses kleinen privaten Madame-Tussaud-Museums waren Wachsköpfe berühmter Mörder, zusammen mit Abgüssen von Armen und Beinen, die durch Vitriol, Blitzschlag oder die Folterungen der spanischen Inquisition verstümmelt worden waren. Andere Modelle zeigten durch Syphilis, Schanker und Krebs entstellte Genitalien. Neben allen diesen Assoziationen erinnerte Otto sich noch daran, daß sein Vater während seiner ganzen Kindheit ständig davon redete, wie ungeheuer wichtig es sei, auf saubere und gepflegte Hände zu achten. Das im Laufe dieser Gespräche aufgedeckte Material vertiefte und erweiterte Ottos Selbstverständnis erheblich und war bei seiner weiteren Behandlung sehr hilfreich.

Ein weiterer wichtiger Aspekt der LSD-Reaktionen muß an dieser Stelle noch einmal hervorgehoben werden: ihre ungeheure Vielgestaltigkeit und die große Zahl von Variablen und Determinanten, die dabei beteiligt sind und eine wichtige Rolle spielen können. Für jeden Therapeuten bzw. Sitzungsleiter ist es unerläßlich, diese Elemente zu kennen und im Auge zu behalten. Das gegenwärtige Bild dessen, was in den Sitzungen geschieht, ist sehr weit entfernt von den ursprünglichen Vorstellungen jener Forscher, die die ersten Experimente durchführten und die LSD-Erfahrungen als Resultat einer einfachen Wechselwirkung zwischen der Droge und den physiologischen Vorgängen im Gehirn betrachteten. Beobachtungen aus mehreren Jahrzehnten der LSD-Forschung haben deutlich gezeigt, daß außer den grundlegenden pharmakologischen Wirkungen der Droge zahlreiche nichtpharmakologische (oder außerpharmakologische) Faktoren in Betracht gezogen werden müssen, um zu einem vollständigeren Verständnis des LSD-Zustandes zu gelangen. Im folgenden wollen wir einen kurzen Überblick über die wichtigsten Bereiche geben, die der LSD-Therapeut im Blick behalten muß, weil sie in unterschiedlichen Kombinationen potentielle Quellen des Erfahrungsmaterials sind bzw. Faktoren, welche die LSD-Reaktion modifizieren.

Umweltreize und Elemente des äußeren Rahmens

Der äußere Rahmen der Sitzung ist eine sehr wichtige Variable, die einen starken Einfluß auf die Natur der LSD-Erfahrung haben kann. Es macht einen großen Unterschied, ob die Sitzung in einem geschäftigen Laboratoriumsmilieu stattfindet, in einer behaglichen Umgebung, die fast wie das eigene Zuhause ist, in einem sterilen medizinischen Rahmen mit weißen Arztkitteln und Reagenzgläsern oder an einem landschaftlich sehr schön gelegenen Ort. Jede dieser Szenerien aktiviert und fördert das Auftauchen unterschiedlicher Muster aus dem Unbewußten des Patienten.

Ferner können verschiedene, besonders ausgeprägte äußere Reize Art und Verlauf der LSD-Sitzung mitbestimmen, manchmal in recht entscheidender Weise. So können ein Bild an der Wand oder in einem Buch, Fotografien naher Verwandter, ein flüchtiger Eindruck von Form und Farbe eines bestimmten Möbelstücks, der kurze Blick aus dem Fenster auf eine Landschaft oder der Anblick der Toilettenschüssel während einer kurzen, physiologisch bedingten Unterbrechung der Sitzung sehr spezifische Erfahrungen auslösen. Ebenso wirkungsvoll in diesem Sinne sind akustische Reize, wie z. B. ein bestimmtes Musikstück, das Klingeln des Telefons im Sitzungsraum, der Gesang eines Vogels oder ein Hundebellen, die Geräusche eines Düsenflugzeugs oder die Sirene eines Krankenwagens, das monotone Summen von elektrischen Geräten oder Laboratoriumsapparaturen. Ein besonders starker und komplexer Reiz aus dieser Kategorie kann ein einziges Wort, ein Satz oder eine längere verbale Mitteilung des Therapeuten sein, die von der Testperson zufällig mitgehört wird. Manchmal können auch andere Sinneseindrücke eine Rolle spielen: der mit einer Injektion verbundene Schmerz, der Druck eines Gürtels oder eines engen Kragens, das Halten der Hand oder andere Formen physischen Kontaktes, die Temperatur im Raum, ein Windhauch oder ein Luftzug — alle diese Dinge können zu wesentlichen Determinanten einer LSD-Sitzung werden. Das gleiche gilt für Geschmacks- und Geruchsreize; der Geschmack von Speisen oder Getränken sowie Gerüche aller Art und Düfte von besonderer Eigenart können einen recht starken Einfluß auf die Testperson haben. Auch manche inneren Reize, die von Organen ausgehen, gehören hierher, da sie eine ähnliche Funktion haben; so können Hunger, Durst und der Drang zu urinieren oder zu defäkieren, ganz spezielle Erfahrungen einleiten.
Noch bedeutsamer sind Reize interpersonaler Natur: das Aussehen, die Kleidung und das Verhalten der Personen, die während der Sitzung zugegen sind oder dem Patienten einen kurzen Besuch abstatten, wie auch die Art und Weise ihrer Interaktion mit dem Patienten können zu entscheidenden Determinanten für die LSD-Erfahrung werden.

Die Persönlichkeit der Therapeuten und die therapeutische Situation

Die Persönlichkeit des Therapeuten (des Sitzungsleiters), seine Vorstellung von der LSD-Sitzung, seine Art des Vorgehens sowie die Art und Weise seiner Interaktion mit dem Patienten gehören zu den entscheidenden Variablen, welche die LSD-Erfahrung bestimmen. Neben der therapeutischen Beziehung und den aktuellen Übertragungsproblemen können viele andere Faktoren, die mit der Behandlung zusammenhängen, wichtige Materialquellen für die Sitzung darstellen. Die allgemeine Atmosphäre der Institution, wo die Behandlung erfolgt, die Art der Beziehungen des Patienten zu dem Pflegepersonal und den Mitpatienten, die Besonderheiten der Situation, in der sich die Testperson vor der Sitzung befand, und die zwischen den Patienten ausgetauschten Informationen können bestimmte Aspekte der LSD-Erfahrung formen.

Gegenwärtige Lebenssituation

Die Lebenssituation des Patienten zum Zeitpunkt der Sitzung ist ein Faktor, der nicht unterschätzt werden darf. Die häufigste Quelle der in LSD-Sitzungen erlebten Erfahrungen aus dieser Kategorie stellen stark emotionsgeladene und mit Konflikten belastete Beziehungen dar, vor allem solche, die durch ausgeprägte Abhängigkeit und Ambivalenz charakterisiert sind. Bei manchen Testpersonen sind es Beziehungen zu Mitgliedern der eigenen Familie, bei anderen sind es hauptsächlich erotische, sexuelle und eheliche Beziehungen oder Probleme mit Kindern. Aktuelle Konflikte mit Arbeitgebern und Vorgesetzten, Mitarbeitern und Untergebenen sowie andere Schwierigkeiten im beruflichen Bereich sind ein weiteres häufiges Thema in dieser Gruppe. Gelegentlich lösen auch wirtschaftliche, rechtliche oder politische Probleme eine bestimmte LSD-Erfahrung aus.

Frühere Lebensgeschichte

Dies ist eine weite Kategorie, die eine sehr große Zeitspanne und eine Vielzahl wichtiger Ereignisse und Probleme aus der Kindheit, den Schuljahren, der Adoleszenz und Postadoleszenz und aus dem Erwachsenenleben umfaßt. Einige dieser Ereignisse können traumatischer Natur sein, andere reflektieren positive frühere Erfahrungen mit Eltern, Freunden oder Sexualpartnern, Perioden persönlichen Erfolgs und Glücks, Begegnungen mit Naturschönheiten und Kunstwerken von hoher ästhetischer Qualität.

Frühe Kindheit

Diese Gruppe umfaßt biographische Ereignisse aus frühen Stufen der persönlichen Entwicklungsgeschichte; es handelt sich dabei um fundamentale Ereignisse, die mit starken negativen oder positiven Emotionen aufgeladen sind. Die meisten davon sind mit der Frustration oder Befriedigung primitiver Triebbedürfnisse verknüpft; wir haben diese Kategorie im Zusammenhang mit den Kernerfahrungen der COEX-Systeme bereits eingehend behandelt.

Biologische Geburt und perinatale Periode

Viele LSD-Testpersonen bezeichnen die Umstände ihrer biologischen Geburt als die tiefste Quelle vieler qualvoller wie auch ekstatischer Erfahrungen in den LSD-Sitzungen. Die physischen, emotionellen und psychischen Begleiterscheinungen des Geburtsvorganges wurden bereits in dem Kapitel über perinatale Phänomene erörtert. Hier müssen wir noch einmal zur Vorsicht gegenüber den Elementen dieser und der folgenden Kategorie mahnen: Es ist bislang noch nicht geklärt, ob es sich dabei um symbolische Produkte des Unbewußten handelt, oder ob diese Erscheinungen Ereignisse widerspiegeln, die einmal in der objektiven Wirklichkeit existierten.

Embryonale und fötale Existenz

Dieser Bereich gewinnt in den fortgeschrittenen Phasen der LSD-Psychotherapie besondere Bedeutung: Das Wiedererleben von Geschehnissen aus verschiedenen Perioden der intrauterinen Entwicklung des Fötus schließt sowohl embryonale Krisen ein als auch glückvolle Aspekte der fötalen Existenz und faktengetreue Illustrationen embryonaler Prozesse.

Transindividuelle (transpersonale und transhumane) Quellen der LSD-Erfahrung

Wie wir schon früher dargelegt haben, läßt sich ein großer Teil des in LSD-Sitzungen zum Vorschein kommenden Materials aus den biographischen Daten und der biopsychologischen Geschichte der Testperson nicht zureichend erklären. Im Augenblick ist dies noch ein Rätsel, und es läßt sich keine befriedigende Erklärung für die dabei beteiligten Mechanismen beibringen. Wenn Material dieser Art in LSD-Sitzungen auftaucht, dann erscheint es in Gestalt von Ahnen-Erinnerungen und phylogenetischer Erfahrungen, der Identifikation mit anderen Menschen, Tieren und anorganischen Stoffen, von archetypischen Bildern, kollektiven und rassischen Erinnerungen und von Erfahrungen einer früheren Inkarnation. Unter medizinischem Gesichtspunkte könnten wir in diesem Zusammenhang auch auf intraindividuelle Quellen verweisen, wenn z. B. eine LSD-Testperson Erfahrungen des Bewußtseins einzelner Organe, Gewebe und Zellen des eigenen Körpers schildert.

Um die Komplexität und die mehrdimensionale dynamische Natur der LSD-Erfahrung zu veranschaulichen, wollen wir den vorstehenden synoptischen Überblick über die einzelnen Schichten und Quellen des auftretenden Materials durch konkrete klinische Beispiele ergänzen. Obwohl jedes dieser Beispiele zu dem Zwecke ausgewählt wurde, Material aus einer ganz bestimmten Schicht zu demonstrieren, sind doch in jedem dieser Fälle gleichzeitig auch Elemente aus anderen Schichten vorhanden.
Über die Bedeutung von *umwelt- und situationsbedingten Reizen* haben wir schon in den Anfangsjahren der Experimente mit LSD eine Menge gelernt, als die Natur und die Komplexität der Reaktionen auf die Droge noch ungenügend erfaßt und die Bedingungen, unter denen die Sitzungen stattfanden, noch alles andere als optimal waren. Ich will hier einen der drastischsten äußeren Eingriffe in eine LSD-Sitzung schildern, den ich je erlebt habe.

Eines der Behandlungszimmer im Psychiatrischen Forschungsinstitut in Prag war zu Beginn unserer Experimente mit der LSD-Therapie mit einem Einwegspiegel ausgestattet. Damals waren zwei eifrige, aber nicht sehr einfühlsame Psychologiestudenten als Praktikanten in unserer Abteilung. Eines Tages, als ich gerade eine Sitzung mit Armida durchführte, einer jungen Patientin mit Symptomen einer Borderline-Psychose, leisteten sie sich einen Disziplinarverstoß, der zugleich ein gravierender technischer Fehler war. Obwohl sie weder meine Erlaubnis noch die der Patientin hatten, beschlossen sie, die LSD-Sitzung durch den Einwegspiegel zu beobachten. In Unkenntnis der Tatsache, daß die richtige Anwendung dieser Einrichtung verlangt, daß der Beobachtungsraum im Dunkeln bleibt, ließen sie, als sie die Rückseite des Spiegels aufdeckten, das Licht an. Das Ergebnis war, daß ihre Gestalten wie Schemen auf der Spiegelscheibe im Behandlungszimmer erschienen. Armida sah sie und reagierte mit einer Mischung von Panik und äußerster Wut. Über eine Stunde lang schrie und tobte sie, warf sich hin und her und wälzte sich auf dem Boden; während dieser Zeit hatte ich praktisch keinen Kontakt mit ihr. Nachdem sie sich beruhigt hatte und der Kontakt mit ihr wiederhergestellt war, konnte sie erklären, was geschehen war. Sobald sie in den Spiegel blickte, verwandelte sich die ganze Szene plötzlich in einen furchterregenden Wald. Die schemenhaften Gestalten der Psychologen verwandelten sich in zwei aggressive junge Männer, mit denen sie, als sie sechzehn war, ein sehr traumatisches Erlebnis gehabt hatte. Zu der Zeit, in der sie so übererregt und kommunikationsunfähig gewesen war, war sie völlig von dem Wiedererleben dieses Vorfalls absorbiert. Ihrer

Schilderung zufolge nützten die beiden Schufte ihre Naivität aus, lockten sie in einen dunklen Wald und vergewaltigten sie unter gegenseitiger Hilfe nacheinander, obwohl sie sich verzweifelt wehrte. Der Zwischenfall hatte zur Folge, daß Armida eine chronisch verlaufende Gonorrhöe bekam, die ihr viele gynäkologische Schwierigkeiten bereitete. Die biologischen und emotionellen Folgeerscheinungen dieses Ereignisses trugen erheblich zu ihren sexuellen Problemen bei.
Die realen Umstände der Sitzung lieferten also einen massiven und dramatischen äußeren Reiz; letzterer wurde jedoch im Sinne eines alten traumatischen Erlebnisses umgewandelt und löste seinerseits das Wiedererleben dieser Erfahrung aus.

Die Bedeutung der *therapeutischen Beziehung* als einer wichtigen Determinante des Inhalts einer LSD-Sitzung läßt sich an der ersten Sitzung Charlottes, einer 23jährigen Krankenschwester, deutlich demonstrieren. Mehrere Jahre vor ihrer LSD-Therapie war sie in der geschlossenen Abteilung einer staatlichen psychiatrischen Klinik gewesen wegen eines stuporartigen Zustandes, der als Schizophrenia simplex diagnostiziert worden war. Nach der Entlassung aus der Klinik machte sie mehrere Jahre lang eine systematische psychotherapeutische Behandlung. Während dieser Zeit zeigte sie nacheinander sowohl Symptome einer Zwangs- und Konversionsneurose als auch einer Angsthysterie. Wichtige Elemente in ihrer Entwicklung waren ein frostiges, strenges Familienmilieu, in dem niemand Verständnis für ihre Bedürfnisse hatte; ihre Eltern gaben ihr praktisch keinen emotionellen Beistand. Die Atmosphäre daheim war von unrealistischen religiösen Forderungen beherrscht, vor allem von schroffster Ablehnung sexueller Äußerungen jeder Art. Zum Zeitpunkt der Sitzung war Charlotte völlig isoliert, der Therapeut war ihr einziger seelischer Halt. Sie zeigte eine sehr starke Übertragung und beschäftigte sich intensiv mit dem Gedanken, den künstlichen, professionellen Rahmen der therapeutischen Beziehung zu durchbrechen, sie in eine erotische umzuwandeln und in ihr Leben zu integrieren. Dieses Problem beeinflußte Inhalt und Natur ihrer ersten LSD-Sitzung in starkem Maße.

Zu Beginn dieser Sitzung wurde Charlotte sich der Stärke ihrer Gefühlsbindung an den Therapeuten bewußt und wollte erfahren, ob er sich nur für sie als Patientin interessiere oder »wirkliches menschliches Interesse« im Spiele sei. Sie konnte den Gedanken nicht ertragen, daß er noch andere Patienten hatte und ihr nicht ganz allein gehörte. Darüber hinaus erschien ihr schon die Tatsache, daß sie sich in der Rolle einer Patientin befand, kaum erträglich. Plötzlich blickte sie auf ihren Körper und be-

merkte mit einem eigentümlichen Lächeln: »Ich habe das Gefühl, daß ich nichts *anhabe* ... ich meine, es ist *nichts an mir dran;* wenigstens nichts, was Sie interessieren würde. Ich bedeute Ihnen nichts.« Kurz danach trat die Tendenz, die sich schon in dem vorangehenden Freudschen Versprecher enthüllt hatte, ganz zutage. Charlotte erlebte sich als schönes nacktes Modell, und der Therapeut verwandelte sich in einen frivolen, leichtsinnigen Maler und Bohemien. Der Behandlungsraum wurde zu einem gemütlichen, unordentlichen Montmartre-Atelier. In diesem Augenblick erschien ihr alles schön, und sie fühlte sich außerordentlich glücklich. Dieses kurze romantische Zwischenspiel wurde brutal unterbrochen durch die Vision von Teufeln und dem Höllenfeuer an den Wänden. Als Charlotte den Therapeuten anblickte, hatte sie die Phantasie, daß seine Zunge wuchs und sein Gesicht sich dunkel verfärbte; dann erschien er ihr als Teufel, mit schrecklichen Augen und kleinen Hörnern auf der Stirn.
Später halluzinierte Charlotte eine hinreißend schöne Frau mit einer schwarzen Maske. Diese drückte ihren Wunsch aus, so anziehend, unwiderstehlich und unerreichbar zu sein, daß kein Mann ihr widerstehen konnte. Als sie den Therapeuten neckend-herausfordernd anblickte und dieser auf die versteckte Verführungsbotschaft nicht reagierte, sah sie die Wand voll von blöde dreinschauenden Ochsen. Um sicherzugehen, daß er sie diesmal verstand, entschuldigte sie sich für ihre Visionen und betonte, sie seien unfreiwillig gewesen und dürften nicht persönlich genommen werden. Als nächstes war der ganze Raum voll von Emblemen und Adelswappen*, die aus allerlei Liebessymbolen bestanden, wie schnäbelnde Tauben, Herzen, einander umarmenden Paaren und stilisierten männlichen und weiblichen Genitalien im Zustand der Vereinigung.
Kurz danach sah Charlotte zahlreiche Bilder personifizierter, bebrillter Eulen, die in einer Bibliothek voll Spinnweben und antiker, ledergebundener Bände saßen. Sie sahen sehr komisch aus, wie Karikaturen von Wissenschaftlern. Als sie den Therapeuten anblickte, brach sie in Lachen aus, weil er gleichfalls in einen dieser gelehrten Vögel verwandelt war. Die Vision dieses symbolischen Vogelhauses dauerte nicht lang; bald darauf verwandelte sich der Behandlungsraum in ein Raumfahrtlaboratorium, in dem alles kalt und künstlich wirkte. Oberflächen aus Plastik und Metall und lange Kabel beherrschten die Szene (in der tschechischen Umgangssprache sagt man von einem Menschen, der etwas nicht schnell begreift, er habe »lange Kabel«, also eine »lange Leitung«). Der Therapeut schien den schützenden Raumanzug eines Kosmonauten anzuhaben,

* Die Patientin erklärte später, daß sie die ungarische Bedeutung des Wortes »gróf« kannte, das (wie das deutsche »Graf«) eine Adelsbezeichnung ist.

er war »vor allen Temperaturschwankungen und äußeren Einflüssen geschützt«. In der dann folgenden Szene war der Therapeut in einen neugierigen, pfeiferauchenden Detektiv verwandelt, der wie Sherlock Holmes selber aussah. Der Raum füllte sich langsam mit Pfeifenrauch. Charlotte bemerkte, bald werde niemand mehr etwas sehen können, und genoß die Aussicht auf diese private Abgeschlossenheit. Da keinerlei ermutigende Reaktion erfolgte, halluzinierte sie Esel mit langen Ohren, die blöde dreinblickten. Sie betonte wieder, daß sie diese Visionen nicht absichtlich hervorbringe und daß niemand sich deswegen beleidigt fühlen dürfe. Die letzte Verwandlung des Therapeuten in dieser Sitzung war die in einen Kleinstadtfriseur, der einen schmutzigen weißen Kittel anhatte.

Die aufgeführten Phänomene hängen alle mit den Übertragungsproblemen der Patientin zusammen und haben einen offenkundig ambivalenten Charakter. Charlottes Gefühl, daß sie nichts anhabe und daß nichts an ihr dran sei, drückt in verdichteter Form ihr Verlangen aus, die therapeutische Situation in eine erotische zu verwandeln, und zugleich ihre Sorge, daß sie nicht anziehend genug sei, um für den Therapeuten interessant zu sein. Die nächste Szene stellt ihr Wunschbild dar, eine Erotisierung der Situation; an die Stelle eines Arztes und seiner Patientin ist ein unordentliches Atelier getreten, ein lebenslustiger Künstler und sein nacktes Modell. Die Bilder der sexualisierten Wappen sind eine andere Variation des gleichen Themas. Die Szenen mit den Teufeln haben eine komplexe ambivalente Bedeutung. In Anbetracht der strengen religiösen Erziehung Charlottes symbolisieren sie Bestrafung für verbotene Wünsche; andererseits sind sie Ausdruck entfesselter Triebneigungen sexueller und aggressiver Natur (der Teufel als Verführer). Die Visionen von Eulen sind eine ironische Reaktion auf die Tatsache, daß der Therapeut auf ihre offenen Verführungsmanöver nicht reagierte und eine objektive, »wissenschaftliche« Einstellung bewahrte. Den Assoziationen Charlottes zufolge reflektiert das Erlebnis mit dem Raumschifflaboratorium ihre Wahrnehmung der kühlen Unzugänglichkeit des Therapeuten und der Tatsache, daß er sich einer Art von Schutzhülle gegen ihre Koketterie bediente. Die Reise des Astronauten zu den Sternen symbolisiert Charlottes Phantasien über die künftige wissenschaftliche Karriere des Therapeuten. Viele der Visionen drücken ferner Charlottes Unzufriedenheit aus, ihre Ironie und ihre Kritik an dem mangelnden Verständnis des Therapeuten und daran, daß er auf ihre erotischen Signale nicht reagierte. Dazu gehören ihre Visionen von Ochsen, Eseln, Eulen und den langen Kabeln in dem Laboratorium. Die Verwandlung des Therapeuten in einen Friseur stellt einen weiteren Angriff auf die therapeutische Rolle dar, und zwar durch die Umdeutung der Funktion des weißen Mantels, eines üblichen Symbols des Arztberufs. Das Durchsprechen dieser Sitzung und die detaillierte Analyse ihres Inhalts erwiesen sich als sehr nützlich für die Erkenntnis und Lösung der Übertragungsprobleme, die sich darin so lebhaft manifestierten.

In manchen Fällen kann sogar ein einziges, in einer LSD-Sitzung auftauchendes Bild, wenn es gründlich analysiert wird, eine wichtige Informationsquelle bezüglich des Übertragungsvorganges sein. Als Illustration möge ein kurzes Erlebnis aus Charlottes zweiter Sitzung dienen. Dieses Beispiel zeigt auch die verwickelte dynamische Struktur der LSD-Phänomene auf der psychodynamischen Ebene.

Irgendwann in der Sitzung öffnete Charlotte die Augen und sah eine Watteflocke auf dem Teppich in eine komisch aussehende Maus mit ungewöhnlich großen Ohren verwandelt; die Maus war gekleidet wie ein Flugzeugpilot und saß rittlings auf einem Hubschrauber. Die anschließende Analyse, bei der die Assoziationen der Patientin herangezogen wurden, enthüllte den autosymbolischen Charakter dieses Bildes. Die Maus stellte Charlotte dar und die Komplexität ihrer Gefühle in bezug auf die Sitzung und die Übertragungssituation. Zuvor hatte Charlotte mehrere Manöver unternommen, um den Therapeuten in verschiedene schmeichelhafte Rollen zu drängen; er hatte darauf mit bestimmten therapeutischen Gegenmaßnahmen reagiert. Dies mißfiel ihr, sie empfand dieses Vorgehen wie ein Katz-und-Maus-Spiel. Unmittelbar danach dachte sie daran, wie neu die LSD-Therapie war, und fühlte sich nun wie ein Versuchstierchen, an dem eine neue Droge ausprobiert wird. Während ihrer Ausbildung als Krankenschwester hatte sie häufig Mäuse in einer solchen Rolle gesehen. Als sie über diese Gedanken nachgrübelte, begann sie heftig zu schwitzen — ein tschechischer Ausdruck nennt diesen Zustand »schwitzen wie eine Maus«. Die Vorstellung einer Maus als Symbol für sie selbst war also zu dem Zeitpunkt, als die Watteflocke sich in den Maus-Piloten verwandelte, durch mehrere, voneinander unabhängige Bilder und Gedanken bereits stark überdeterminiert. Bevor die Watteflocke sich verwandelte, hatte Charlotte sie mit ihrer niedrigen Selbsteinschätzung assoziiert: »Ich komme mir sehr komisch vor, als wäre ich eine absolute Null, ein Nichts, wie die Flocke da, die auf den Staubsauger wartet.« In dem an die Sitzung anschließenden Gespräch teilte Charlotte auch interessante Assoziationen zu dem Symbol des Hubschraubers mit. Die zwei Richtungen, die seinen Flug kennzeichnen — aufwärts und vorwärts —, symbolisierten für sie den Verlauf einer erfolgreichen Lebenskarriere; der Hubschrauber stellte den Therapeuten dar, von dem sie Hilfe für die Verwirklichung dieses Zieles erwartete. Dieses zusammengesetzte Bild reflektierte Charlottes Ambivalenz in der Übertragungsbeziehung. Auf der einen Seite fühlte sie sich unzulänglich und erwartete Hilfe und Beistand; auf der anderen Seite wollte sie manipulieren und lenken. Dies drückte sich in der doppeldeutigen Rolle der Maus aus, die zugleich Passagier des Hubschraubers und dessen Pilot war.

Das Maus/Hubschrauber-Symbol basierte auf realen Elementen der Behandlungssituation, wie der Watteflocke auf dem Boden, dem Testen einer neuen Droge und dem heftigen Schwitzen. Zugleich reflektierte es Charlottes Lebensgefühle und Probleme in der therapeutischen Beziehung. Darüber hinaus konnten später mehrere Verbindungen zu wichtigen Kindheitserfahrungen hergestellt werden, insbesondere zu ihrer Phobie gegen Gewitter und stürmischen Wind.

Anhand des oben geschilderten klinischen Beispiels läßt sich ein allgemeines Prinzip demonstrieren, das besondere Aufmerksamkeit verdient. Charlottes Assoziationen zu ihrem autosymbolischen Bild zeigten deutlich, daß einzelne Erfahrungselemente in psychodynamischen LSD-Sitzungen sensorische oder motorische Veräußerlichungen wichtiger »Knotenpunkte« der unbewußten Dynamik sind. Diese Punkte befinden sich auf den »Kreuzungen« mehrerer Assoziationsketten, die Bereiche mit emotional stark aufgeladenem unbewußten Material miteinander verbinden. Die genaue Analyse zeigt, daß die zur manifesten Darstellung ausgewählten Elemente (in diesem Fall Maus und Hubschrauber) immer diejenigen sind, die eine größere Zahl relevanter emotioneller Themen in verdichteter Form symbolisch zum Ausdruck bringen. Diese einzelnen Themen haben dann in der Form des »pars pro toto« an den daraus resultierenden manifesten Erfahrungen teil; mit anderen Worten, jedes von ihnen wird durch die Teilkomponente, die sie alle gemeinsam haben, repräsentiert. Es läßt sich oft feststellen, daß das gleiche Bild oder Element mehrere bedeutsame und oft widersprüchliche Themen und Tendenzen des Patienten ausdrückt. Zugleich steht es auch in einem sinnvollen Bezug zu verschiedenen Aspekten der Umwelt und der Behandlungssituation.

Die Bedeutung der *gegenwärtigen Lebenssituation* für den Inhalt und den Verlauf von LSD-Erfahrungen läßt sich an dem Fall Peters zeigen, dessen wichtigste biographische Daten wir schon früher angegeben haben (Seite 61 ff.).

Während seiner ganzen Kindheit hatte Peter unter schwerer seelischer

Entbehrung gelitten; infolgedessen sehnte er sich in seinem Erwachsenenleben nach Zuneigung und mütterlicher Liebe. In einer der ersten LSD-Sitzungen seiner psycholytischen Behandlung hatte er ein langes, ungewöhnliches Erlebnis, in dessen Verlauf fröhliche Weihnachtsbilder mit tragischen Begräbnisszenen abwechselten. Als Peter aus dem Fenster sah, erblickte er eine märchenhafte Winterlandschaft (die Sitzung fand an einem sonnigen Novembertag, mindestens einen Monat vor dem ersten Schneefall statt), und der Behandlungsraum war erfüllt von »Weihnachtsklängen«. Er sah und roch seine Lieblingsgerichte, die in seiner Kinderzeit am Heiligen Abend aufgetischt wurden; er hörte Weihnachtsglocken und die Melodien von Weihnachtsliedern, und er sah Szenen, in denen traditionelle Weihnachtsbräuche, wie sie in seinem Heimatdorf üblich waren, dargestellt wurden. Der Therapeut verwandelte sich in einen wunderschönen, reich mit Lichtern besteckten und geschmückten Weihnachtsbaum, an dessen Zweigen allerlei Kinderspielzeug hing.

In den mit diesen Szenen abwechselnden tragischen Episoden war die Stimmung traurig und unheilschwanger. Ein Fleck an der Wand verwandelte sich für Peter in einen Trauerzug mit vielen schwarzgekleideten Menschen, die hinter einem Sarg hergingen. Alltägliche Geräusche aus der Umgebung, die er zuvor als fröhliche Weihnachtsglöckchen wahrgenommen hatte, klangen jetzt wie Todesglocken. Die Milchglaslampe verwandelte sich in einen großen drohenden, phosphoreszierenden Totenschädel. Ein anderer Psychiater, der mit im Zimmer war, sah aus, als ob er an einer tödlichen Krankheit leide, und sein Gesicht hatte die fahle Farbe einer Leiche. Schließlich verwandelte er sich in ein Skelett mit einer Sense, das traditionelle Symbol des »düsteren Schnitters«.

Diese Erlebnisfolge war zunächst recht unklar, bis sie dann mit Hilfe der Assoziationen Peters analysiert werden konnte. Sein ganzes Leben lang hatte sich Peter zu mütterlichen Frauen hingezogen gefühlt, worin sich der Versuch ausdrückte, in seinem späteren Leben die Zuneigung zu erhalten, die er in der Beziehung zu seiner eigenen Mutter vermißt hatte. Diese war inzwischen achtzig Jahre alt, und Peter rechnete jeden Tag mit ihrem Tod. Die LSD-Sitzung fand sechs Wochen vor den Weihnachtsferien statt, in denen er seine Mutter besuchen und einige Zeit mit ihr verbringen wollte. Peter betrachtete diesen Besuch als seine letzte Gelegenheit, die Mutter noch lebend zu sehen. Er hatte die Phantasie, daß sie ihn zärtlich umarmen und küssen und ihm erlauben werde, den Kopf in ihren Schoß zu legen. Der Gedanke an den nahe bevorstehenden Tod seiner Mutter war also eng verknüpft mit der Weihnachtsstimmung und dem Thema der glücklichen Vereinigung.

Obwohl das Material in dieser Erlebnisfolge die Probleme von Peters gegenwärtiger Lebenssituation reflektierte, konnten doch später die tiefsten Wurzeln der Probleme, um die es ging, auf fundamentale perinatale Matrizen zurückverfolgt werden. Der nahe bevorstehende Tod der Mutter und die Begräbnismotive hingen mit PM II, das Element der Vereinigung mit der Mutter hing mit PM I zusammen.

Die mehrschichtige Überdeterminierung einer einzelnen Erfahrung in einer LSD-Sitzung durch *Material aus verschiedenen Perioden der bisherigen Lebensgeschichte* läßt sich durch das folgende klinische Beispiel illustrieren.

Paul war ein zweiunddreißigjähriger Chemiker, der nach einem mißglückten Selbstmordversuch in unsere Abteilung aufgenommen wurde. Die Diagnose lautete: Schwere Charakterstörung, Drogensucht und Alkoholismus. Er war preludinsüchtig; Preludin (Fenmetrazin) ist eine appetithemmende Droge mit psychisch stimulierenden Eigenschaften. In der Vergangenheit hatte Paul die anfänglich verschriebene Dosis von dreimal täglich 25 Milligramm immer weiter erhöht, bis sich sein durchschnittlicher Tagesverbrauch auf ungefähr 1 500 Milligramm belief. Damals entwickelte er Symptome einer akuten paranoiden Psychose mit panischer Angst, vielfältigen akustischen Halluzinationen und Verfolgungswahn. Nachdem er mehrere Tage in einer kafkaesken Welt gelebt hatte, vor eingebildeten Verfolgern geflohen war und sich versteckt hatte, versuchte er sich das Leben zu nehmen und wurde daraufhin in unser Institut eingeliefert.

In einer seiner LSD-Sitzungen hatte Paul das intensive Gefühl, daß sein Körper zusammenschrumpfte und immer magerer wurde. Aufgrund freier Assoziationen konnten wir den gedanklichen und emotionellen Inhalt dieser Erfahrung rekonstruieren. Einige der Assoziationen führten uns zu den Umständen zurück, die Pauls Drogensucht ausgelöst hatten. Paul war, als er nach einem Beinbruch längere Zeit stilliegen mußte, sehr dick geworden. Er war sehr unglücklich über sein Aussehen, und der Wunsch, schnell abzunehmen, war der Hauptgrund dafür, daß er begann, Preludin einzunehmen. Aufgrund dieser Medikation nahm er tatsächlich sehr schnell ab.

Eine andere Assoziationskette verknüpfte diese Erfahrung mit Pauls Gefühlen gegenüber seinem Vater. Paul stammte aus einer Mischehe; im Zweiten Weltkrieg war sein jüdischer Vater mehrere Jahre in einem Konzentrationslager, und auch er selber wurde verfolgt und häufig gedemütigt. Im weiteren Verlauf des Krieges ergab es sich wiederholt, daß er den Transport ausgehungerter Gefangener in Viehwagen beobachtete.

Er dachte bei diesen Gelegenheiten immer an seinen Vater, die Konzentrationslager und das tragische Schicksal der Juden. Diese sehr qualvolle und traumatische Periode seines Lebens stellte eine wichtige Wurzel des Erlebnisses der Abmagerung in der LSD-Sitzung dar.
Weitere Assoziationen führten zu Pauls übermäßigen Anstrengungen, seinen Verstand zu trainieren, und zu seiner Angst vor dem Altwerden, vor Gebrechlichkeit und Tod. Pauls intellektuelle Brillanz war seine Hauptstärke und sein Hauptmittel zur Kompensation. Er hatte einen unersättlichen geistigen Hunger und wurde ständig von dem Gefühl gequält, daß er zu schnell altere. Einer seiner schrecklichsten Alpträume drehte sich darum, daß er nicht imstande war, seinen eigenen Leistungsansprüchen zu genügen, und daß er nicht genug Zeit hatte, alle seine Ziele zu erreichen. Bei dem Erlebnis der Abmagerung hatte er mehrmals das Gefühl, daß er einen beschleunigten Alterungsprozeß durchmache und sich tatsächlich in einen gebrechlichen, senilen, alten Mann verwandle. Der erschreckendste Aspekt dieser Erfahrung war die Erkenntnis, daß er seine intellektuellen Fähigkeiten verlor, was für den Altersschwachsinn typisch ist. Das Erlebnis der Abmagerung war also auch Ausdruck seiner tiefsten Ängste. Die folgenden Sitzungen zeigten, daß das Erlebnis des Einschrumpfens außerdem ein Element der Altersregression zu einer wichtigen traumatischen Erinnerung aus seiner frühen Kindheit einschloß.

Die Erfahrung Pauls ist eine weitere Illustration dafür, daß in den LSD-Sitzungen »Knotenpunkte« der unbewußten Dynamik veräußerlicht werden. In diesem Fall schien ein einziges Erfahrungsthema (Einschrumpfen und Abmagern) viele relevante traumatische Bereiche und Perioden seines Lebens zu repräsentieren und auszudrücken.
Das nächste Beispiel enthält Erfahrungen aus einer späteren Sitzung einer psycholytischen Serie. Die offenkundigsten Quellen für den Inhalt dieser Sitzung sind *traumatische Erfahrungen aus der Kindheit*, doch spielen auch *perinatale Elemente* (PM III) eine wichtige Rolle.

Dana, eine 38jährige Lehrerin an einer höheren Schule, die zum Dr. phil. promoviert hatte, litt schon seit vielen Jahren an einer komplizierten Neurose. Zu ihren Symptomen gehörten Depressionen mit Neigung zum Selbstmord, Anfälle allgemeiner, ursachloser Angst, hysterische Anfälle und psychosomatische Erscheinungen verschiedener Art; ihr lähmendstes Problem war jedoch eine zwanghaft feindselige Einstellung gegenüber ihrer Tochter. Acht Jahre lang, seit das Mädchen geboren war, hatte Dana immer wieder den starken Impuls verspürt, ihre Tochter zu verletzen — sie mit einem Messer zu erstechen, sie aus dem Fenster zu werfen oder zu erwürgen. Abwechselnd damit hatte sie panische Angst, dem Kind könne etwas Böses geschehen; jedes bißchen erhöhte Temperatur erschien ihr als mögliches Symptom einer tödlichen Krankheit, die Babyflaschen, Lutscher und Windeln waren nie sauber genug, um zu gewährleisten, daß keine gefährlichen Bakterien mehr dawaren, und jede Abwesenheit von Zuhause wurde als eine potentiell schwere Gefährdung betrachtet. Außerdem wurde Dana, als ein Mensch mit hohen Moralbegriffen, wegen ihrer destruktiven Neigungen gegen die eigene Tochter von bohrenden Schuldgefühlen und Selbstvorwürfen gequält.

Eine von Danas LSD-Sitzungen war völlig beherrscht von ungeheuerlichen, blasphemischen Entstellungen religiöser Themen. Noch die heiligsten Elemente waren von »obszönen« und brutalen biologischen Vorgängen befleckt. Dana erlebte z. B. Kreuzigungsszenen, in denen das Gesicht Christi vollkommen entstellt war, seine Finger waren in blutige Klauen verwandelt, und er urinierte vom Kreuz herab; räudige, schmutzige Ratten liefen über den Kalvarienberg und entweihten diesen heiligen Ort mit ihrem Speichel, Kot und Urin. Nach mehreren Stunden, in denen sie Erfahrungen dieser Art gemacht hatte, erlebte sie ein traumatisches Ereignis aus ihrer Adoleszenz wieder; es war das erste konkrete und persönlich erlebte Beispiel einer Situation, wo sich Religion und »obszöne« biologische Elemente vermischt hatten. Ihr Freund, ein Theologiestudent, der nach außen wie ein frommer, streng religiöser Mensch wirkte, legte ihr gegenüber ein — ihrer Meinung nach — perverses sexuelles Verhalten an den Tag. Später, nachdem ihre übermäßigen Widerstände abgebaut waren, war die Sitzung von dem Wiedererleben traumatischer Kindheitserfahrungen beherrscht. Als sie zehn Jahre alt war, erlitt ihr Vater eine Gehirnblutung; er war zu Hause, obwohl sich sein körperlicher und geistiger Zustand rasch verschlechterte. In der LSD-Sitzung mußte Dana viele Szenen wiedererleben und durchleiden, in denen sie als junges Mädchen mitangesehen hatte, wie ihr Vater die einfachsten Regeln der Hygiene nicht mehr beachtete. Infolge seines psychotischen Prozesses und seiner organischen Gehirnschädigung kam es häufig dazu, daß er vor ihren Augen verschiedene physiologische Funktionen erledigte. Der Vater war ein religiöser Fanatiker, der in allen Zimmern des Hauses religiöse Bilder, kleine Altäre und allerlei liturgische Gegenstände hatte. Viele der Szenen, die Dana in der LSD-Sitzung wiedererlebte, zeigten das ungehemmte Verhalten ihres Vaters in diesem äußerlich religiösen Rahmen, das eine wichtige Quelle für die Vermischung von Religion und Biologie in ihren LSD-Erfahrungen war.

Die tiefsten Wurzeln dieser Verschmelzung von religiösen Gefühlen und

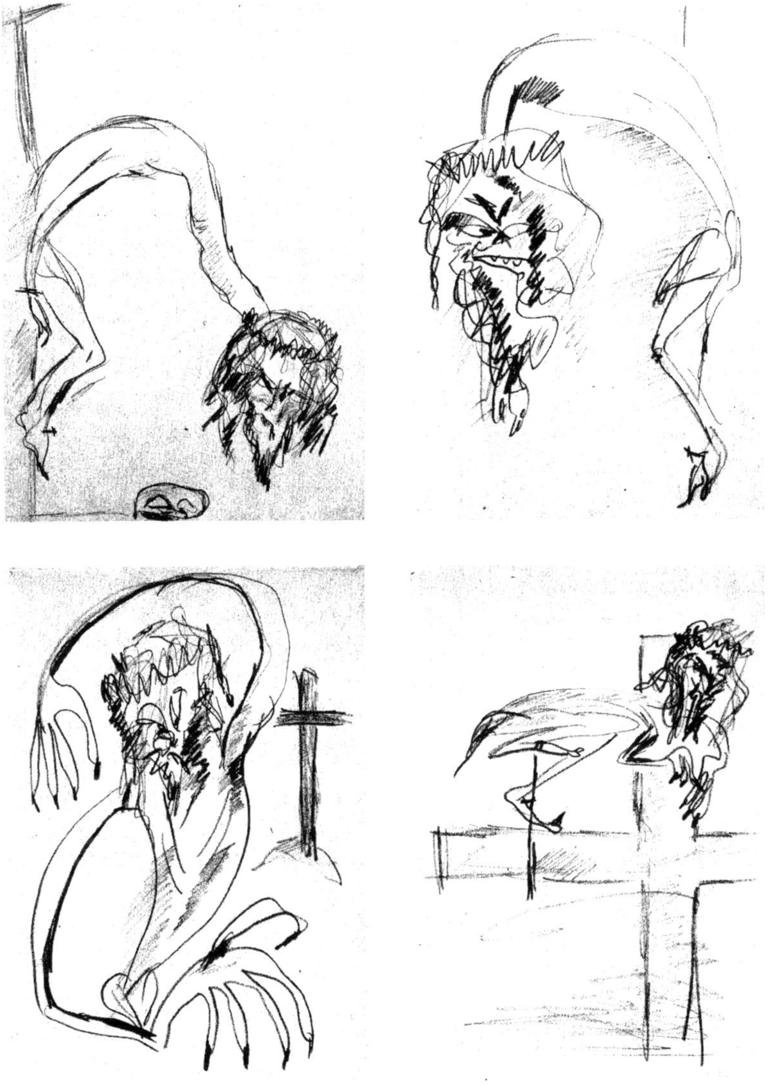

Eine Serie von Bildern, die die ungeheuerliche, blasphemische Entstellung der heiligsten religiösen Themen und ihre Befleckung durch »obszöne« biologische Elemente wiedergeben. Die Patientin wurde von solchen Bildern in einer LSD-Sitzung überschwemmt, in der sie spezifische traumatische Kindheitserlebnisse und Elemente des Geburtstraumas durcharbeitete.

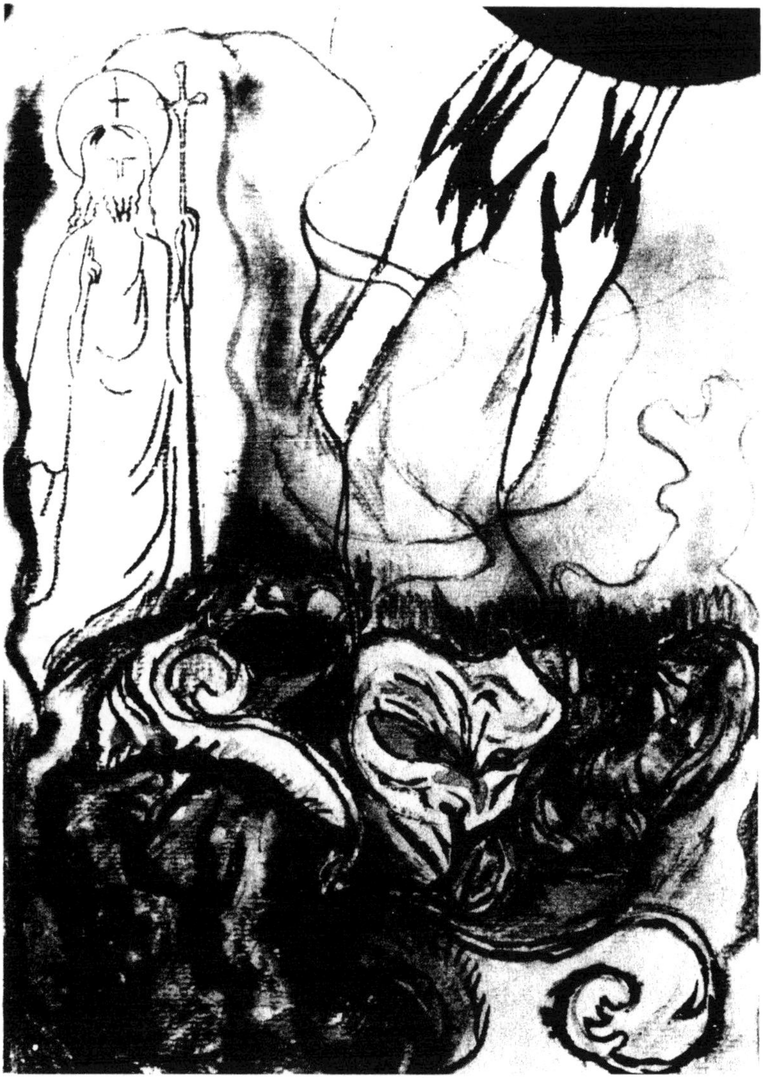

Ein Bild, das die Lösung der Probleme zeigt, wie sie durch die Zeichnungen auf der vorhergehenden Seite illustriert worden sind. Das durch Jesus symbolisierte spirituelle Element erhebt sich über das Biologische (Magen, Gedärm, Genitalien, Blase und menschliche Embryos) und löst sich von diesem ab. Die Hände der Patientin strecken sich nach der »Schwarzen Sonne« aus, der »inneren Wirklichkeit«, die sogar noch »jenseits von Christus« ist.

»obszönen« biologischen Vorgängen fanden sich später in den Erfahrungen, die mit PM III verknüpft waren. Auf der perinatalen Ebene waren die Gefühle der Identifikation mit Christus und seinem Leiden und das Element von geistigem Tod und Wiedergeburt von dem biologischen Wiedererleben des Geburtstraumas begleitet, wobei der Akzent auf dessen Brutalität, Ungeheuerlichkeit und Obszönität lag. Zugleich mit ihrer eigenen Geburt erlebte Dana auch die Geburt ihrer Tochter wieder. Sie fand den Ursprung ihrer Aggression gegen das Kind in den Gefühlen, die sie während früher Stadien ihrer Entbindung hatte, zu einer Zeit, wo der Muttermund noch geschlossen ist und Mutter und Kind sich gegenseitig Schmerzen zufügen. Nach dem vollen Wiedererleben und der Integration dieser Erinnerung vermochte Dana zum erstenmal in ihrem Leben echte mütterliche Gefühle zu erleben, frei von Aggression, Schuldgefühlen und Angst.
Gegen Ende ihrer LSD-Sitzung hatte Dana die Vision eines gereinigten und strahlenden, vom Biologischen abgelösten Jesus; diese Vision war von echten christlichen Gefühlen und einem neuen intuitiven Verständnis der Botschaft Christi begleitet. Gleichzeitig fühlte sie, daß es etwas gab, das sogar noch über Christus hinausging; für dieses Prinzip verwendete sie das Symbol der »Schwarzen Sonne«. Danas Beschreibung dieses transzendentalen Symbols ähnelte in vieler Hinsicht der Idee des »Atman« im Hinduismus.

Das letzte Beispiel ist die Schilderung einer fortgeschrittenen LSD-Sitzung Michaels, eines 19jährigen schizophrenen Studenten — der jüngste Patient, den wir psycholytisch behandelt haben. Er war der Bruder von Eva, einer hysterischen Patientin, die gleichfalls an der LSD-Therapie teilnahm. Die Geschichte der beiden Geschwister haben wir in dem Abschnitt über die Authentizität wiedererlebter Kindheitserinnerungen bereits dargestellt (S. 76 ff.). Trotz einer sehr ernsten klinischen Symptomatologie machte Michael rasche therapeutische Fortschritte; er durchlief das psychodynamische und das perinatale Stadium seiner Behandlung relativ rasch und stieß dann zu den transzendentalen Schichten vor. Die folgende Darstellung skizziert seine 32. Sitzung, kurz vor Beendigung der Therapie.

Die Sitzung begann mit einem Gefühl »reiner Spannung«, die sich immer mehr steigerte. Als die Spannung überwunden war, hatte Michael ein Erlebnis überwältigender kosmischer Ekstase; das Weltall schien von einem strahlenden Licht erleuchtet zu sein, das von einer nicht identifizierbaren übernatürlichen Quelle ausging. Die ganze Welt war von Heiterkeit, Liebe und Frieden erfüllt; die Stimmung war die »absoluten Sieges, endgültiger Befreiung und Seelenfreiheit«. Die Szene verwandelte sich dann in einen unendlichen bläulich-grünen Ozean, die Urwiege allen Lebens. Michael fühlte, daß er zum Ursprung zurückgekehrt war; er trieb sanft dahin in dieser nährenden und besänftigenden Flüssigkeit, und sein Körper und seine Seele schienen sich aufzulösen und mit ihr zu verschmelzen. Die Erfahrung hatte einen unverkennbar indischen Unterton; Michael fragte den Therapeuten, ob dieser Zustand des Einsseins des individuellen Selbst mit dem All in den religiösen Schriften Indiens beschrieben werde. Er hatte zahlreiche Visionen von hinduistischen Religionsübungen, Trauerzeremonien am Ganges und indischen Yogis, die vor der monumentalen Szenerie der Himalajaberge ihre Übungen machten. Ohne zuvor irgendwelche Kenntnisse von Hatha Yoga gehabt zu haben, nahm Michael intuitiv mehrere der klassischen Körperhaltungen (»āsanas«) ein, weil sie ihm am besten zu seiner jetzigen Geistesverfassung zu passen schienen.

Dieser ekstatische Zustand wurde plötzlich unterbrochen und das Gefühl der Harmonie zutiefst gestört. Das Wasser des Ozeans wurde zu Fruchtwasser, und Michael erlebte sich als Fötus im Mutterleib. Irgendwelche feindlichen Einflüsse gefährdeten seine Existenz; er hatte einen sonderbaren, unangenehmen Geschmack im Mund, er spürte, daß Gift durch seinen Körper floß, fühlte sich zutiefst angespannt und angstvoll, und verschiedene Muskelgruppen in seinem Körper zitterten und zuckten. Diese Symptome waren von zahlreichen erschreckenden Visionen von Dämonen und anderen bösen Erscheinungen begleitet, die jenen auf religiösen Gemälden und Skulpturen verschiedener Kulturen glichen. Nachdem diese Episode der Bedrängnis vorbei war, erlebte Michael seine eigene embryologische Entwicklung wieder, von der Verschmelzung von Same und Ei über Millionen von Zellteilungen und Differenzierungsprozessen bis hin zur Entwicklung eines vollständigen menschlichen Individuums. Das Ganze war von einer ungeheuren Energieentladung und strahlendem Licht begleitet. In die Erlebnisse seiner embryonalen Entwicklung waren phylogenetische Rückblenden eingeschoben, die die Entwicklung der Tierarten im Laufe der Evolution des Lebens zeigten.

Gegen Ende der Sitzung kehrte Michael wieder zu den einander abwechselnden Gefühlen der Verschmelzung bzw. des Sichauflösens im Ozean und der Identifikation mit dem gesamten Weltall zurück. Vor diesem Hintergrund hatte er zahlreiche Visionen des alten Ägypten, mit Pyramiden, Königsgräbern, majestätischen Granitskulpturen, diversen Gottheiten und mythologischen Gestalten. Diese ekstatischen Visionen setzten sich bis spät in die Nacht fort; die letzte Vision in dieser Sitzung war die

der Triumphfahrt einer ägyptischen Prinzessin mit ihrem reichen Gefolge auf dem Nil.
Am folgenden Tag befand Michael sich in dem ruhigsten, freudigsten und ausgeglichensten Gemütszustand, den er in seinem ganzen Leben je gekannt hatte. Nach dieser Sitzung traten die psychotischen Symptome nie wieder auf. Mehrere Jahre später heiratete er und verließ die Tschechoslowakei. Er war fähig, die volle Verantwortung für sich und seine Familie zu übernehmen und mit all den Schwierigkeiten und Entbehrungen fertig zu werden, die das Leben eines Emigranten mit sich bringt.

Wir wollen diese Erörterungen der mehrschichtigen und mehrdimensionalen Natur der LSD-Erfahrungen mit einigen Bemerkungen abschließen, die unmittelbar auf die Verwendung dieser Droge für die Persönlichkeitsdiagnostik und die Behandlung seelischer Störungen Bezug nehmen. Die klinischen Anwendungen der in diesem Buch skizzierten theoretischen Prinzipien werden in einem in Kürze erscheinenden Buch, das sich in erster Linie mit den praktischen Aspekten der LSD-Psychotherapie beschäftigt, im einzelnen behandelt.
Viele der in diesem Kapitel angeführten Beispiele machen deutlich, daß LSD emotional bedeutsames Material in verschiedenen Bereichen und auf mehreren Ebenen der Persönlichkeit aktiviert; die daraus resultierende mehrfache Überdeterminierung des manifesten Inhalts ist einer der charakteristischsten Züge der LSD-Erfahrung. Es ist eine häufige Beobachtung in der LSD-Therapie, daß Patienten mehrere relevante, einander gegenseitig überdeckende und logisch konsequente Deutungen einer einzigen symbolischen Erfahrung vorbringen. Im Falle komplexer Erlebnisfolgen steht jedoch gewöhnlich eine der Ebenen im Mittelpunkt des Erfahrungsfeldes, sozusagen »im Scheinwerferlicht« des Bewußtseins. Zusätzliche Ebenen oder Schichten können an der Peripherie des Wahrnehmungsstromes berührt werden, während sich das Hauptthema entfaltet; in anderen Fällen werden sie durch eine systematische Analyse im Anschluß an die Sitzung mit Hilfe der freien Assoziationen des Patienten aufgedeckt oder sie treten in späteren LSD-Sitzungen spontan zutage. Die Variablen, die die Tiefe der dominierenden Schicht bestimmen, sind: die Persönlichkeit des Patienten, der fördernde Einfluß des Therapeuten, die Dosierung des LSD, die Intensität der emotionalen Besetzung des auftauchenden Materials, der Grad des Widerstands und die Stärke des Abwehrsystems, die innere Verfassung und der äußere Rahmen und die Zahl der vorangegangenen LSD-Verabreichungen. Der letztere Faktor verdient eine besondere Erklärung wegen seiner Bedeutung für das Verständnis der LSD-Reaktion, der interindividuellen und innerindividuel-

len Variabilität des Inhalts der Sitzungen und der Dynamik der LSD-Psychotherapie.

Die verschiedenen Testpersonen befinden sich, wenn sie ihre erste LSD-Sitzung haben, in sehr unterschiedlichen Situationen. Manche von ihnen besitzen eine starke Abwehr gegen unbewußtes Material aus allen Schichten; andere finden leicht Zugang nicht nur zu psychodynamischen Phänomenen, sondern auch zu perinatalen und sogar zu transpersonalen Erfahrungen. Im Verlauf einer Reihe aufeinanderfolgender LSD-Sitzungen verlagert sich der Brennpunkt der Erfahrungen, insgesamt gesehen, in der Regel von abstrakten und psychodynamischen Elementen auf die Probleme von Tod und Wiedergeburt und schließlich auf transpersonale Erlebnisse verschiedener Art. Fortgeschrittene LSD-Sitzungen werden gewöhnlich von mystischen und religiösen Themen beherrscht, und die in ihnen erlebten Erfahrungen sind alle transpersonaler Natur. Elemente der in früheren Sitzungen durchgearbeiteten Schichten tauchen in diesem Stadium nicht wieder auf. In einer Serie von LSD-Sitzungen wird diese Verlagerung des Brennpunkts von einer Schicht des Unbewußten auf eine andere von korrespondierenden Veränderungen der Persönlichkeitsstruktur, der emotionellen Verfassung, der Wertbegriffe, Einstellungen und Glaubenssysteme, ja, oft der gesamten Weltanschauung der Testperson bzw. des Patienten begleitet. Das Verständnis dieses Prozesses und seiner speziellen Dynamik bildet die Grundlage für eine einfühlsame Führung und für eine optimale Ausnützung der therapeutischen Möglichkeiten des LSD-Verfahrens.

Schlußwort

Ich lege dieses Buch meinen Berufskollegen und der Öffentlichkeit mit etwas gemischten Gefühlen und nicht ohne Zögern vor. Ich bin mir wohlbewußt, wie ungewöhnlich und überraschend einige Teile des Buches jedem Leser erscheinen müssen, der nicht aus erster Hand über Erfahrungen mit psychedelischen Drogen verfügt. Ich weiß aus meiner eigenen Entwicklung, wie schwierig es für mich war, die Konsequenzen, die sich aus einigen der ganz außergewöhnlichen Beobachtungen in LSD-Sitzungen ergaben, ernst zu nehmen und zu akzeptieren. Ich hatte mich gegen die umwälzenden neuen Daten gewehrt, die in meiner täglichen klinischen Arbeit auf mich einströmten, und immer wieder versucht, sie innerhalb des Rahmens der akzeptierten theoretischen Systeme zu erklären, bis mein Bestreben, überlieferte Denkweisen zu verteidigen, schließlich von einer Lawine unbestreitbarer klinischer Fakten überwunden und überwältigt wurde. Jedesmal, wenn ich die Grenzen der Tradition, des konventionellen Denkens und allgemein akzeptierter Annahmen überschritt, geschah dies nur deshalb, weil sehr überzeugende Beweise dafür vorlagen, daß die alten Vorstellungen unvollständig, unbefriedigend, wenig überzeugend und unhaltbar waren. Ich möchte in diesem Zusammenhang betonen, daß ich nicht der Lust des Bilderstürmers nachgab, wenn ich mich gegen die herrschenden Konzepte und Theorien wandte. Da ich von Natur ziemlich konservativ bin, bereitete es mir vielmehr erhebliches Unbehagen, als sich die allgemein anerkannten Systeme als unzulänglich erwiesen. Ich mußte eine lange Periode einer recht unangenehmen konzeptuellen Verwirrung durchstehen, während der sich keinerlei sinnvolle Leitlinien anboten, die ich so bitter nötig gehabt hätte. Diese Phase dauerte so lange, bis ich einen weiteren theoretischen Rahmen entwickelt hatte, der die Forschungsdaten in eine neue Ordnung einfügte und eine vereinfachende Integration und Synthese der wichtigsten Beobachtungen ermöglichte.

Auf der Suche nach einem geeigneten Weg, meine Feststellungen mitzuteilen, verwarf ich eine zunächst verführerisch erscheinende Alternative, nämlich die, einige der besonders ungewöhnlichen Beobachtungen ganz oder teilweise wegzulassen, um Ablehnung und schroffe Kritik zu vermeiden. Ein solches Verfahren wäre nicht nur persönlich und wissenschaftlich unredlich gewesen, sondern hätte auch das Ziel vereitelt, um dessentwillen das Buch geschrieben wurde. Es schien mir wichtig, die

Fakten und Daten in ihrer wahren Gestalt mitzuteilen, einschließlich der Herausforderung, die sie für unseren gesunden Menschenverstand und für das wissenschaftliche Denken darstellen. Ich habe mich deshalb entschlossen, Angriffe, heftige Kritik und möglicherweise das Risiko der Lächerlichkeit in Kauf zu nehmen, um den Forderungen der Redlichkeit und der genauen Berichterstattung Genüge zu tun.

Ich erwarte nicht, daß es dem Leser leichtfallen wird, die in diesem Buch vorgetragenen Gedanken zu akzeptieren; es ist nur vernünftig, anzunehmen, daß die Skepsis anderer in bezug auf die vorgestellten Daten nicht weniger groß sein wird als die, die ich selbst zunächst empfand. Eine überzeugende Bestätigung oder Widerlegung des vorgelegten Materials wird durch ähnliche Untersuchungen anderer Forscher kommen müssen. Theoretisch sind die in diesem Buch beschriebenen Forschungsarbeiten natürlich wiederholbar, auch wenn die gegenwärtige politische und rechtliche und administrative Situation in bezug auf Experimente mit Drogen eine solche Aufgabe recht schwierig macht. Indirekt läßt sich die Validität der vorgetragenen Gedanken in den unkontrollierten Experimenten testen, wie sie gegenwärtig in den Vereinigten Staaten in weitem Umfang stattfinden, in Form einer unüberwachten Einnahme psychedelischer Drogen. Die Personen, die LSD genommen haben, und die Psychiater und Psychologen, die mit solchen Menschen gearbeitet haben, werden beurteilen können, inwieweit die von uns beschriebene Kartographie des Unbewußten mit ihren Erfahrungen übereinstimmt. Ein weiterer indirekter Weg, das neue Begriffssystem zu testen, wäre, es auf verschiedene Zustände anzuwenden, bei denen die Aktivierung des unbewußten Materials durch hochwirksame Techniken ohne Verwendung von Drogen herbeigeführt wird. Zahlreiche Beispiele dafür findet man in religiösen und mystischen Schriften und in völkerkundlichen Büchern und Zeitschriften wie auch in der zeitgenössischen Literatur über empirische psychotherapeutische Techniken und Laboratoriumsverfahren zur Veränderung der Psyche.

Die Bedeutung der LSD-Beobachtungen geht über den Rahmen der Psychiatrie und der Psychologie hinaus und erstreckt sich auf viele andere wissenschaftliche Disziplinen. Es übersteigt die Fähigkeit eines einzelnen bei weitem, alle Implikationen der mitgeteilten Entdeckungen und der Folgerungen, die sich aus ihnen ergeben, in ihrer Gesamtheit darzustellen und kritisch zu beurteilen. Die detaillierte Untersuchung der psychedelischen Phänomene würde die langfristige systematische Zusammenarbeit eines Teams von Experten aus vielen verschiedenen Disziplinen erfordern: aus der Psychologie, Psychiatrie, Neurophysiologie, Neuropharmakologie, Ethnobotanik, der modernen Physik, der Zoologie, der Ge-

netik, der inneren Medizin, der Geburtshilfe und Gynäkologie, der Anthropologie, der Kunstgeschichte, Theologie, Philosophie und der vergleichenden Religionswissenschaft und Mythologie.
Gegenwärtig ist die Zukunft der psychedelischen Forschung problematisch, und es ist ungewiß, ob es möglich sein wird, die in diesem Buch beschriebene Untersuchung von LSD-Sitzungsserien zu wiederholen. In jedem Fall wird es zweifellos lange dauern, bis solche Untersuchungen abgeschlossen sind und neue Daten erbringen können. Inzwischen möchte ich das Material, auf dem dieses Buch basiert, jedem ernsthaften Forscher, der es unter dem Aspekt seiner eigenen Disziplin von Interesse findet, zur genauen Analyse anbieten. Ich wäre meinerseits dankbar für alle kritischen Anmerkungen und Anregungen von Fachleuten, gleich welcher Disziplin, die dazu beitragen würden, die in diesem Buch beschriebenen Entdeckungen zu klären.

Literaturnachweise

1. Arcamone, F. (1960): Production of Lysergic Acid Derivatives by a Strain of Claviceps Paspali Stevens and Hall in Submerged Culture. *Nature*, 187, S. 238.
2. Cohen, S. (1960): Side Effects and Complications. *Journal of the Nervous and Mental Diseases*, 130, S. 30.
3. Fanchamps, A. (1962): Des drogues magiques des Aztèques à la thérapie psycholytique. *Acta Psychotherapeutica*, 10, S. 372.
4. Freud, A. (1967): The Ego and the Mechanisms of Defence. London (Hogarth Press). Dt. 1973: Das Ich und die Abwehrmechanismen. 8. Aufl. München (Kindler).
5. Freud, S. (1918): Aus der Geschichte einer infantilen Neurose. Ges. Werke, Bd. 12. Frankfurt/M. (S. Fischer).
6. — (1896): Zur Ätiologie der Hysterie. Ges. Werke, Bd. 1.
7. Gopi Krishna (1970): Kundalini: The Evolutionary Energy in Man. Berkeley/Calif. (Shambala Publ.). Dt. (1968): Kundalani. Weilheim (O. W. Barth).
8. Grof, S. (1973): Theoretical and Empirical Basis of Transpersonal Psychology and Psychotherapy: Observations from LSD Research. *Journal of Transpersonal Psychology*, 5, S. 15.
9. Grof, S., u. Z. Dytrych (1965): Blocking of the LSD Reaction by Premedication with Niamid. *Activitas nervosa superior*, 7, S. 306.
10. Jung, C. G. (1952): Synchronizität als ein Prinzip akausaler Zusammenhänge. Ges. Werke, Bd. 8. Freiburg (Walter).
11. Leuner, H. (1962): Die experimentelle Psychose. Berlin, Göttingen, Heidelberg (Springer).
12. Lilly, J. C. (1972): The Center of the Cyclone. New York (The Julian Press). Dt. 1976: Das Zentrum des Zyklons. Eine Reise in die inneren Räume. Frankfurt/M. (Fischer).
13. Maslow, A. H. (1962): Toward a Psychology of Being. Princeton, N. J. (D. van Nostrand).
14. — (1969): A Theory of Metamotivation: The Biological Rooting of the Value Life. In: A. J. Sutich, u. M. A. Vich: Readings in Humanistic Psychology. New York (The Free Press).
15. Pahnke, W. N. u. W. E. Richards (1966): Implications of LSD and Experimental Mysticism. *Journal of Religion and Health*, 5, S. 175.
16. Rank, O. (1924): Das Trauma der Geburt und seine Bedeutung für die Psychoanalyse. Wien (Internationaler Psychoanalytischer Verlag).
17. Stoll, W. A. (1947): LSD, ein Phantastikum aus der Mutterkorngruppe. *Schweizer Archiv für Neurologie und Psychiatrie*, 60, S. 279.

18. Stoll, A., A. Hofmann u. F. Troxler: Über die Isometrie von Lysergsäure und Isolysergsäure. *Helvetica Chimica Acta*, 32, S. 506.
19. Varella, G., A. Vazquez u. J. Toroella (1956): Probable existencia de la LSD-25 en la infección por Toxoplasma Gondii. *Revista del Instituto de salud y Enfermedades tropicas* (Mexico), 16, S. 29.

Personen- und Sachregister